ベーシック
形態目視録
Q&A

西日本形態グループ
West Japan Morphology Study Group

監修 | 阿南 建一
　　　 須田 正洋
　　　 梅村 　創

発刊にあたって

　2020年2月、国内で初めて報告された新型コロナウイルス（COVID-19）感染症は、全国で感染拡大の猛威を振るい、この未曾有のパンデミックによって私たちの社会生活は大きく変貌し、さまざまな規制や制約の中で大変厳しい社会活動を営むことになりました。現在、ワクチン接種などの感染防止対策により全国の感染者は減少傾向にあり、感染終息に向けて少しですが希望が持てる状況になりました。

　一方、この4年間、感染防止のための人流抑制が行われ、私たち臨床検査技師が関わるほとんどの専門学会や研修会はオンラインによるWeb開催が進められましたが、その結果、さまざまな教育活動は停滞することになりました。

　この閉塞した状況下で、小職の下にはオンラインセミナーを通して視聴者の方から多くのご質問やご意見が寄せられました。今回、少しでも皆さまのお役に立てればと思い、Q&A方式による冊子『ベーシック形態目視録Q&A』の準備を進め、この度発刊に至りました。

　この"目視録"とは、実地医療現場に関わるさまざまな情報を可視化しながら共有し、活用することで業務改善を図ることを意図しています。また、本書の主旨は、臨床検査業務の中で遭遇するさまざまな疑問を取り上げ、解説することで円滑な業務遂行と診療部門の支援を目的としています。

　発刊に際し、九州地区を中心とした一般検査部門、血液検査部門、病理組織診断・細胞診検査部門、細胞免疫検査部門、微生物検査部門、染色体・遺伝子検査部門、臨床検査総合管理部門、臨床検査分野の研究のスペシャリストである皆様方にご執筆をお願いいたしました。本書は、入職後間もない方、新たな学習機会を切望されている方、臨床検査学を専攻されている医学生などの皆さまを対象とした冊子としてご活用いただければ幸いです。

　本書の出版に際し、企画の段階から過分なるご配慮と献身的なご協力をいただきました陽文社の嶋田陽平氏、大神彩氏、宮内百合香氏に心より感謝いたします。また、本書の編集および制作にあたり格段のご尽力を賜りました海鳥社の杉本雅子氏に深甚なる謝意を表します。

著者代表　阿南　建一
2024年9月

本書の構成と閲覧法

1. 本書は、一般検査部門、血液検査部門、病理組織診断・細胞診検査部門、微生物検査部門、細胞免疫検査部門、染色体・遺伝子検査部門、臨床検査総合管理部門、臨床検査分野の研究の順に掲載しています。

2. 臨床検査分野の研修会や日常業務などから集約した質問事項を解説する「Q&A」方式でまとめ109例を提示しています。

3. 質問事項は、日常業務に不可欠なもの、見逃してはいけない禁忌事項など重要性の高いものを提示しています。

4. 判読しやすいように「見開き2ページ」（左頁に質問および解説・Point、右頁に画像・図・表・略語）を掲載し、引用文献は部門ごとの最終頁にまとめています。

5. 医療系の学生さんにおかれましては、教科書的知識では説明できない事例も提示しておりますので、国家試験対策には学校の指導方針に従ってください。

6. 本書をリーズナブルに活用していただくために、ポケットサイズ（A5版）にまとめてみました。

7. 執筆者は九州を中心とした「西日本形態グループ」と称した医師、臨床検査技師、医療従事者16名が担当し、出版したものです。

8. 本書は企画から発行までにかなりの時間を要したため、部門によっては情報が古いものもあることを申し添え致します。

9. 本書で提示された情報の内容が、常に正しくすべてのものに有効とは限らないことをご了承ください。

Contents

ベーシック
形態目視録
Q&A

発刊にあたって

執筆者紹介

- 一般検査部門 12
- 血液検査部門 46
- 病理組織診断・細胞診検査部門 144
- 微生物検査部門 160
- 細胞免疫検査部門 182
- 染色体・遺伝子検査部門 194
- 臨床検査総合管理部門 217
- 臨床検査分野の研究 229

索引

執筆者紹介

一般検査部門

吉澤 梨津好 よしざわ りつこ

- 【所属】現．倉敷芸術科学大学生命科学部生命医科学科 非常勤講師
  - 元．公益財団法人 大原記念倉敷中央医療機構倉敷中央病院
    臨床検査技術部
- 【資格】臨床検査技師、認定一般検査技師
- 【表彰】伊藤機一賞（2015）
- 【座右の銘】尿沈渣は、縁の下の力持ち

藤 利夫 とう としお

- 【所属】現．（株）ビー・エム・エル 検査本部 顧問
  - 現．（株）リンテック 検査本部 顧問
  - 現．純真学園大学保健医療学部検査科学科／高等看護科非常勤講師
  - 元．中津市民病院 臨床検査技師長
- 【資格】臨床検査技師、認定一般検査技師、日本細胞検査士、国際細胞検査士
- 【学会】日本臨床衛生検査技師会、日本臨床細胞学会、日本臨床一般検査学会
- 【表彰】伊藤機一賞（2013）、大分県臨床検査技師会技術特別賞（2014）
- 【座右の銘】忍耐と道義に勝るものなし

血液検査部門

近藤 也寸紀 こんどう やすのり

- 【所属】元．ベックマン・コールター株式会社 ダイアグノステックス営業統括本部
  東日本統括部 ヘマトロジースペシャリスト
- 【学会】日本検査血液学会、日本医療検査科学会、日本血液学会
  - 前．日本検査血液学会 標準化委員会血球計数小委員会委員
  - 前．日本検査血液学会 利益相反委員会委員
  - 前．日本医療検査科学会 血液検査機器技術委員会委員
- 【座右の銘】一意専心

横井 浩 よこい ひろし

- 【所属】現．アイ・エル・ジャパン株式会社 学術部長
  - 元．国立病院機構九州がんセンター 血液主任技師
- 【資格】臨床検査技師
- 【学会】日本臨床衛生検査技師会、日本小児血液・がん学会
- 【座右の銘】食も学も満腹は大敵、余裕の腹八分

須田 正洋 すだ まさひろ

血液検査部門

- 【所属】元．九州大学医学部附属病院検査部
  　　　　元．鹿児島大学医学部附属病院検査部
- 【資格】臨床検査技師、認定血液検査技師
- 【学会】日本検査血液学会、日本臨床衛生検査技師会
- 【表彰】日本臨床検査自動化学会茂手木賞（2000）
- 【座右の銘】形態は機能なり

阿南 建一 あなみ けんいち

血液検査部門

- 【所属】現．福岡大学医学部腫瘍血液感染症内科学／客員講師
  　　　　寄付研究連携がん薬物治療法研究講座客員講師
  　　　　元．国立病院機構九州がんセンター臨床検査技師長
- 【資格】臨床検査技師、認定血液検査技師、二級臨床血液検査士
- 【学会】日本検査血液学会名誉会員、日本血液学会、日本小児血液がん学会
  　　　　日本臨床衛生検査技師会
- 【表彰】小島三郎記念技術賞（2001）、日本臨床衛生検査技師会会長賞（2002）
  　　　　大韓血液輸血検査学会功労賞（2007）
  　　　　福岡臨床衛生検査技師会（1993）（2022）
- 【座右の銘】形態の極めは目視録にあり

岡﨑 智治 おかざき ともはる

血液検査部門

- 【所属】現．医療法人三州会 大勝病院 検査部 部長
- 【資格】臨床検査技師
- 【表彰】第4回 TTM フォーラム賞（2004）、第6回 TTM フォーラム賞（2006）
  　　　　平成18年度 日臨技学術奨励賞 シスメックス生物化学分析賞（2007）
  　　　　平成20年度 日臨技学術奨励賞 最優秀論文賞（2009）
  　　　　九州臨床検査技師会 会長賞（2010）、厚生労働大臣表彰（2011）
  　　　　第47回 小島三郎記念技術賞（2012）
- 【座右の銘】継続は力なり

二反田 隆夫 にたんだ たかお

病理組織診断・細胞診検査部門

- 【所属】現．九州保健福祉大学生命医科学部・生命医科学科 臨床検査技師コース 講師
  　　　　元．神戸大学医学部附属病院病理部主任
- 【資格】臨床検査技師、細胞検査士、医学博士
- 【学会】日本臨床衛生検査技師会、日本臨床細胞学会
- 【表彰】第18回日本エイズ学会学術集会・総会 優秀演題賞（2004）
  　　　　第2回サクラ病理技術賞 特別賞（2010）、第48回小島三郎記念技術賞（2013）
- 【座右の銘】溌溂颯爽、一燈照隅万燈照国

微生物検査部門

沖　茂彦　おき　しげひこ

- 【所属】前．福岡県私設病院協会看護学校非常勤講師
  　　　　元．国立病院機構長崎医療センター臨床検査技師長
- 【資格】臨床検査技師
- 【学会】日本臨床衛生検査技師会
- 【座右の銘】好きこそものの上手なれ

細胞免疫検査部門

齋藤　敬　さいとう　さとし

- 【所属】現．株式会社LSIメディエンスメディカルソリューション本部
  　　　　高度技術分析センター遺伝子解析部細胞性免疫グループリーダー
- 【資格】認定サイトメトリー技術者、認定HLA検査技術者、遺伝子分析科学認定士
- 【学会】日本サイトメトリー学会、日本組織適合性学会、日本免疫毒性学会
- 【座右の銘】データは事実、真実はその先にある

染色体・遺伝子検査部門

中村　剛史　なかむら　たけし

- 【所属】現．株式会社LSIメディエンスメディカルソリューション本部
  　　　　高度技術分析センター遺伝子解析部染色体グループFISH法検査チーム
- 【資格】臨床細胞遺伝学認定士（日本人類遺伝学会認定）
  　　　　ジェネティックエキスパート（日本遺伝子診療学会認定）
- 【学会】日本人類遺伝学会、日本遺伝子診療学会
- 【座右の銘】木を見て、森も見る

染色体・遺伝子検査部門

小林　紀子　こばやし　のりこ

- 【所属】現．株式会社LSIメディエンスメディカルソリューション本部
  　　　　高度技術分析センター遺伝子解析部遺伝子検査グループ
- 【学会】日本血液学会
- 【座右の銘】可能性は無限大

染色体・遺伝子検査部門

林　久美子 はやし　くみこ

- 【所属】現．株式会社 LSI メディエンスメディカルソリューション本部
  高度技術分析センター遺伝子解析部染色体グループ
  FISH 法検査チームリーダー
- 【資格】臨床検査技師、臨床細胞遺伝学指導士（日本人類遺伝学会認定）
- 【学会】日本人類遺伝学会
- 【座右の銘】初心忘るべからず

玉垣　誠 たまがき　まこと

- 【所属】現．株式会社 LSI メディエンスメディカルソリューション本部
  高度技術分析センター遺伝子解析部分染法検査チームリーダー
- 【資格】臨床細胞遺伝学認定士、衛生検査技師
- 【学会】日本人類遺伝学会
- 【座右の銘】為せば成る、為さねば成らぬ何事も

臨床検査総合管理部門

中村 辰己 なかむら　たつみ

- 【所属】元．国立病院機構九州医療センター臨床検査技師長
- 【資格】臨床検査技師
- 【学会】日本臨床微生物学会 評議員
- 【座右の銘】一日一生

臨床検査分野の研究

梅村　創 うめむら　つくる

- 【所属】現．高邦会高木病院臨床検査部長・国際医療福祉大学大学院教授
  元．九州大学大学院医学研究院保健学専攻教授
- 【資格】九州大学名誉教授、医学博士
- 【学会】日本血液学会（功労会員）、日本内科学会、米国血液学会、
  日本検査血液学会、日本臨床検査医学会
- 【座右の銘】楽しむ力

West Japan
Morphology Study
Group

一般検査部門

　一般検査部門は尿を中心に髄液、糞便、穿刺液（胸水、腹水、心嚢水など）、関節液、精液などと幅広い検査材料を扱っています。その中でも尿検査は大病院から診療所まで施設の大小に関わらず実施されています。さらに緊急検査として日常一般検査に携わっていない技師が検査をすることも多く、一般検査技師であるか否かに関わらず、尿の形態検査に関して臨床的な病態を踏まえた所見の理解が必要です。このような理由から、今回は尿沈渣分野にスポットを当て解説します。

　尿定性・尿沈渣検査は臨床検査の第一歩といわれており、その結果を基に必要であれば細菌検査、血液検査、病理検査などの精査へ進展します。尿沈渣検査の結果は他の形態学のように確定判定には至りませんが、スクリーニング検査の段階で予期せぬ病態を発見できるという一般検査ならではの醍醐味があります。早期発見、早期治療への第一歩でもあります。

　尿沈渣検査を実施するにあたり、私たち技師は個々の細胞や成分を分類することに力を入れますが、臨床医が知りたいのは、その患者さんが病気なのか健康なのか、治療を必要としているのかいないのか、という判断に役立つ情報です。私たちは、実際に細胞や成分を観察したうえで、病態をいかに臨床側に伝えるかが求められています。知識を有するだけでなく、知識を結集し臨床側に伝える能力、技師力を高めることが大切です。

　本邦の尿沈渣分野は、国際的にみても"標準化の手本"という高い評価を得ています。また、日本臨床衛生検査技師会（JAMT）技術教本シリーズの一般検査部門のロゴマークには、一対の腎臓と尿管が描かれています。このロゴマークに恥じないよう「腎・尿路系の病態はお任せ」といえるような検査を継続していきたいものです。

　この冊子では尿沈渣を実施していくうえでの疑問点や現場で積み上げたノウハウ（専門的な技術や知識）を解説しています。ノウハウを活用し、さらにスキルアップすることを願っています。少しでも技師力向上に寄与できれば幸いです。

Question 01 一般検査部門

質問 遠心後の沈渣量が0.2mLを超える場合や上清中に粘液成分が浮遊している場合は、どのように尿沈渣標本を作製すればよいですか。

解説 Answer

尿沈渣検査は成分の分類だけでなく、その成分がどのくらい出現しているか報告する検査です。沈渣量はJCCLS尿沈渣検査法GP1-P4において、有形成分が希釈されないよう原則0.2mLと決められています[1]。しかし、高度の血尿や膿尿は、遠心後、有形成分（沈渣量）が明らかに0.2mLを超える場合があります。遠心後の有形成分は、一般的に白血球などは下に沈みますが、異型細胞などの大きな細胞は沈渣の上の部分に溜まりやすいといわれています（図1）。有形成分が0.2mL以下の場合は問題ありませんが、超える場合はそのまま規定量にすると、例えば異型細胞のように重要な成分を廃棄してしまう可能性があります。有形成分が0.2mLより多い検体から尿沈渣標本を作製する場合は、有形成分の上に上清を少し残し混和して鏡検します。上清を少し残すことで混和しやすくなります。無染色の場合はこのまま、Sternheimer（以下、S）染色の場合は沈渣量を0.2mLに調整してから染色すると、尿沈渣と染色液の比率が4：1になり便利です（図2）。報告の際には有形成分が0.2mLを超えている旨をコメントとして付記することが望ましいです[1),2),3)]

回腸導管尿路変更術後や尿道炎などの尿は、遠心後、粘液成分が上清中に浮遊していることがあります（図3-A）。アスピレーターやデカンテーションなどで安易に上清を除去すると、粘液糸と一緒に絡まった細胞を廃棄してしまうことがあります。粘液成分を除去しない、細胞を捨てないことが大切です。このような検体から尿沈渣標本を作製する場合は、遠心後、スポイトで少しずつ上清を取り除き、ミキサーなどで十分に撹拌し粘液糸に絡まった細胞を落とします。その後、必要なら遠心、上清除去を繰り返し、最終的に沈渣量を0.2mLに調整して鏡検します。粘液成分が多い検体を実際に鏡検すると、粘液糸に絡まった尿沈渣像（図3-B）を認めますが、これも十分に撹拌することで均等に分布した数えやすい標本（図3-C）を作製することができます。

Point

1. 沈渣成分を規定量にする際に、沈渣上部の異型細胞や粘液糸に絡まった細胞を廃棄してはいけません。

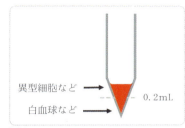

図1

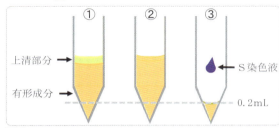

図2

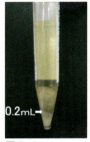

図3-A

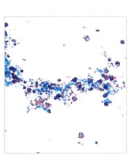

図3-B. S染色

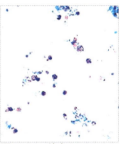

図3-C. S染色

図1. 有形成分が0.2mLより多い場合は、そのまま規定量にすると異型細胞を廃棄する可能性がある。
図2. 有形成分が0.2mLより多い場合の標本作製方法：①有形成分の上に上清を少し残す。②よく混和し無染色で鏡検する。③沈渣量を0.2mLに調整し、S染色液を添加し鏡検する。
図3-A. 遠心後、上清中に粘液成分が浮遊している。
図3-B. 粘液糸に絡まった沈渣像がみられる。
図3-C. 十分撹拌することで均等に分布した沈渣像が得られる。

略語
① JCCLS：Japanese Committee for Clinical Laboratory Standards
② GP1-P4：Proposed Guideline Part4
③ S：Sternheimer　ステルンハイマー

Question 02 一般検査部門

質問 尿沈渣中に赤血球が無数に出現していて他の成分が分からない場合があります。どのように対処すればよいですか。

解説 Answer

尿沈渣はJCCLS尿沈渣検査法GP1-P4において、沈渣成分の15μLをスライド上に採り鏡検すると決められています[1]。しかし、沈渣中に有形成分が多い場合は、規定量で標本を作製すると細胞が重なり合い、他の成分が分からない場合があります。重要な成分を見落とさないために、ご質問のような場合は沈渣量を規定量より少なめに採り標本を薄く作製するか、赤血球を溶血させて鏡検します。

例えば図1-Aのような場合、赤血球以外の成分も出現しているようですが、同定はできません。このような非糸球体型赤血球の血尿の場合は、特に異型細胞が出現している可能性があります。そこで標本を薄く作製すると、赤血球以外にN/C比の大きな細胞を認めます（図1-B）。Sternheimer（以下、S）染色をすると、核が濃染し異型細胞（尿路上皮癌細胞）と識別できます（図1-C）。今回は核が染まっていますが、成分の多い標本ではS染色をしても核がすぐに染まらない場合があります。異型細胞を疑っているにも関わらず核が染まらない場合は、時間をかけて染色すると経過とともに核が濃染してきます（図2）。また、標本を薄く作製する場合は、赤血球以外の成分も1視野当たりの数が少なくなるので、正規に標本を作製した場合と比べ、どのくらい成分が少なくなっているかを加味し、数の報告をする必要があります。標本を薄く作製する方法は、赤血球以外の成分が多数出現している場合にも有効です。

次に、赤血球を溶血させる方法です。S染色液の滴下で多少の赤血球は溶血しますが、多数の赤血球が出現している場合は、酢酸や溶血剤（非婦人科用ライシス溶液など）を加えます。赤血球が消失し、他の成分は検出しやすくなりますが、赤血球と同時に円柱や結晶などを壊してしまう可能性があります（図3）。溶血前に可能な範囲で赤血球数と他の成分の有無を確認する必要があります。

Point

1. 赤血球を溶血させる場合は他の成分にも影響するので、溶血前に可能な限り成分確認が必要です。

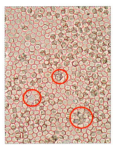 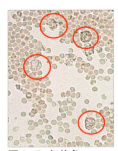 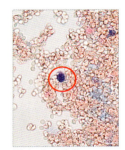

図1-A.無染色　　図1-B.無染色　　図1-C.S染色

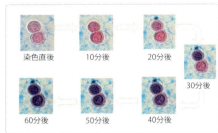

図2.S染色

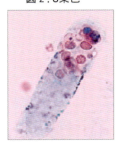 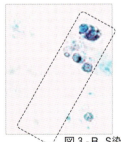

図3-A.S染色　　　図3-B.S染色

図1-A.赤血球以外の成分を認めるが同定はできない（赤丸）。
図1-B.標本を薄く作製：N/C比の大きな上皮細胞を認める（赤丸）。
図1-C.S染色像：核が濃染し異型細胞（尿路上皮癌細胞）と識別できる（赤丸）。
図2.核染色性の経時変化：時間経過とともに核が濃染している。
図3-A.赤血球円柱
図3-B.酢酸滴下後：赤血球とともに円柱も壊れている。

略語
① JCCLS：Japanese Committee for Clinical Laboratory Standards
② GP1-P4：Proposed Guideline Part4
③ S：Sternheimer　ステルンハイマー

Question 03 一般検査部門

質問 肉眼的血尿で尿沈渣に非糸球体型赤血球が出現している場合、腫瘍以外にどのような原因が考えられますか。

A 解説 Answer

血尿を認めた場合、血尿の原因を見極めることは臨床的に重要です。非糸球体型赤血球（均一赤血球：isoRBC）は下部尿路出血を示唆します。低異型度の尿路上皮癌や上皮内癌のように血尿を伴わない場合もありますが、一般的に中高年期以降の無症候性血尿の場合は腫瘍の存在を考えます[18]。異型細胞を探しますが、漠然と鏡検する場合と出現の可能性を考え鏡検する場合では、その検出率はかなり異なります。腫瘍以外にも赤血球形態や同時に出現している成分から血尿の原因を推察することができます。いくつか例を示します。

図1はisoRBCに分類される膜部顆粒成分凝集状脱ヘモグロビン赤血球です。通常の脱ヘモグロビン状の赤血球とは異なり、膜部辺縁に凝集状の顆粒成分を認めます。赤血球の全体的な出現パターンに多彩性はなく均一です。このような赤血球は多発性嚢胞腎の嚢胞破裂や嚢胞出血時、前立腺生検実施後に認められるといわれており、赤血球形態から病態を推察することができます[1,2,3,24]。

isoRBCと結晶、多核細胞を含む尿路上皮細胞、尿路上皮細胞集塊、塩類結晶円柱などを認める場合は尿路結石症を疑います。結晶が尿路の粘膜面に擦れて出血すると考えられます。図2は尿管結石症例です。健常人では結晶の成長が抑制されますが、結石患者尿では大型の結晶を認める場合があります。同じ結晶でもコレステロール結晶を認めた場合は、ネフローゼ症候群や多発性嚢胞腎などの疾患を考えます[18]。一般的に小型で薄い結晶はネフローゼ症候群、大型で厚い結晶は多発性嚢胞腎を疑います（図3）。

isoRBCと細菌、白血球を認める場合は尿路感染症を疑います。尿路感染症は血尿よりも膿尿が前面にでますが、ウイルスや細菌、抗がん剤の投与、食物や薬のアレルギーなどで肉眼的血尿を伴うことがあります。小児ではアデノウイルスによる場合が最も多く、女性の場合は細菌性膀胱炎が多いです。図4は、薬剤による出血性膀胱炎例です。抗がん剤であるシクロフォスファミドは、薬の代謝産物であるアクロレインが尿中に排泄され、膀胱粘膜を傷害し出血性膀胱炎を起こすといわれています[22]。このような場合は、原因薬の投与中止と十分な輸液で症状は改善されます。

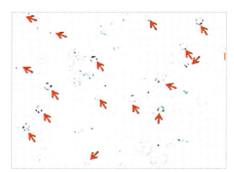
図1. 無染色

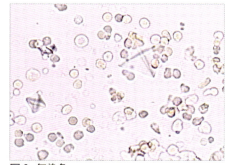
図2. 無染色

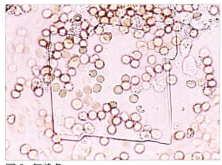
図3. 無染色

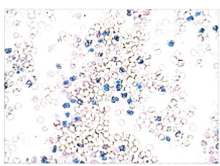
図4. S染色

図1. 膜部顆粒成分凝集状脱ヘモグロビン赤血球（赤矢印：前立腺生検後）
図2. 赤血球と大型シュウ酸カルシウム結晶（尿管結石症）
図3. 赤血球と大型で厚いコレステロール結晶（多発性嚢胞腎）
図4. 多数の赤血球と白血球（出血性膀胱炎）

略語
① isoRBC：isomorphicRBC　非糸球体型赤血球（均一赤血球）
② S：Sternheimer　ステルンハイマー

Question 04 一般検査部門

質問 尿沈渣中に出現する小型上皮細胞は、尿細管上皮細胞なのか、尿路上皮細胞（深層型）や扁平上皮細胞（深層型）なのか鑑別が難しい場合があります。基礎的な知識や鑑別点について教えて下さい。

解説 Answer

尿沈渣における上皮細胞の判定には、腎・尿路系の基礎的な組織構築を充分に習得しておく必要があります。腎・尿路系には、尿を生成する腎臓と尿を輸送・排泄する尿路（尿管・膀胱・尿道）が存在します。また、腎・尿路系組織を構成する被覆上皮細胞も存在し、腎小体の糸球体上皮細胞（ポドサイト）や腎ネフロン領域をなす近位系・ヘンレ係蹄・遠位系の尿細管上皮細胞および集合管上皮細胞があります。

尿路系の腎盂・腎杯・尿管・膀胱・一部尿道には尿路上皮細胞があり、尿道系は円柱上皮細胞、外尿道口系は扁平上皮細胞などがあります。次に主な小型上皮細胞群の形態学的特徴及び病態を概説[1), 7)]します。

1）尿細管上皮細胞の特徴（図1）

単層の立方上皮細胞で白血球よりやや大きく、棘・突起状（ヒトデ・星状）、鋸歯（きょし）状、角柱状、角錐台形型などの形を示し、細胞質性状では顆粒状から微細顆粒状を呈しています。実際は生理機能の違いにより複雑で多彩な形態を有することから、細胞が小型な深層型の尿路上皮細胞や扁平上皮細胞との鑑別が必要となります。尿細管上皮細胞を判定する場合、先ず円柱内において上皮細胞の形態を詳細に鏡検することが大切です。副所見として細胞質内のリポフスチン顆粒やヘモジデリン顆粒含有なども参考になります。病態では各種、腎障害で出現するため、関連検査情報の習得も大事です。

2）深層型尿路上皮細胞の特徴（図2）

形状は主に紡錘形、洋梨で角張（かくばり）があり、細胞質表面はザラザラで漆喰（しっくい）状を示します。病態では、膀胱炎・尿路結石・機械的刺激などで出現し、集塊で出現する場合は異型細胞との鑑別に注意しなければなりません（Q12, Q13参照）。

3）深層型扁平上皮細胞の特徴（図3）

形状は主に円形・類円形で細胞質辺縁は曲線状、細胞質性状は厚く均質状です。病態では、細菌感染による尿道炎・尿道結石・尿道機械的刺激などで出現します。また、女性の場合、外陰および膣部由来では赤血球・白血球・細菌などとともに出現することがあり、採尿法（中間尿）の確認も必要です。細胞質内にグリコーゲン含有の存在も参考になります。これら小型上皮細胞の鑑別ポイントを表1[4), 8)]に供覧しますのでご参考下さい。

Point

1. 尿細管上皮細胞は生理機能の違いにより複雑な形態を示すため、円柱内において上皮細胞の形態を詳細に鏡検することが大切です。
2. 深層型尿路上皮細胞は、細胞質辺縁の角張とザラザラ感の性状が着眼点です。
3. 深層型扁平上皮細胞は、細胞質辺縁の曲線状と厚く均質状の性状が着眼点です。

表1. 尿中小型上皮細胞の鑑別点

細胞所見	細胞種別	①尿細管上皮細胞（基本型）	②尿路上皮細胞（深層型）	③扁平上皮細胞（深層型）
色調区分	S染色色調	赤紫色	赤紫色	淡い桃色
細胞質所見	細胞質性状（サイズμm）	不規則密細〜粗顆粒状（15〜40）	微細〜顆粒状で密（ザラザラ）（15〜50）	均質厚め〜薄均一・皺状（20〜60）
	細胞質（形状・辺縁所見）	円柱不定で細凹凸・鋸歯状・棘突起様	有尾〜多辺形角状・角張・類円型	類円形・扁平で円滑（曲線状）
核所見	核の位置	偏在性	中心性	中心性
	核形	小型円形〜類円形（一部、濃縮状）	円形〜類円形	類円形
核内構造	クロマチン状態	濃染濃縮状	微細〜細顆粒状	微細〜細顆粒状
	核小体	不明〜小型	小型・一部肥大	小型〜不明

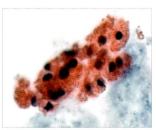

図1. S染色

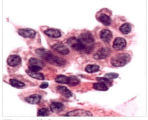

図2. S染色

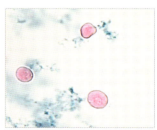

図3. S染色

図1. 細胞質辺縁で鋸歯状を示す尿細管上皮細胞（基本型）
図2. 細胞質辺縁で角張を示す尿路上皮細胞（深層型）
図3. 細胞質辺縁で曲線状を示す扁平上皮細胞（深層型）

略語
①S：Sternheimer　ステルンハイマー

Question 05 一般検査部門

質問 尿沈渣中に出現する円柱上皮細胞の要因や注意すべき所見に悩んでおります。何をポイントにすればよいかご教示下さい。

解説 Answer

　円柱上皮細胞は、尿細管上皮細胞と同等の大きさ（15〜35μm）で形は立方から円柱状を示し、柵状および放射状配列を呈する集塊で出現することがあります。核は円形から楕円形で偏在傾向を示し、核クロマチンは微細顆粒を有します。細胞質辺縁はスムーズ、性状は淡い泡沫状（レース状）でみられます。尿路上皮細胞と鑑別を要しますが、一方の先端に線毛を有していれば、本上皮細胞の同定に繋がります。無染色は灰白色調、S染色は青紫から赤紫色調で染色性は良好です。尿中に出現します円柱上皮細胞の要因3例について概説します[7]。

1）尿道・前立腺・子宮頚部粘膜上皮由来細胞（図1）
　主にカテーテル挿入の機械的損傷後や尿道炎で出現することがあります。その他、男性では前立腺マッサージ施行後に類澱粉小体、精子、性腺分泌物、脂肪顆粒細胞などの存在から前立腺由来が示唆されます。女性では扁平上皮細胞、赤血球、白血球が多数見られた場合、婦人科領域の内視鏡や細胞診検査後を疑い、尿中へ子宮頚部粘膜由来の円柱上皮細胞混入にも注意が必要です[21]。各要因に伴う関連検査や中間尿採取および婦人科検査などの確認も肝要です。

2）回腸導管尿路変更術による腸粘膜上皮由来細胞（図2）
　膀胱全摘後は尿管皮膚瘻（にょうかんひふろう）、回腸導管、代用（新）膀胱造設など尿路変更術[13]が必要となります。回腸導管尿路変更術後尿の場合、炎症細胞、組織球、細胞質内封入体細胞、リン酸アンモニウムマグネシウム結晶、細菌、皮膚保護剤、各上皮細胞などが出現することがあります。また、炎症性刺激を受けた回腸導管の円柱上皮細胞が反応性変化を生じ、異型性を伴うことがあります。既存した上部尿路に癌が発生した場合、異型細胞の出現にも注意を払います。

3）女性、月経時の子宮体内膜上皮由来細胞（図3）
　月経時では、扁平上皮細胞（中層型）、子宮体内膜円柱上皮細胞、子宮体内膜間質細胞や多数の赤血球、白血球、組織球などが尿中に同時混在する可能性があります。子宮体内膜由来はシート状（蜂巣状）や不規則重積性の集塊で出現することが多く、N/C比増大と核濃染を呈し低異型度尿路上皮癌細胞との鑑別が問題となります[1]。両者の鑑別には月経時の確認、臨床医との意見交換、時期をみての再検査など検討する必要があります。
　円柱上皮細胞の鑑別ポイントで、主な3例を表1[4]に供覧しますのでご参考下さい。

Point

1. 円柱上皮細胞は、一方の先端に線毛があれば同定に繋がります。
2. 回腸導管尿路変更術後は、上部尿路由来の異型細胞出現にも注意が必要です。
3. 子宮体内膜上皮細胞は、婦人科検査後や月経時で混入することがあり、臨床情報を確認しましょう。

表1. 尿中円柱上皮細胞の鑑別所見

細胞所見		細胞種別	①尿路・前立腺・子宮頸部などの円柱上皮細胞	②回腸導管円柱上皮細胞	③子宮体内膜円柱上皮細胞（出血背景に注意）
色調区分		S染色色調	青紫色	赤紫色	濃赤紫色
細胞質所見 （※参考所見） サイズ： 15〜35μm （時に、繊毛＋）		出現形式 細胞質性状	放射状・柵状 微細泡沫状 〜均質状	柵状・弧在性 レース状・均質状	密な集塊状 不明瞭〜均質状
		細胞質 （辺縁・形所見）	角状・円柱形 （角度で立方状： 蜂巣状構造）	角状・円柱形 類円形 （変性時）	比較的類円形
核の位置			偏在性	偏在性	中央
核所見		核形	楕円形〜類円形	類円形〜不明瞭	類円形
（核内構造）		クロマチン状態	微細顆粒状	細顆粒状〜濃縮状（変性）	細顆粒状
		核小体	時に、明瞭	不定	不定

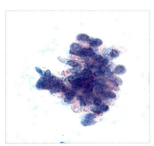
図1. S染色

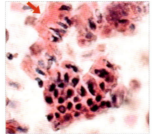
図2. S染色

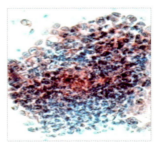
図3. S染色

図1. 非リン菌性尿道炎例：尿道粘膜由来でシート状の円柱上皮細胞
図2. 膀胱癌術後例：尿路変更術による腸粘膜由来で柵状・蜂窩状の円柱上皮細胞
　　（回腸導管術後尿で、初期は線毛を有している：赤矢印）
図3. 月経時尿例：女性の子宮体内膜由来で不規則重積性を伴う円柱上皮細胞例

略語
① S：Sternheimer　ステルンハイマー

Question 06 一般検査部門

質問 回腸導管尿路変更術後の尿沈渣で、白血球と腸粘膜上皮細胞の鑑別が難しい場合があります。鏡検時に注意することは何ですか。

解説 Answer

白血球と腸粘膜上皮細胞（以下、腸上皮）の鑑別には、細胞の大きさと厚さに注目します。生きている好中球の細胞容積・密度はほぼ一定なので、伸展拡張した白血球は球状の白血球と比べ細胞が薄くなります[20]（図1-A）。これに対して、上皮細胞は大きさに関係なく細胞の厚さはほぼ一定です。図2は回腸導管尿路変更術（以下、回腸導管術）後尿ですが、好中球のようにみえる細胞は大きさに関係なく細胞の厚さはほぼ一定であることから、上皮細胞と鑑別できます。さらに、回腸導管術後尿であることから、腸上皮（円柱上皮細胞）由来の細胞質内封入体細胞と考えます。細胞の核が不明瞭で分かりにくい場合は、希酢酸を加えると、白血球はクロマチンが核縁に凝集し核が明瞭になります[18]（図1-B）。また、Sternheimer（以下、S）染色（図1-C）やPrescott-Brodie染色の染色態度により両者の鑑別が容易になります[18]。これらの鑑別方法は白血球と腸上皮の鑑別だけでなく、他の小型上皮細胞との鑑別（Q4.参照）にも有用です。

回腸導管術は回腸の一部を遊離し尿排泄の導管として利用する方法で、尿沈渣中に回腸由来の腸上皮（円柱上皮細胞）が孤立散在性または集塊状にみられます。腸上皮（円柱上皮細胞）は手術後初期には比較的特徴を有しており（Q5.図2参照）鑑別可能ですが、経過とともに変性像や崩壊像を呈し（図2）鑑別困難になることがあります[21,29]。尿沈渣中に白血球と細菌を認める場合は尿路感染症を疑い治療が必要になりますが、細菌のみで白血球を認めない場合はパウチ（採尿バック）内での細菌増殖が考えられ治療の必要はありません[29]。そのため、白血球と白血球大の円形細胞としてみられる腸上皮の鑑別は重要です。また、回腸導管術後尿と判明した時点で過去に膀胱全摘を受けていると思われます。腫瘍の既往がある場合は、残存した上部尿路からの再発や増設した回腸導管の上皮から腺癌が発生することも考えられる[21,29]ので、異型細胞の見落としがないよう注意が必要です。

Point

1. 白血球と腸上皮の鑑別には、細胞の大きさと厚さに注目します。
2. 回腸導管術後は合併症の指標として、白血球と腸上皮の鑑別は重要です。
3. 腫瘍の再発を考え、異型細胞を見落とさないよう注意が必要です。

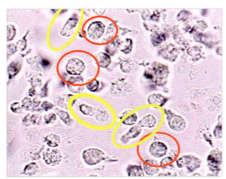
図1-A. 無染色

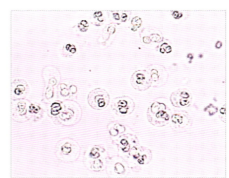
図1-B. 無染色

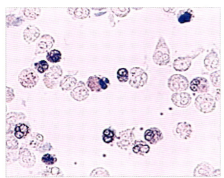
図1-C. S染色

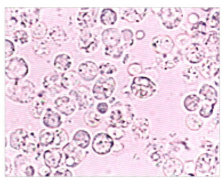
図2. 無染色

図1-A. 白血球：伸展した白血球（黄丸）は球状の白血球（赤丸）と比べ細胞が薄い。
図1-B. 希酢酸添加像：クロマチンが核縁に凝集し核が明瞭になる。
図1-C. S染色像：核と細胞質の染め分けができる。
図2. 腸上皮由来の細胞質内封入体細胞：細胞の大きさに関係なく厚さはほぼ一定である。

略語
① 腸上皮：腸粘膜上皮細胞
② 回腸導管術：回腸導管尿路変更術
③ S：Sternheimer　ステルンハイマー
④ Prescott-Brodie：プレスコット・ブロディ

Question 07 一般検査部門

ビリルビン結晶と思われる黄褐色の針状結晶を認めましたが、尿ビリルビン定性は陰性でした。どのように考えればよいですか。

A 解説 Answer

通常、ビリルビン（以下、Bil）結晶はBil陽性尿で認めますが、陰性尿で認める場合もあります[18]。ご質問の結晶はBil結晶か、針状のヘマトイジン結晶または薬物結晶が考えられます。BilもヘマトイジンもヘモグロビンUNnekeれますが、生成部位や臨床的背景は異なります。Bil結晶は主に肝・胆道系疾患の存在を意味します。ヘマトイジン結晶は閉塞した部位で大量出血が起こった数日後から形成され、1～2ヵ月で減少するといわれており[25]、くも膜下出血時の髄液中によくみられます。尿中には外科的処理による大量出血、例えば経尿道的前立腺切除術後などで出現することがあります[25]。薬物結晶は投与された薬物が尿中に排泄され結晶化したもので、投薬履歴を参考に鑑別します。ここではBil結晶とヘマトイジン結晶の鑑別について解説します。

ヘマトイジン結晶は特徴的な菱形を呈している場合は同定可能ですが、針状の場合はBil結晶と鑑別が難しいことがあります。しかし、その場合でもよく観察すると、どこかに小さな菱形を形成しているように思います（図1）。Bil結晶とヘマトイジン結晶の比較を表1に示します。肝・胆道系酵素や血清Bilが高値、尿Bil定性が陽性の場合はBil結晶、正常かつ陰性の場合はヘマトイジン結晶を疑います。Bil陽性尿は尿沈渣の色調が無染色で黄味、Sternheimer（以下、S）染色で赤味を帯びる（図2）ことが多いようです。尿Bil定性が陰性でBil結晶を認める場合は、Bilが微量でも結晶化したため細胞成分の黄染を認めることは少ないですが（図3）、その数日前から数日後の間に血清Bil高値や尿Bil定性陽性を示しており、Bil結晶のみを認め他の検査項目は全て正常ということはありません[18]。尿沈渣の背景として、Bilは腎毒性が強いため尿細管上皮細胞、ヘマトイジン結晶は出血に起因するため赤血球を認めることが多いようです。ヘマトイジン結晶は過去の出血に起因するため報告する意義はないかもしれませんが、Bil結晶と混同しないために正しく認識する必要があります。

Point

1. Bil結晶は、尿Bil定性が陰性でも認める場合があります。
2. 尿Bil定性が陰性でBil結晶を認める場合は、前後数日間の血清Bil高値や尿Bil定性陽性が参考になります。
3. Bil結晶とヘマトイジン結晶を混同してはいけません。

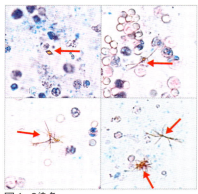

図1. S染色

表1

		ビリルビン結晶	ヘマトイジン結晶
形　状		針状・顆粒状	菱形・針状・顆粒状
色　調		黄褐色	黄褐色〜赤褐色
化学的性状	酸	不　溶	不　溶
	クロロホルム	可　溶	可　溶
	アルカリ	可　溶	可　溶
肝・胆道系酵素値		高　値	正　常
血清ビリルビン値		高　値	正　常
尿ビリルビン定性		陽　性	陰　性
尿沈渣所見		無染色：黄味※ S染色：赤味※ 背景に尿細管上皮細胞	背景に赤血球

※尿Bil定性陰性時は除く

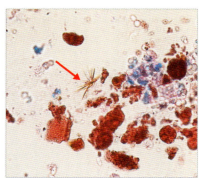

図2. S染色

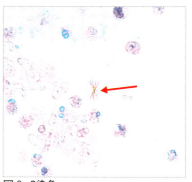

図3. S染色

図1. ヘマトイジン結晶（赤矢印）
図2. ビリルビン結晶（赤矢印）　　　　　　　　T.Bil 8.7 mg/dl　D.Bil 7.4mg/dl
図3. 尿Bil定性陰性時のビリルビン結晶（赤矢印）　T.Bil 6.4 mg/dl　D.Bil 5.6mg/dl（数日前）
表1. ビリルビン結晶とヘマトイジン結晶の比較

略語

① Bil：bilirubin　ビリルビン
② S：Sternheimer　ステルンハイマー

Question 08 一般検査部門

質問 潜血反応陽性で尿沈渣中に赤血球はなく黄褐色の顆粒を認めたので、溶血性の疾患を疑いましたが、上清は淡黄色でした。どのようなことが考えられますか。

A 解説 Answer

尿定性と尿沈渣結果の乖離は、病態を考えるうえで大切な情報です。沈渣中の顆粒はヘモジデリン顆粒と思われます。ヘモジデリン顆粒はヘモグロビンに由来する鉄を含む生体内色素の一つで、持続的な血管内溶血が示唆されます。血管内溶血は、血管内で赤血球が破壊され大量のヘモグロビンを放出し、ヘモグロビン尿やヘモジデリン尿になります（図1）。ヘモジデリン顆粒は無色色で黄褐色から黒褐色（図2-A）、Sternheimer（以下、S）染色でいつもと異なる透明感のある赤褐色を呈します[1,3,18,19]（図2-B）。溶血の程度により、同時に顆粒を含んだ尿細管上皮細胞やヘモジデリン円柱を認める場合があります。普段とは異なる色調からヘモジデリン顆粒やヘモジデリン円柱を疑うことは容易ですが、最終的にはBerlin Blue染色（鉄染色）で青藍色に染まることを証明する必要があります（図2-C）。また、血漿ハプトグロビンの減少、乳酸脱水素酵素（LD）高値、網状赤血球増多などの検査結果は参考になります。

ヘモジデリン顆粒は発作性夜間ヘモグロビン尿症（PNH）、人工心臓弁置換後尿（以下、人工弁）、不適合輸血などでみられます[1,2,3,18,29]。PNHは、夜間に溶血を起こすため早朝尿は特徴的な赤褐色を呈しますが、時間経過とともに色調は薄くなります。そのような場合でもヘモジデリン顆粒を検出することはあります。人工弁では、著しい溶血がない限り赤褐色を呈することはありません。尿色調の観察は大切ですが、溶血があっても尿中に排泄されたヘモグロビン濃度により必ずしも尿が赤褐色を呈するとは限りません。尿色調に惑わされずに正しくヘモジデリン顆粒を報告することが大切です。

さらに、PNHにおける溶血抑制薬投与後のLD値低下とヘモジデリン顆粒の消失が相関しているという検討結果[26]もあり、ヘモジデリン顆粒は異型細胞同様に見落としてはいけない成分の一つです。

Point

1. ヘモジデリン顆粒は生体内色素の一つで、結晶ではありません。
2. ヘモジデリンの証明には鉄染色が必要です。
3. 溶血があっても、必ずしも尿が赤褐色を呈するとは限りません。

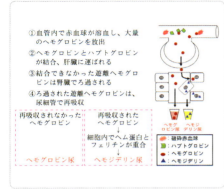

図1

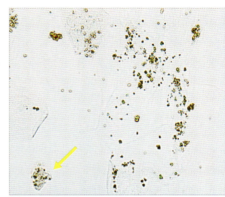

図2-A. 無染色

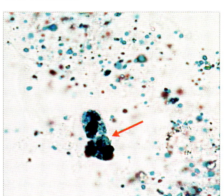

図2-B. S染色

図2-C. 鉄染色

図1. ヘモグロビン尿とヘモジデリン尿の出現機序
図2-A. ヘモジデリン顆粒とヘモジデリン顆粒を含有した尿細管上皮細胞（黄矢印）
図2-B. ヘモジデリン顆粒とヘモジデリン顆粒を含有した尿細管上皮細胞（黄矢印）とヘモジデリン円柱（赤矢印）
図2-C. ヘモジデリン顆粒とヘモジデリン円柱と上皮円柱（赤矢印：ヘモジデリン顆粒を含有した尿細管上皮細胞を含む円柱）

略語
① S：Sternheimer　ステルンハイマー
② Berlin Blue：ベルリン青
③ LD：lactate dehydrogenase　乳酸脱水素酵素
④ PNH：paroxysmal nocturnal hemoglobinuria　発作性夜間ヘモグロビン尿症
⑤ 人工弁：人工心臓弁置換後尿

Question 09 一般検査部門

質問　尿沈渣で細菌と塩類が鑑別しにくいことがあります。細菌と塩類の鑑別ポイントはどこですか。また、細菌の塊と上皮細胞断片との鑑別はどこで行いますか。

A 解説 Answer

細菌は桿菌と球菌に大別されます。一般的に桿菌は鑑別しやすいですが、球菌は桿菌に比べ比較的小型で運動性もないことから、特に散在している場合は、無晶性塩類と鑑別が困難な場合があります。

尿沈渣中に析出する無晶性塩類は、酸性尿で認める尿酸塩と中性・アルカリ性尿で認めるリン酸塩などがあります。尿酸塩が多く析出している場合は、尿沈渣の外観は肉眼的にレンガ色またはピンク色を呈しており、鑑別の参考になります。膀胱内での塩類析出の意義は低いですが、尿細管腔内での塩類の過剰な析出は塩類円柱として確認され、腎尿路結石を疑います[18]。

細菌と塩類の鑑別ポイントを表1に示します。これらは、細菌が塊で存在している場合でも同じです。図1は大きさや形状が揃っていることから細菌、図2は大きさや形状が揃っておらず、光沢があることから塩類と鑑別できます。細菌は尿路感染症で多く認められ、沈渣背景に白血球を認めることが多いのですが、塩類はその限りではありません。また、細菌は酸やアルカリ、エチレンジアミン四酢酸（以下、EDTA）添加で溶解しませんが、塩類は消去されます[18,19]。EDTA添加法は、EDTA-3Kを0.4％の割合で生理食塩水に溶解させ、尿沈渣に約10mL加えてよく混和し、再度遠心して鏡検する方法です。酸性、アルカリ性に関わらずカルシウム塩による混濁を消去します[19]。酸やアルカリの添加は他の成分にも影響します（一般検査部門Q2図3）が、EDTAはあまりダメージを与えずに無晶性塩類を消去できます。

細菌の塊と尿細管上皮細胞などの細胞断片との鑑別が難しい場合もありますが、細胞質を認めれば細胞断片と判断します。無染色では分かりにくい場合も、Sternheimer（以下、S）染色をすると細胞質が分かりやすくなります。

Point

1. 細菌と塩類は大きさ、形状、光沢、沈渣の背景、酸・アルカリ・EDTA添加で溶解するかどうかで鑑別できます。
2. 細菌と尿細管上皮細胞の断片は、細胞質の有無で鑑別します。

表1

	細菌	塩類
大きさ	揃っている	大小あり
形 状	揃っている	不定形
光 沢	なし	あり
酸・アルカリ・EDTA	溶けない	溶ける

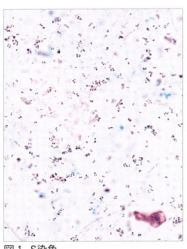

図1．S染色 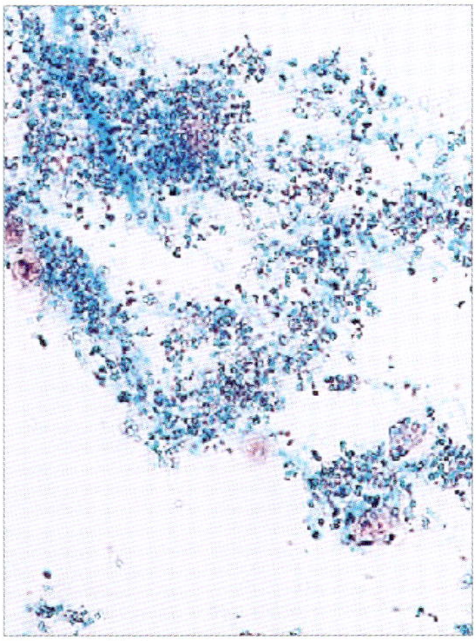　　　　　　　　　　図2．S染色

表1．細菌と塩類の鑑別ポイント
図1．球菌：大きさ、形状が揃っている。
図2．塩類：大きさ、形状が揃っておらず、光沢がある。

略語
① EDTA：ethylenediaminetetraacetic acid　エチレンジアミン四酢酸
② S：Sternheimer　ステルンハイマー

Question 10 一般検査部門

質問 尿沈渣中に糞便成分がみられた場合、臨床的意義があるものとないものとの見分け方を教えてください。また、直腸癌の膀胱浸潤以外にどのような意義がありますか。

A 解説 Answer

　高齢女性や小児、オムツ使用者からの採尿時の混入には臨床的意義はありません。このような患者さん以外で糞便混入がある場合は、故意に糞便を混入したか、膀胱腸瘻を形成していると考えます。臨床的意義があるか否かは、尿コップ内の観察、患者情報の確認、尿沈渣所見で見分けます。提出された尿コップに糞便の付着や尿中に糞便様成分が浮遊している場合は、採尿時の混入を考えます[28]。尿分注時からすでに検査は始まっています。尿沈渣中に糞便成分（図1～6）を認めた場合は、性別、年齢、患者の状態（オムツ使用の有無）を確認し、採尿時に混入した可能性はないか調べます。

　尿沈渣中の糞便成分が白血球に取り囲まれている場合は、膀胱腸瘻の形成を考えます（図1、5、6）。膀胱腸瘻の形成がある場合は、大腸菌の混入により細菌性膀胱炎を引き起こし白血球や細菌が多数出現していることが多いので、異型細胞などの重要な成分を見落とさないよう注意が必要です。

　膀胱腸瘻は膀胱と腸管との間に形成した異常な交通路で、この交通路を介して糞便成分は尿中に出現します。膀胱腸瘻を疑う場合は異型細胞を探せといわれていますが、形成の原因として1番多いのは炎症（約60％）で、腫瘍（約20％）、医原性、外傷と続きます[22]。炎症のほとんどは憩室炎で他にCrohn病があります。Crohn病は小腸及び大腸などの粘膜に慢性の炎症または潰瘍を引き起こす原因不明の疾患で、一般的な合併症として腸閉塞や膀胱腸瘻の形成などがあります[23]。Crohn病の診断には造影X線検査やCT検査を実施しますが、これらは、毎回行えるような検査ではありません。尿沈渣での糞便成分の報告は、経過観察上有用です。

Point

1. 白血球が糞便成分を取り囲んでいる場合は、膀胱腸瘻の形成を考えます。
2. 膀胱腸瘻が形成される炎症疾患では、経過観察上、糞便混入の報告は意義があります。

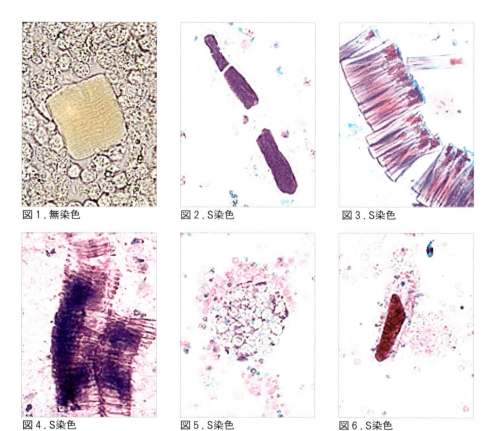

図1. 無染色
図2. S染色
図3. S染色
図4. S染色
図5. S染色
図6. S染色

糞便成分
図1. 動物由来（筋線維：辺縁が明瞭で均一な横筋を認める）
図2. 植物由来（透明な細胞壁をカプセル状に認める）
図3. 豆類由来（柵状組織）
図4. 植物由来（導管）
図1．5．6．膀胱腸瘻形成を疑う像（白血球が糞便成分を取り囲んでいる）

略語
① S：Sternheimer　ステルンハイマー

Question 11 一般検査部門

質問 硝子円柱か粘液糸か迷うことがあります。どこで区別をしますか。また、基質が非常に薄い場合はどのように考えればよいですか。

A 解説 Answer

硝子円柱は各種円柱の基質を構成し日常検査で最も多く出現する円柱です。典型的な形態は平行する2辺を有し両端が丸みを帯びていますが、屈曲、蛇行、切れ込みのみられる場合もあります[1,2,3,18]。基本構造は均質無構造のものから皺状、すじ状など様々です[1,2,3,18]。無染色では無色半透明で薄く感じられ、Sternheimer（以下、S）染色では淡青色から青色を呈し粘液糸との鑑別に迷う場合があります。平行な部分があり辺縁が明瞭であれば硝子円柱と判断しますが、外観や形状と合わせ基質の質感が大切です。中には非常に小さく細い成分もみられますが、短径が白血球大以上あれば円柱と判断します。粘液糸は、周囲の輪郭が不明瞭な糸状または線維状の外観を呈しています。図1は硝子円柱と粘液糸です。中央の成分は片方の先端が細くなっており形状が不完全ですが、2辺が平行で辺縁は明瞭なことから円柱と判断します。粘液糸は、辺縁が不明瞭で基質の質感はありません。

円柱は、基質の蛋白濃度の差や濃縮力の差で染色の濃淡ができます。薄くても基質を認めれば円柱と判断します。例えば図2矢印に示すような基質の薄い成分も円柱として報告します。図2はS染色像ですが、無染色で鏡検する場合はより薄くみえるため、光源が明る過ぎて見落とさないよう注意が必要です[1,3]。また、開口絞りを絞り気味にして良好なコントラストを得ることも大切です。

硝子円柱は疾患特異性が低く他の円柱に比べあまり重要視されていませんが、健常人でも継続的に認める場合は意義があります。尿蛋白の有無に関わらず多数の硝子円柱が出現している場合は、有意に腎血漿流量が低下[18,27]しているといわれています。

Point

1. 円柱か粘液糸かは外観や形状、基質の質感を重視し判断します。
2. 薄くても基質を認めれば円柱と判断します。
3. 薄い円柱の見落とし防止のために顕微鏡の設定に注意が必要です。
4. 多数の硝子円柱が継続的に出現している場合は、臨床的意義があります。

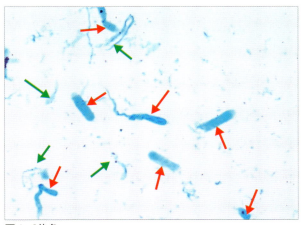
図1. S染色

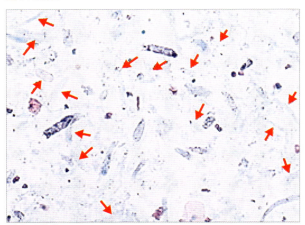
図2. S染色

図1. 硝子円柱（赤矢印）と粘液糸（緑矢印）
図2. 基質の薄い硝子円柱（赤矢印）

略語
① S：Sternheimer　ステルンハイマー

Question 12 一般検査部門

質問 尿沈渣中に尿路上皮癌細胞が、集塊や孤立散在性でみられることがあります。尿路上皮癌細胞の特性に違いがあるのでしょうか。異型性の乏しい尿路上皮癌細胞と反応性尿路上皮細胞との比較も教えて下さい。

解説 Answer

1）尿路上皮癌細胞の特性

尿路系悪性腫瘍の主な組織型頻度では尿路上皮癌細胞（以下、UC）が約90％、扁平上皮癌細胞・腺癌細胞は2〜7％と鏡検の判定や同定においてUCが中心となります[9]。癌の起源は、腎盂・尿管・膀胱、男性であれば前立腺尿道部などに発祥します。腫瘍形態は内視鏡的に乳頭型と結節型に分けられ、大半は乳頭型です。病理組織学的診断においては腫瘍の性状から構造異型と細胞異型（異型度：G）に分類され更に、細胞異型は低異型度と高異型度の2分類に明記されています。このような病理診断基準に対し、患者の予後と検査精度に差があることも十分理解しておく必要があります。特に、異型度の観点から再発率と浸潤度を比較した場合、両者において低異型度より高異型度の方が高く、即ち、低異型度の方が予後は良いという解釈ができます。一方、検査精度を見ますと低異型度UCは出現頻度が低く、集塊で出現したとしても異型性が乏しいため、判定に困難を要します[6]（判定精度・陽性率が低い）。しかし、高異型度UC（浸潤性や上皮内癌など）は出現頻度が高く、集塊に加え孤立散在性（集塊の解れ、バラバラ）になるほど異型性が増すことが知られています[15]。よって、判定精度・陽性率も高く異型細胞の同定が可能となります。このような特性から、尿沈渣での判定は低異型度の検索も大切ですが、高異型度のUCをファースト・チョイス（一次確保）することが懸命です。従って、患者の再発・病期・進展に大きな影響を与える高異型度UCを見落とさないことが肝要です。

2）尿路上皮癌細胞の特徴

低異型度UC（図1）は乳頭状集塊で細胞は均一、N/C比増大、核クロマチン繊細で細顆粒状（緊満感）、核小体は比較的不明瞭などが特徴です。高異型度UC（図2）は集塊または孤立散在性、細胞は不均一、N/C比大、核クロマチン粗顆粒状、著明な核小体などが特徴です。反応性（図3）では、集合性で細胞は比較的不均一、N/C比中等度大、核クロマチン・変性顆粒状（時に、すすけ状）、核小体明瞭などが特徴です。

鑑別点を表1[6]に紹介しますのでご参考下さい。

Point

1. UCは低異型度と高異型度に分類され、患者の再発・病期・進展に大きな影響を与える高異型度UCを見落とさないことが重要です。
2. 低異型度UCは異型性が乏しく、反応性尿路上皮細胞との鑑別が必要です。

表1. 尿中尿路上皮系細胞（異型細胞、反応性）の鑑別所見

細胞所見		細胞種別	①尿路上皮癌細胞 （低異型度）	②尿路上皮癌細胞 （高異型度）	③尿路上皮細胞 （反応性）
出現		配列	乳頭状様 ・遊離（＋）	集塊状・孤在性	平面・集合 ・遊離（－）
細胞質所見 （S染色：各淡 い赤紫色調）		細胞質性状	ザラザラ 漆喰状で均一	ザラザラ漆喰状で 厚く不均一	ザラザラ 漆喰状で空胞状
		細胞質辺縁	不明瞭	不明瞭	曲線状で明瞭
N/C比			増大	中＜高度	正常～中等度
核所見		核形・核の位置	類円形 中心性	類円形～立体不整 で偏在性	円形 中心性
核内構造		クロマチン状態	微細～細顆粒状	顆粒状～粗顆粒状	変性細顆粒状、 すすけ状類似
		核小体	不明～小型	明瞭、時に大型化	比較的明瞭

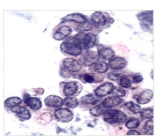 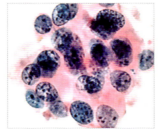 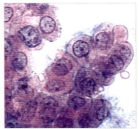

図1．S染色　　　　　図2．S染色　　　　　図3．S染色

図1．膀胱癌例でUCG1相当例：核クロマチンが繊細（緊満感）で異型性の乏しい尿路上皮癌細胞（低異型度）
図2．膀胱癌例でUCG3相当例：核クロマチンが粗顆粒状で異型性の強い尿路上皮癌細胞（高異型度）
図3．左尿管結石例：核クロマチンが微細顆粒状を示す尿路上皮細胞（反応性）

略語
① UC：Urothelial carcinoma　尿路上皮癌細胞
② G：Grade　異型度
③ S：Sternheimer　ステルンハイマー

Question 13 一般検査部門

質問 尿中異型細胞の出現で尿路上皮癌細胞が最も多くみられることは周知していますが、扁平上皮癌細胞の存在も気になります。扁平上皮癌細胞の臨床病理学的な背景や尿路上皮癌細胞との鑑別点を教えて下さい。

解説 Answer

尿路系悪性腫瘍の中で扁平上皮癌細胞（以下、SCC）は数％と統計上少なく、尿路上皮癌細胞（以下、UC）の検索が中心となります。しかし、SCCも多種多様な病理学的背景があり、臨床情報を把握した上で鏡検に臨めば判定の質的向上に繋がります。

1）SCCの出現要因と臨床病理学的背景[5]（UCとの関連）

要因としては、長期カテーテル留置・尿路結石・長期尿路感染症・外尿道口からの発生・ビルハルツ住血吸虫感染などが考えられています。出現環境では純粋な（原発性）SCCは極稀でUCの扁平上皮への分化（化生変化）や子宮頸部からの膀胱浸潤、外陰部から尿中混入などが挙げられます。特に、高異型度UCの異型扁平上皮化生を生じた場合、尿沈渣中にUCとSCCとの共存・混在が疑われます。このような症例はより癌の進行が速く予後も悪いため、UCばかりに目を奪われず、SCCの存在にも注意し鏡検を進める必要があります。また、治療法ではUCに準じた化学療法は不良で、放射線療法や膀胱全摘除術が推奨されています。即ち、UCとSCCの判定は可能な限り鑑別することが重要です。また、反応性上皮細胞（図2、図4、図5）も扁平上皮癌細胞と類似することがあり注意を要します。

2）UCとSCC所見の着眼点

異型細胞を見分けるには核所見が大事ですが、出現部位や組織型の推定には細胞質所見（辺縁と性状）が大きな着眼点となります。UCは時として、細長い形状で出現することがあり（図3）、SCCとの鑑別を要します。このような場合、両者の細胞質・辺縁から観察することをお勧めします。UCの辺縁は曲線状に欠け淡明不明瞭で細胞質内の性状（内部構造）は漆喰状または厚いザラザラ感で緻密濃厚状を呈しています。一方、SCCの辺縁は曲線状で細胞質性状では均質・重厚感を有する点が異なります（図1）。出現様式は共に重複しますが、SCCの分化型は集合性でオタマジャクシ形、紡錘形、線維状など奇妙な形態を示し多彩性に富みます。核も楕円形でクロマチンは粗剛・濃染状を呈しています。一方、奇怪に乏しいUCでは、疎な集塊状で核は円形、クロマチン粗顆粒状を有しそれぞれの所見と比較すれば鑑別の一翼となります。しかし、低分化型SCC（非角化型）と高異型度UCの所見で、集塊状の出現と核が類円形を示し類似する場合は鑑別に苦慮します。形状が類似します鑑別点を表1[6]に供覧しますのでご参考下さい。

Point

1. SCCと反応性上皮細胞が類似することがあるので注意しましょう。
2. SCCとUCの判定では細胞質の所見も大きな鑑別の手掛かりとなります。

表1. 扁平上皮癌細胞、尿路上皮癌細胞、尿細管上皮細胞の鑑別点

細胞所見	細胞種別	①扁平上皮癌細胞（分化型）	②尿路上皮癌細胞（高異型度）	③尿細管上皮細胞（反応性）
出現様式	配列	小集合性〜孤在性	集塊状（遊離ー）・孤在性	平面的・集合性（遊離ー）
細胞質所見（S染色：各淡い赤紫色調）	細胞質性状	ほぼ均質状で重厚感 奇怪な形が多い	ザラザラ（漆喰状）で緻密濃厚状	微細顆粒状〜やや透明感 一部、脂肪顆粒・リポフスチン顆粒含有
	細胞質辺縁	曲線状で明瞭	不明瞭	比較的不明瞭
N/C比		中等度	中等度＜高度	中等度
核所見	核形・核の位置	類円形〜不整形で中心性	類円形〜不整形で偏在性	類円形〜楕円形で不定
核内構造	クロマチン状態	粗剛状・濃染濃縮状	顆粒状・粗顆粒状	細顆粒状、一部、変性濃染
	核小体	一部、明瞭	明瞭、時に大型化	やや明瞭〜不定

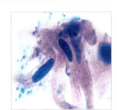

図1. S染色

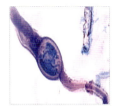

図2. S染色

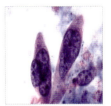

図3. S染色

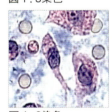

図4. S染色

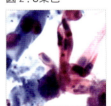

図5. S染色

図1. 子宮頸部癌細胞の尿中混入例：線維状を示す扁平上皮癌細胞
図2. 小児白血病に対する放射線治療例：奇怪な形状を有する扁平上皮癌細胞
図3. 膀胱癌例でUCG2相当例：有尾状を示す尿路上皮癌細胞
図4. 留置カテーテル後尿例：多辺形を呈する尿路上皮細胞
図5. 膵臓癌における抗がん剤投与例：線維状を呈する尿細管上皮細胞

略語
① SCC：Squamous cell carcinoma　扁平上皮癌細胞
② UC：Urothelial carcinoma　尿路上皮癌細胞
③ S：Sternheimer　ステルンハイマー

Question 14 一般検査部門

質問 尿沈渣における異型細胞（尿路上皮癌など）の報告で膀胱癌治療後（特に化学療法使用）の鏡検に苦慮することがあります。治療法により異型細胞の影響や治療下での判定ポイントなども教えて下さい。

解説 Answer

1) 治療法の概要

一般的に癌の治療方針で最も重要なものは病期診断（浸潤度）と悪性度（異型度）であり、更には患者の年齢、性別、全身状態などその他のリスクファクターを考慮して決定されます[12]。癌の形態には膀胱粘膜内にとどまる表在性と、筋層浸潤を認める浸潤性に分けられています。表在性は転移の可能性は低く、組織学的にも異型度が乏しいため（低異型度）、内視鏡手術が有効となります。しかし、浸潤性は転移の可能性が高頻度で異型度も強いため、膀胱全摘除術が適応されます[16),17)]。他の治療法では上述の環境に加え、残存・再発・転移の有無によって腹腔鏡手術（支援ロボット：ダヴィンチ）、抗がん剤療法（膀注療法・化学療法・免疫チェックポイント阻害剤など）、放射線療法など多種多様です[11),14)]。なお、治療後の副作用（腎障害・骨髄障害など）にも周知しておく必要があります[13)]。

2) 化学療法での異型細胞の影響所見

異型細胞の判定は、N/C比の増大・核の偏在性・核の突出・核クロマチン増量、核形不整などが基本で、これら所見を確実に判定できる変性のない異型細胞を発見し鏡検（確保）することが重要です。しかし、各種治療がおこなわれる過程で、不十分な異型所見（核クロマチン増量が乏しい）や変性変化（細胞質・核の膨化・崩壊）を来し鑑別困難な異型細胞の出現も十分に考えられます。このような場合、単に「異型細胞＋」と報告するのではなく、その旨必ずコメントを記載することが大切です。どのような細胞形態か（個々の細胞質や核所見など）、どのような細胞系か（剥離部位・由来の分類）、どのような異型・病態（組織型の推定）が考えられるか、などを丁寧に記述しておけば、精査時で苦慮した細胞の同定に繋がると思われます。また、細胞系がどうしても分からない場合は、必要に応じて「判定困難な細胞」や「分類不能細胞」と付記することも念頭に置いておきます[1)]。化学療法の抗癌剤使用後で、鏡検判定に苦慮する尿中異型細胞の所見を図1（a, b）[6)]に紹介しますのでご参考下さい。

Point

1. 如何なる環境下でも変性を伴っていない新鮮な異型細胞の確保が大切です。
2. 判定に迷ったならば極力、コメントを記載し報告しましょう。
3. 上述の内容を踏まえ、日頃より他の臨床検査情報の確認、再検環境や追跡監視の取り組み、臨床医（病理細胞診部門含む）との連携・意見交換が必須となります。

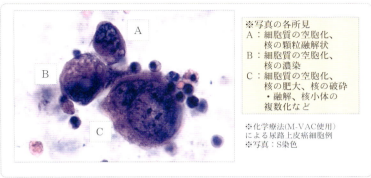

図1a. S染色鏡検判定に苦慮する尿中異型細胞所見（抗癌剤使用後の影響変化）

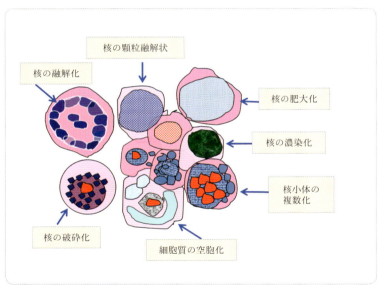

図1b. 参考図：化学療法による異型細胞の形態変化

略語
① M-VAC療法：M：methotrexate（MTX），V：vinblastine（VBL），A：adriamycin（ADM），
　　　　　　C：cisplatin（CDDP）
② S：Sternheimer　ステルンハイマー

Question 15 一般検査部門

質問 臨床検査は至急報告（リアルタイム）が求められています。尿沈渣異型細胞の判定においても早急な結果報告を問われることがあり、何か有効的な鏡検方法があるのでしょうか。

A 解説 Answer

尿沈渣・尿細胞診は、尿路系悪性細胞（主に尿路上皮癌細胞）を有効的に検出できる検査法の一つです。現在、尿沈渣にも『早さと正確さ』が要求され、癌診断のファーストスクリーニング検査として拍車が架かります。

1）異型細胞検索の情報

尿沈渣検査の第一歩は、検査依頼の情報確認から始まります。患者さんの性別・年齢・診療科・ID番号（初診か、再診か）そして、電子カルテの適応があれば、採尿法やカルテ情報のチェックなども必要です[5]。次に最良な標本作成から正確な鏡検手順を精度管理することが重要です。即ち、全成分を分析（分類と概数算出）は勿論のこと、特に病的成分（円柱・結晶・細菌・異型細胞など）などあらゆる所見も見逃してはなりません。鏡検に必要な検査（臨床）情報と技術情報は背中合わせ、可能な限り習得しておきましょう。

2）異型細胞の効率的な鏡検法

異型細胞とは、反応性の良性細胞と形態学的に異なることを周知しておきましょう。鏡検の基本は無染色とされ、赤血球形態の分析や上皮細胞の細胞質・表面構造所見から剥離した上皮の存在部位を推定するのに適しています。しかし、異型細胞の同定においては、超生体染色であるSternheimer（以下、S）染色との併用が推奨されます[1]。これら手法を併せかつ、異型細胞の基礎的な判定基準を充分把握した上、鏡検に臨むことが大事です。そこで、リアルタイム報告に順応し効率的な2段階チェック・ポイント鏡検法を紹介します。この方法は、Aポイント（無染色・100倍）とBポイント（S染色・400倍）の2群（各集約領域）に分けます。Aポイントは極力良性域（反応性）上皮細胞を除外し異型細胞の検索・拡充を図る領域で、①壊死性背景に注意すること。②分化不良の上皮細胞が多数見られること（深層型の集塊など）。③集塊ばかりに目をとらわれないで孤在性異型細胞の出現に注意すること。④核内構造の顆粒状や奇怪な細胞にも注意すること。⑤上皮細胞のサイズ大小に問わずN/C比増大（80％以上）が多いことなどが所見の着眼点です。Bポイントでは詳細な所見から悪性細胞・同定（組織系推定、特に高異型度尿路上皮癌細胞の発見が重要です）に繋げる領域で、⑥核腫大で不整形であること（立体不整にも注意）。⑦核偏在性で核の突出や核縁の肥厚があること（核縁の肥厚2μm以上）。⑧核クロマチンの増量（粗大凝集と不均等分布）がみられること。⑨核小体は大型で複数個あること（5μm以上、5個以上）などが所見の着眼点です。但し、必要に応じてAとBのフィードバックも大切で各所見を再度確認し、最終的にはA・B所見を併せて総合的な判定を行うことが肝心です[10]。しかし、判定に苦慮した場合は一般検査部門Q14と同様に必ずコメントを記載することが大切です。これらを踏まえ丁寧な鏡検から徐々に迅速アップを図れば、良性・悪性への見極めが視野に入ってくるのではないかと考えます。この手法の各所見を図1[5]に供覧しますのでご参考下さり、少しでも異型細胞判定の至急報告に繋がることを願います。

Point

1. 至急報告の第一歩は詳細な検査依頼の確認、最良な標本作成、正確な鏡検手順を管理することです。

3. 瞬時鏡検を目指すには、各判定基準の確立とコメントチェック体制の構築が肝要です。

Aポイント：第一段階は、異型細胞の検索です
・判定の着眼点：解説の①〜⑤所見を無染色（100倍）でチェック
　　　　　　　（参考癌例・写真：a：UC、b：SCC、c：AC）

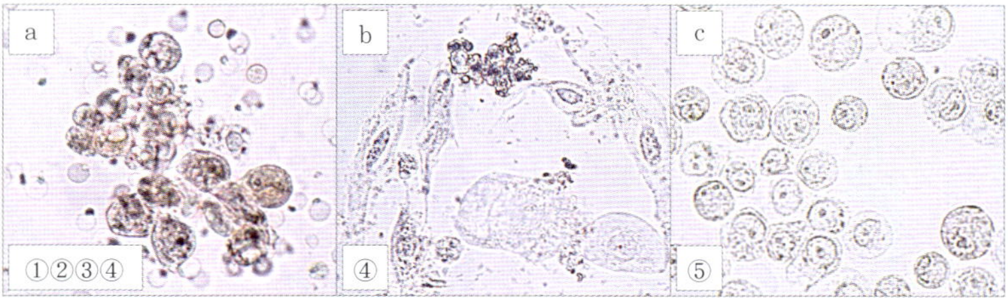

a ①②③④　　b ④　　c ⑤

Bポイント：第二段階は、異型細胞（悪性細胞）の同定です
・判定の着眼点：解説の⑥〜⑨所見をS染色（400倍）でチェック
　　　　　　　（参考癌例・写真：d〜f：UC、g：AC）

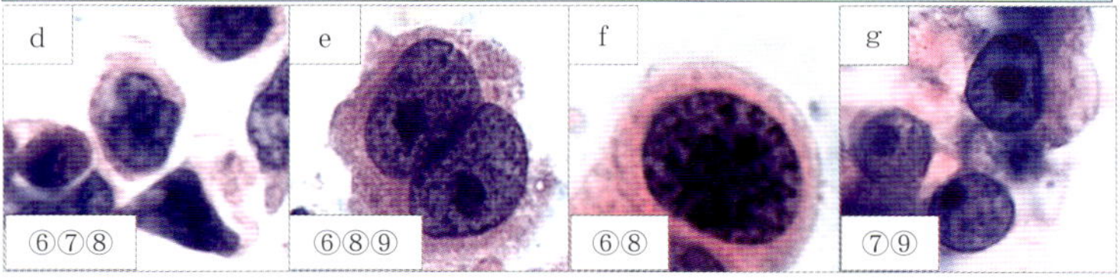

d ⑥⑦⑧　　e ⑥⑧⑨　　f ⑥⑧　　g ⑦⑨

※Medical Technology. 2019.47.12：「異型細胞の見方・考え方」を改編。

図1. 異型細胞判定の2段階チェック・ポイント（クイックT変法）鏡検法

略語
① S：Sternheimer　ステルンハイマー
② UC：Urothelial carcinoma　尿路上皮癌細胞
③ SCC：Squamous cell carcinoma　扁平上皮癌細胞
④ AC：Adenocarcinoma　腺癌細胞

文　献

1）日本臨床衛生検査技師会編：尿沈渣検査法2010，日本臨床衛生検査技師会，2011．
2）日本臨床衛生検査技師会編：一般検査技術教本，日本臨床衛生検査技師会，2012．
3）日本臨床衛生検査技師会尿沈渣特集号編集部会：尿沈渣特集，医学検査66（J-STAGE-1），2017．
4）藤利夫 他：〜基礎から学ぶ〜細胞診のすすめ方（西国広編著）「泌尿器細胞診」，pp114-119，近代出版（第4版），東京，2017．
5）藤利夫：特集，尿検査スタートガイド－尿沈渣検査に自信をもつために「異型細胞の見方・考え方」－，Medical Technology，47（12）：pp1218-1224，医歯薬出版，2019．
6）藤利夫 他：技術講座，尿沈渣における悪性（異型）細胞の鑑別法－上皮細胞判定を取り巻く臨床情報の把握－，検査と技術，46（8）：pp847-854，医学書院，2018．
7）藤利夫 他：標準臨床検査学，臨床検査総論（伊藤機一・松尾収二編）「一般臨床検査・尿沈渣（形態と成分）」，pp83-95，医学書院，東京，2013．
8）藤利夫 他：尿沈渣検査のすすめ方－「尿沈渣検査法」の標準化に向けて－（西国広編著），尿沈渣と細胞診，pp72-86，近代出版，東京，1996．
9）金城満，奥村幸司：第2章細胞診編－6．膀胱・尿管・尿道－，病理と臨床【臨時増刊号】，24：pp303-310，2006．
10）藤利夫 他：尿検査教本－専門病院における異型細胞検出の状況，三段階抽出法とその応用－，臨床病理，125：pp165-172，臨床病理，2003．
11）佐々木常雄 他：がん化学療法ベスト・プラクティス－代表ながん腫：膀胱がん，pp298-302，照林社，東京，2011．
12）堤寛 他：完全病理学各論第7巻－腎・泌尿器・男性生殖器疾患－pp62-107，学際企画（株），東京，2007．
13）庭川要 他：特集，膀胱がん－最新の治療と看護－，がん看護7・8，Japanese Journal of Cancer Care，1（13）：pp504-558，南江堂，2008．
14）落合慈之 他：腎・泌尿器疾患ビジュアルブック（第1版）：pp250-263，（株）学研メティカル秀潤社，東京，2010．
15）日本臨床細胞学会編：細胞診ガイドライン1－婦人科・泌尿器－（第1版），金原出版，東京，2015．
16）日本泌尿器科学会，日本病理学会，日本医学放射線学会編：腎盂・尿管・膀胱癌取り扱い規約（第1版），金原出版，東京，2011．
17）日本泌尿器科学会編：膀胱癌診療ガイドライン（第1版），医学図書出版株式会社，東京，2009．
18）伊藤機一監修：尿沈渣アトラス，シスメックス株式会社，2012．
19）伊藤機一，野崎司（編集）：月間Medical technology別冊　新・カラーアトラス尿検査，医歯薬出版，2004．
20）八木靖二，都竹正文：尿中細胞アトラス（第2版），医歯薬出版，1998．
21）八木靖二：カラー版ポケットマニュアル尿沈渣（第2版），医歯薬出版，2016．
22）医療情報科学研究所編：病気がみえるvol.8 腎・泌尿器（第1版），医療情報科学研究所，2012．

23) 医療情報科学研究所編：病気がみえるvol.1 消化器（第4版）：pp102-108，医療情報科学研究所，2014.

24) 上東野誉司美，八木靖二 他：前立腺生検後の尿中の出現する特有な形態を示す赤血球の検討，医学検査61（1）：pp 9 -13，2012.

25) 弓狩加恵，吉澤梨津好：一般検査検体でみられたヘマトイジン結晶とその意義，検査と技術40（5）：pp429-433，医学書院，2012.

26) 植田康敬，堀田真希：発作性夜間ヘモグロビン尿症における尿中ヘモジデリン顆粒測定の有用性，検査と技術46（2）：pp104-108，医学書院，2018.

27) 足立真理子 他：CKD重症度分類（KDIGO2009）における尿中硝子円柱の臨床的意義について，臨床病理61（2）：pp104-111，臨床病理，2013.

28) 吉澤梨津好：ケーススタディプログラム尿＆尿沈渣情報のさらなる上を目指すアイテム，臨床一般検査研究会第12回テキスト：pp52-57，2014.

29) 吉澤梨津好，佐伯仁志：臨床一般検査研究会第13回スキルアップ講習会実習テキスト，2015.

（文責：吉澤　梨津好，藤　利夫）

West Japan
Morphology Study
Group

血液検査部門

　血液検査部門の業務内容は、一般に1）血球に関する検査、2）形態に関する検査、3）凝固・線溶系に関する検査に分かれます。さらに採血業務が加わり、他に血液細胞抗原検査や染色体・遺伝子検査まで拡大している施設もあります。血球に関する検査は自動血球計数装置による血球数の測定や白血球分類、形態検査に関する検査は主に目視法による末梢血液や骨髄の顕微鏡的検査、凝固・線溶系に関する検査は凝固・線溶系や分子マーカーなどの検査が含まれます。

　血液検査室で扱う検体は、各種の抗凝固剤添加の血液が使用されるため、検査前に採血不備の有無を確認してから測定を行います。使用する検査機器については、保守点検、整備、精度管理を円滑に行い、検査値については、基準値・パニック値の設定や前回値チェック、デルタチェック、再検査基準などで確認し、また自動承認プロセスを取り入れて業務の効率化を図っている施設もあります。医療の変化に合わせ適宜見直しをすることが品質を担保とした業務の効率化と言えるかも知れません。

　検査結果を判断（判定）する上で、性別や年齢などの患者さん情報やカルテ情報も有効に活用します。形態検査は、経験値に左右されることが多いことから、教育システムの構築や技師同士の目合わせは不可欠です。また、臨床の先生とのカンファレンスは検査情報と臨床情報の交換の場となり、形態診断の向上につながります。

　臨床検査技師に求められる"する技師"から"よめる技師"を目指すには、検査の意義・目的の理解、検査値の的確な判定、パニック値の迅速な対応も不可欠です。また顕微鏡的観察では病態生理学的要因を追究しながら細胞が解き放つメッセージを読み取る眼力の向上に努めるべきです。

Question 01 血液検査部門

質問 血球計数装置の測定誤差はどのように発生するのでしょうか。

A 解説 Answer

検査室で使用されている血球計数装置（血算器）は、測定原理や測定項目がさまざまです[1]（表1）。一方、測定結果の解釈や判定は担当技師が行っていますが、検体の性状などで発生する測定誤差は、測定結果に影響を与え、その判定には苦慮することがあります。今回、測定誤差の要因について血算器の測定原理から考えてみたいと思います。

血算器の測定原理は、大別すると「電気抵抗法（コールター原理）」[2]（図1）、「光学測定法」になりますが、説明には市場で幅広く採用されている「電気抵抗法」についてUniCel DxH 900シリーズ コールターセルラーアナリシステム（DxH 900；ベックマン・コールター株式会社）を例に取って解説します。血球計数（CBC）測定における対象細胞は、白血球、赤血球、血小板ですが、それぞれの血液細胞の特長を捉えることでCBC測定を行っています。具体的には、細胞の大きさ、細胞数、核の有無などの特徴から分別を行うことで測定され、ヘモグロビン（Hb）濃度は、溶血剤を添加して比色法で測定されます[3]（表2）。また、それぞれの測定項目は、白血球系、赤血球・血小板系、Hb測定の独立した検出器で検体測定が行われます。

Point

1. WBC測定の誤差要因：血液サンプルは希釈後、溶血剤が添加され、赤血球、血小板は溶血、破壊されます。白血球は裸核化され、それらを計測して白血球数を測定します。その際、溶血抵抗性を示す赤血球や干渉物質が存在する検体では、それらを白血球として測定するため正の誤差が生じます[4]（表3）。

2. RBC測定の誤差要因：血液サンプルは希釈後、赤血球を含めすべての血球を測定します。血小板は体積の違いから分別されますが、白血球については細胞数が少ないために誤差範囲として測定されます。一方、白血球数が著増した検体では、赤血球として測定されるため正の誤算が生じます。また、測定下限以下の小型赤血球や赤血球凝集などは測定されないために負の誤差を生じます。

3. PLT測定の誤差要因：血液サンプルは赤血球と同じ測定チャンネルで測定され、体積の違いから分別されます。一方、血小板体積と同等な小型赤血球や細胞破片などが存在する検体では正の誤差が生じ、測定上限以上の大型血小板や血小板凝集塊は測定されないため負の誤差を生じます。DxH 900では干渉物質の影響が予想される場合、ログフィット法によりこれらを除外し、正確な血小板数を算定します。

4. Hb測定の誤差要因：血液サンプルは希釈液で希釈後、溶血剤が添加され、発色したHbを比色法によって測定されます。一方、乳び、高ビリルビン検体や白血球著増検体などは、濁度として干渉するため、正の誤差が生じます。

表1. 自動血算器における測定原理[1]

メーカー名	ベックマン・コールター	アボットジャパン	シスメックス	シーメンスヘルスケアダイアグノスティックス
機種名	DxH 900	Alinity hq	XNシリーズ	ADVIA 2120i
測定原理 WBC/Diff測定	WBC：電気抵抗法（コールター原理）Diff：VCSnテクノロジー	マルチアングル偏光散乱光分離法（MAPSS）	半導体レーザーフローサイトメトリー方式＋核酸染色	2角度レーザーフローサイトメトリー法 ペルオキシダーゼ染色による細胞化学分析フローサイトメトリー法
測定原理 RBC測定	電気抵抗法（コールター原理）	マルチアングル偏光散乱光分離法（MAPSS）	DC検出法	2角度レーザーフローサイトメトリー法
測定原理 PLT測定	電気抵抗法（コールター原理）	マルチアングル偏光散乱光分離法（MAPSS）	PLT：シースフローDC検出法 PLT-O：蛍光フローサイトメトリー PLT-F：蛍光フローサイトメトリー	2角度レーザーフローサイトメトリー法
測定原理 Hb測定	ノンシアンHb法	イミダゾールHb法	SLS Hb法	比色分析（シアンフリー）

解説

血球計数装置（血算器）における血球計数（CBC）の測定原理は、さまざまで「電気抵抗法」と「光学測定法」に大別され、「光学測定法」ではフローサイトメトリーや染色法などを組合せて血球を分別するための測定技術として採用されている。これらの測定原理の違いは、測定値に直接影響を与えないが、それぞれの機器を使用する際、測定原理の特徴や違いを理解する必要がある。

表2. 血液細胞の特徴[3]

	体積	核の有無	細胞数
WBC	大きい	ある	少ない
RBC	大きい	ない	多い
PLT	小さい	ない	多い

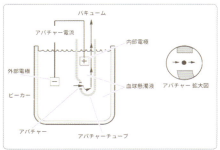

図1. 電気抵抗法（コールター原理）の模式図[2]　図2. 電気抵抗法における血液細胞の計測法[3]

解説

　CBC測定では、それぞれの血液細胞の特徴を捉え、分別することで測定が行われる。具体的には、表2の通り、血液の大きさ、血球数、核の有無から分別を行うことで計測され、Hb濃度は、溶血剤を添加し、発色したHbを比色法で測定する。
　血算器の測定原理である電気抵抗法（コールター原理：図1, 2）では、血球がアパチャー（検出器）を通過する際に発生するパルス電圧から血球体積と血球数を算出しているが、その際、血球体積の違いを利用して細胞の分別が行われる。DxH 900では、WBCは35fL以上、RBCは36fL以上、PLTは2～25fLを測定範囲とし、範囲外の血球は測定されない。

表3. 血球計数における誤差要因[4)]

	誤差要因
WBC	有核赤血球、巨大血小板、血小板凝集、マラリア原虫、クリオグロブリン、白血球凝集、溶血抵抗性赤血球など
RBC	白血球著増、巨大血小板、赤血球凝集、小型赤血球など
PLT	巨大血小板、血小板凝集、細胞破片、破砕赤血球など
Hb	乳び、高ビリルビン血症、溶血抵抗性赤血球、白血球著増など

解説

CBC測定における主な測定誤差は表3の通りである。これらの異常細胞の出現が疑われる検体や検体の性状では、血算器が規定する測定条件から逸脱することになり、測定上の誤差が生じる可能性がある。その際、どのような測定誤差が生じているかを予想し、結果判定を行う必要がある。また、測定時に同時に表示されるヒストグラム、スキャタープロットでは異常細胞の出現などを確認できるため、結果判定が容易になる。日常検査では、血算器におけるさまざまな測定誤差に留意し、血算器から得られるすべての測定情報を活用していくことが必要とされる。

略語

① CBC：Complete Blood Count　全血球計数
② Hb：hemoglobin　ヘモグロビン
③ WBC/Diff：White Blood Cell / Difference白血球/分類
④ VCSnテクノロジー：ブイシーエスエヌテクノロジー（白血球分類測定法）
⑤ MAPSS：Multi Angle Polarized Scatter Separation technology；マルチアングル偏光散乱分離法
⑥ RBC：Red Blood Cell　赤血球
⑦ DC検出法：direct Current 検出法　直流
⑧ PLT：Platelet　血小板
⑨ SLS Hb法：Sodium Lauryl Sulfate法　ラウリル硫酸ナトリウム

Question 02 血液検査部門

質問 血球計数装置で表示されるヒストグラムの見方が知りたい。

解説 Answer

　血球計数装置（血算器）では、測定値のほかに白血球、赤血球、血小板のヒストグラム（粒度分布図）が表示されます[2]（図1）。これらのヒストグラムは、横（X）軸に血球体積、縦（Y）軸には相対度数を示したもので血球体積や形状の違いからそれぞれ異なる形状を示します[5]。また、血算器はさまざまな測定原理を採用していますが、ヒストグラムに体積情報を用いていますので同様なパターンを示します。尚、ヒストグラムの説明には、DxH 900（ベックマン・コールター株式会社）を例に取って解説します。

■WBCヒストグラム：WBCヒストグラムは、白血球を溶血剤で裸核化し、それぞれの白血球は生体内とは異なる大きさとなり、ヒストグラムが形成されます。正常検体では、大きい順に顆粒球、単核細胞（主に単球）、リンパ球の3種類のピークが形成されます。また、有核赤血球、赤血球凝集、血小板凝集や巨大血小板などの溶血抵抗性の細胞が認められた場合、ヒストグラム下限領域には異常なピークが出現します[6]（図2）。

■RBCヒストグラム：RBCヒストグラムは、生体内と同じ大きさでヒストグラムが形成されます。正常検体では、赤血球の均一性を示す正規分布を示します。また、小型赤血球や巨大血小板などが認められた場合、ヒストグラムの左方領域にピークが出現し、赤血球輸血や貧血の治療過程では2峰性のピークが認められ、赤血球凝集、網赤血球著増検体ではヒストグラムの右方領域に新しいピークが出現します[7]（図3）。

■PLTヒストグラム：PLTヒストグラムは、生体内と同じ体積情報でヒストグラムが形成されます。正常検体では、非対称の対数正規分布を示します。また、細胞破片などが認められた場合、下限領域にピークが出現し、小型赤血球や巨大血小板が認められた場合、右方領域が上昇します。尚、血小板極低値検体では、ヒストグラム形成に必要とされる細胞数が低下するためにスムーズな分布パターンが描かれないことがあり、測定結果の判定には注意が必要です[8]。

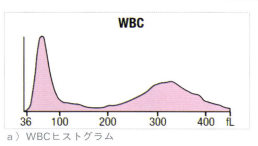
a）WBCヒストグラム

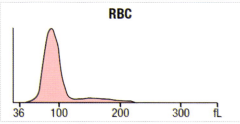
b）RBCヒストグラム

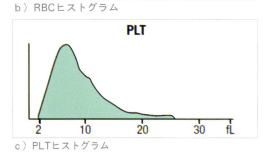
c）PLTヒストグラム

図1．血球計数測定で表示されるヒストグラム（正常検体）[2]

解説

血球計数装置では、WBC、RBC、PLTの3種類のヒストグラムが表示される。それぞれのヒストグラムパターンは異なるが横軸は細胞体積で細胞の体積分布を表している。WBCヒストグラムは、溶血剤により裸核化された白血球のため、生体内とは異なる体積分布を示し、35～450fLのチャンネル間で形成される。RBCヒストグラムは生体内の赤血球体積を反映し、左右対称の正規分布を示し、36～360fLのチャンネル間で形成される。尚、赤血球の直径で形成されたPrice-Jones曲線と近似しているが、標的赤血球など一部の奇形赤血球が出現した検体では差異が認められる。PLTヒストグラムは、赤血球と同様に生体内の血小板体積を反映し、左右が非対称な対数正規分布を示し、2～25fLを血小板数として計測している[6),7)]。

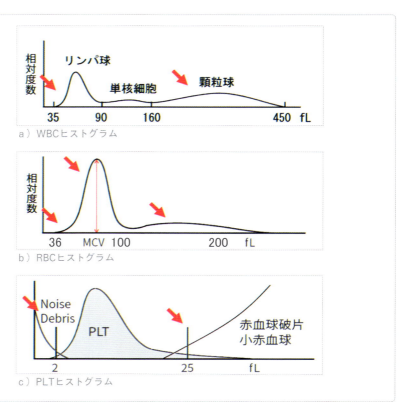

図2．異常なヒストグラムの捉え方[5), 6)]

解説

それぞれのヒストグラムにおける異常の捉え方は以下の通りである。
a）WBCヒストグラムは、左方移動などによって顆粒球領域のピークが拡大し、血小板凝集、巨大血小板、有核赤血球、クリオグロブリン、溶血抵抗性赤血球などが認められる場合、下方領域にピークが出現する。
b）RBCヒストグラムは、赤血球凝集などでヒストグラムの右方領域が上昇し、赤血球輸血や貧血の治療過程で2峰性のピークが出現する。また、小型赤血球、破砕赤血球などが認められた場合、ヒストグラムの左方領域にピークが出現する。
c）PLTヒストグラムは、小型赤血球、破砕赤血球や巨大血小板などが認められた場合、ヒストグラムの右方領域が上昇し、細胞破片などが認められた場合、下方領域にピークが出現する。

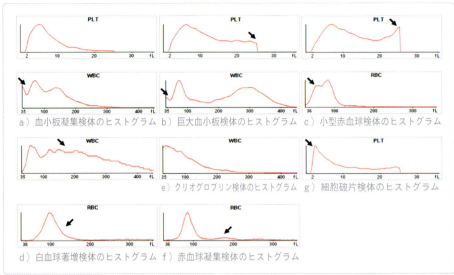

図3. さまざまなヒストグラムの異常パターン[7), 8)]

解 説

a) 血小板凝集検体においてPLTヒストグラムは、正常なパターンを示すことが多く認められる。その際、WBCヒストグラムでは、凝集塊の存在により下方領域にピークが出現する。

b) 巨大血小板検体においてPLTヒストグラムは、右方領域（体積が大きいエリア）が上昇することが認められる。その際、WBCヒストグラムでは、巨大血小板の存在により下方領域にピークが出現する。

c) 小型赤血球検体においてPLTヒストグラムは、右方領域（体積が大きいエリア）が上昇することが認めらる。その際、RBCヒストグラムでは、小型赤血球の存在により異なる体積の赤血球が混在することから2峰性のピークが出現する。

d) 白血球著増検体においてWBCヒストグラムは、幅広い単一なピークが出現することが多く認められる。その際、RBCヒストグラムでは、白血球の存在によりヒストグラムの右方領域にピークが出現する。

e) クリオグロブリン検体においてWBCヒストグラムは、下方領域が大きく上昇した単一なピークが出現することが認めらる。

f) 赤血球凝集検体においてRBCヒストグラムは、ヒストグラムの右方領域にピークが出現することが認めらる。

g) 細胞破片検体におけるPLTヒストグラムは、ヒストグラム下方領域が大きく上昇したピークが出現することが認められる。

このように異常検体のヒストグラムパターンはさまざまで、異常の判定には、複数のヒストグラムを確認することで容易に行うことが可能である。

Question 03 血液検査部門

質 白血球分類測定のスキャタープロットの見方、活用法が知りたい。

解説 Answer

血球計数装置（血算器）の白血球分類測定では、白血球5分類の測定値（％、#）とフラグ、メッセージが表示され、2次元の細胞分布図（スキャタープロット：プロット）も同時に表示されます[9]（図1）。

このプロットは取得された細胞情報から細胞の特性や形状を表現したもので、細胞集団の変化を視覚的に確認することが可能です。尚、白血球分類測定の結果の判定には、数値データやフラグ、メッセージなどを用いますが、一部の症例では結果の解釈に苦慮することが見受けられます。このような場合には、プロットを確認することが有用となるため、今回、白血球分類のプロットの見方や活用法について、DxH 900（ベックマン・コールター株式会社）を例に取って考えてみたいと思います。

■ プロットを理解するために必要なこと

白血球分類のプロットは、細胞特性やその形状などから細胞分布状態を示すものですが、さまざまな異常パターンを示します。また、血算器の白血球分類測定では、各メーカーで測定原理や測定パラメータはさまざまであり、表示されるプロットパターンが異なりますので、プロットで用いられる細胞情報を確認することが必要になります。プロットを理解するためには、取得された細胞情報から細胞がどのように分布しているかをそれぞれの細胞特性（体積、顆粒特性、核構造など）によって正常検体のプロットを理解することから始めます。次に、日常検査で遭遇する異型リンパ球などの反応性病変検体や急性白血病などの腫瘍性病変検体のプロットを確認し、異常細胞のプロットパターンを理解します。このような作業は、血液形態学における異常細胞の鑑別法と同様ですので反復学習することが必要です[10]（図2）。

■ プロットの活用法

目視法分類は、光顕的手法を用いて細胞の大きさ、形状、核や細胞質などの特徴を捉え、細胞の鑑別を行います。一方、血算器における白血球分類測定は、フローサイトメトリーを用いた光学的、物理化学的な方法で細胞情報を取得し、白血球分類を行います。それぞれの分類法は、方法論は異なりますが細胞の特性を捉えることに変わりはなく、白血球分類測定で表示されるプロットは、細胞特性を示した細胞分布図として塗抹標本と同様に有用な細胞情報を提供しています[11]（表1）。また、プロットは測定値と同時に表示され、短時間で異常細胞の出現や細胞分布を確認することが可能であり、スクリーニング検査として有用な情報を取得できます。このようにプロットの活用には、白血球分類の測定情報と併せて血算値、生化学検査項目を活用することで病態の把握や治療経過などを推察することも可能となります[12]。

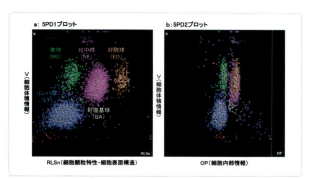

図1．DxH 900で表示される2Dスキャッタープロット（正常検体）[9]

解　説

DxH 900の白血球分類測定で表示される2Dプロットを紹介する。図1 a：PD1プロットでは、X軸に細胞顆粒特性、細胞表面構造、Y軸には細胞体積情報を用いた二次元の細胞分布図として表示される。また、図1 b：PD2プロットは、X軸に細胞内部情報、Y軸には細胞体積情報を用いた分布図が同時に表示される。それぞれの細胞集団は色分けされ、細胞特性から出現領域は異なっている。

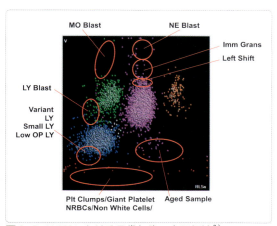

図2．DxH 900における異常細胞の出現領域[9]

解　説

DxH 900における異常細胞の出現領域を図2に示す。正常な細胞とは異なる細胞特性を示すことからさまざまな領域に出現している。このようにプロットを確認することで異常検体の検出が可能になる。

表1. 白血球分類における細胞鑑別基準[11]

a. DxH 900における白血球分類測定の測定パラメータと細胞情報

測定パラメータ	細胞情報
Volume	血球体積情報
Conductivity	血球内密度
Axial Light Loss	血球体積情報
Low Angle Light Scatter	血球の複雑性、顆粒特性、核構造など
Low Median Angle Light Scatter	
Upper Median Angle Light Scatter	
Median Angle Light Scatter	

b. 目視法の細胞鑑別基準

観察内容	特徴	
細胞の大きさ	直径	
細胞形状	円形・類円形・不正円形・不整形	
核	大きさ	
	形状	
	クロマチン構造	
	核小体	
細胞質	大きさ	
	形状	
	色調	
	顆粒	

解説

DxH 900における白血球分類測定は、VCSnテクノロジーにより電気抵抗法、高周波電導度、5種類のレーザー散乱光を含む7種類の測定パラメータを用いて詳細な細胞情報を取得します。これらは、細胞の体積、細胞内密度、細胞構造の複雑性、顆粒特性、核構造や分葉度などの細胞特性を捉えており、細胞特性からプロット図が形成されます。

また、目視法では、光顕的手法で、細胞の大きさ、形状、核や細胞質の特徴を捉えて細胞の鑑別を行います。それぞれの分類法は、方法論は異なりますが細胞の特性を捉えることに変わりはありませんので、それぞれの利点から利用することが必要です。

図3. 異常検体におけるさまざまなプロットパターン[13), 14)]

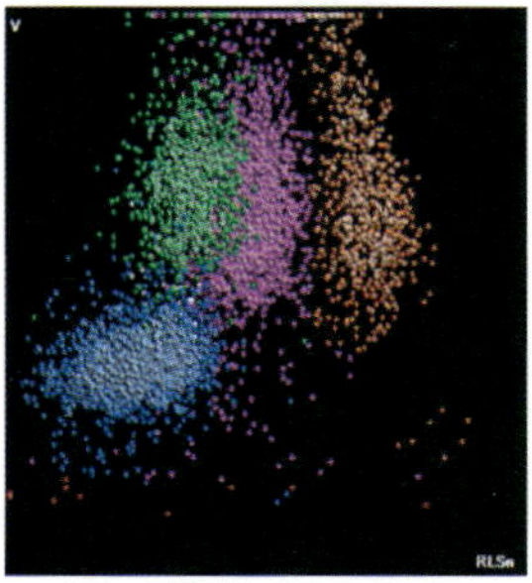

a. MDS検体プロット

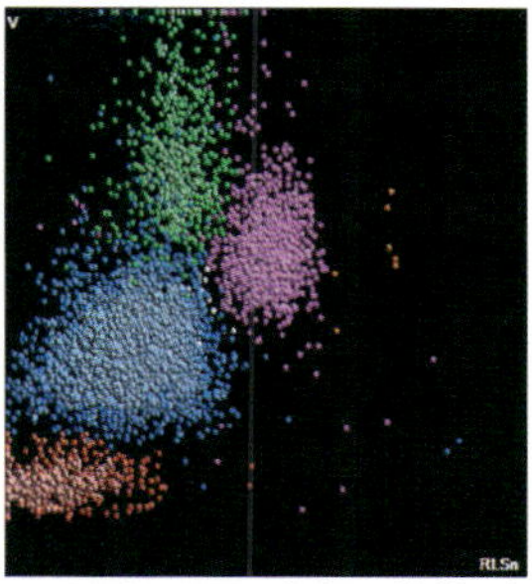

b. 異型リンパ球出現検体プロット

解　説

MDS検体では、好中球の脱顆粒、低分葉など細胞特性の変化により単球やリンパ球と重なり合うことが認められる。

解　説

リンパ球集団は上下、左右に大きく伸張しており、さまざまなリンパ球が出現していることが認められる。

c. 敗血症検体における検査所見、プロットの時系列データ

	Day 1	Day 6	Day 17
Plot	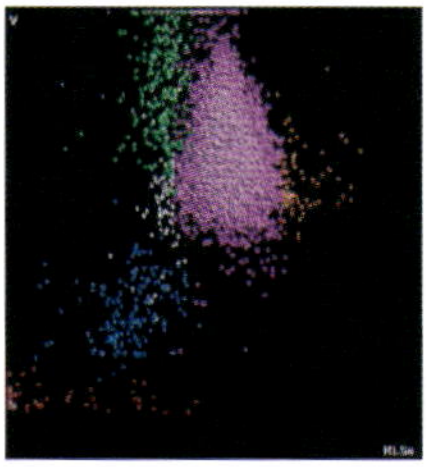	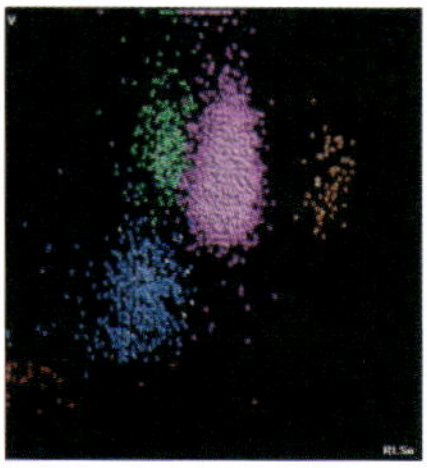	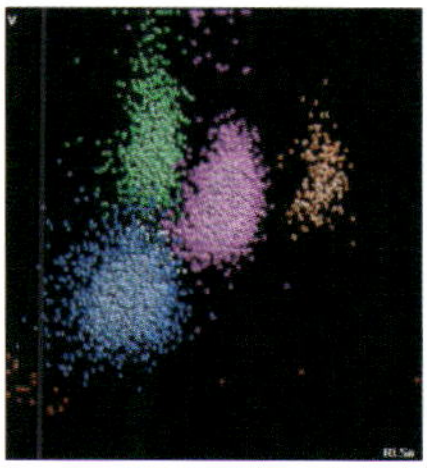
WBC (×10^9/L)	20.8	15.3	6.7
Neut. (%)	92.0	88.0	58.0
Stab. (%)	11.5	2.0	0.0
Seg. (%)	82.5	92.5	72.0
所見	中毒性顆粒、デーレ小体、空胞変性	中毒性顆粒、デーレ小体	ー

解　説

敗血症検体における検査所見とプロットを提示する。初診時、6日後におけるプロットでは、好中球集団（ピンク）は、上方に大きく伸張しているが、17日後には正常検体と同様な楕円形に変化しており、症状の改善とともに正常なプロットパターンとなった。このようにプロットを観察することは、病態の変化を容易に確認することが可能となる。

Question 04 血液検査部門

質問 毎日管理用血球測定を行っていますが、測定データは正確でしょうか。

 解説 Answer

血液計数装置（血算器）の精度は、正確さ（Trueness）と精密さ（Precision）によって決定され、正確さは定期的な校正作業、また、精密さは日々の精度管理により保証されます[15]。一方、血液検体はさまざまであり、血算器はこれらの要因で影響を受けやすく、採血作業から測定結果の判定までの一連の検査プロセスを管理する必要があります。今回は、上述した質問について検査室で行われている内部精度管理を解説します。尚、解説にはDxH 900（ベックマン・コールター株式会社）を例に取って考えてみたいと思います。

血液検査室では、一般的に始業、終業時などに精度管理用血球（管理用血球）が測定され、測定結果を記した精度管理図は、装置内のQCプログラムで自動的に作成されます。管理図には、Levey-Jenningsチャートが用いられており、測定結果の平均値（X）と平均値との差（R）を経時的にプロットした管理図が作成され、アッセイシートに記載された期待値と管理幅の上下限値も表示されます（図1）。その際、管理図の傾向は機器の状態を反映しており、その変化や機器の状態を見過ごしてしまうこともあり注意が必要です。管理図の傾向から[1] 管理限界を大きく外れた場合[2]、測定結果が徐々に下降や上昇した場合[3]、測定結果が突然下降や上昇し、その後に安定した場合[4]、測定結果が傾向なくバラついた場合などが認められることがありますが、それぞれについて変動の原因の確認や予防処置を行うことが求められます[16]（図2）。また、管理用血球でMCVが経時的に上昇することがありますが、これはヒト赤血球を材料としているため、ある程度の上昇が認められるロットもあり、その傾向を把握することが必要です[17]。このように日々の管理用血球の測定から作成される管理図は、装置の状況を反映していることから装置の保守管理状況も踏まえ有用な情報となります。

よくある質問として、機器校正は不定期でしか行っていないが内部精度管理は、管理用血球の期待値付近で測定されており、正確な報告を行っていると考えている施設もあります。管理用血球は長期間の安定的な使用を目的して値付けを行っています。アッセイシートの期待値は、上述した細胞体積の上昇など経時的変化を来すトレンドを踏まえた予測値が記載されており、トレーサビリティーを持ち合わせていません。このため定期的な機器校正を含めた内部精度管理の作業を行うことが必要です[18]（表1）。

尚、血算器における機器校正は、生化学検査の自動分析装置などと異なり、試薬のロット間差がありませんので校正期間は1〜2回/年程度の機器校正が推奨されています。尚、機器校正の方法は、各メーカーで異なりますが、以下の状況が認められた場合に実施します[2]（表2）。

- 機器の作動環境の変化（機器使用温度が12℃以上変化した場合）
- 主要部品の交換や調整（希釈系列や測定部などの部品交換を行った場合）
- 内部精度管理図の異常（異常な挙動や継続的な許容範囲外データが確認された場合）

自動血球計数装置（血算器）の精度保証は、日々の内部精度管理作業によりなし得ることが可能ですので、継続的に精度管理記録をトレースし、保管しておくことも重要となります。

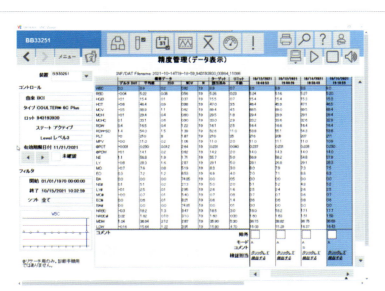

a. 精度管理（データ表示）画面

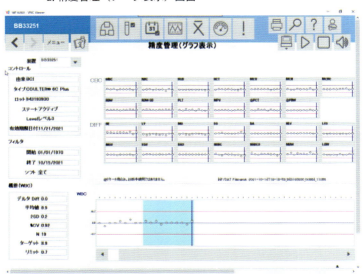

b. 精度管理（グラフ表示）画面

図1. DxH 900のコントロール測定画面[2]

解説

DxH 900のコントロール測定画面を記す。コントロール血球のロット毎に測定データ、グラフ（Levey-Jenningsチャート）が表示され、血液担当者はそれぞれの画面で測定結果のレビューを行う必要がある。

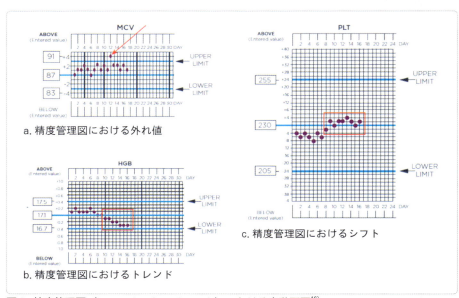

a. 精度管理図における外れ値

b. 精度管理図におけるトレンド

c. 精度管理図におけるシフト

図2. 精度管理図（Levey-Jenningsチャート）における変動要因[16]

解説

精度管理図で変動が認められた場合、その要因の特定と予防処置が必要となる。
a. 外れ値が確認された場合：精度管理用血球が適切に混合されているかを確認し、再測定を行う。測定結果が統計的な外れ値でないことを確認する。
b. トレンドが確認された場合：6点以上の測定値が連続して徐々に増加、減少している状態を示す。この場合、管理用血球の劣化や装置の異常が疑われるため、他の濃度の管理用血球の管理図を確認すること、他のバイアルの管理用血球で再測定して確認する。
c. シフトが確認された場合：安定していた測定結果が突然に最小報告単位幅以上の明らかな変動が認められた状態を示す。この場合、測定系に関する装置のトラブルや修理が行われた場合や機器の校正を行った場合に認められるため、その要因を特定することが必要とされる。

表1. 校正用血球と精度管理用血球の違い[18), 20)]

	校正用血球（キャリブレータ）	精度管理用血球（コントロール血球）
使用目的	分析装置の校正用	分析装置の精度管理用
性状	ヒト新鮮血の生物学的性状に近い	分析装置でヒト血に近い挙動をとる
組成	半固定ヒトRBC浮遊液に人工WBC、PLTを添加	左欄と同様であるがより経時安定性が高い
製造からの有効期間	約50日	約75日
開栓後の有効期限	1時間以内（S-CAL）	18回測定/16日以内（6C Control）
値付け方法	基準参照法、社内基準器	精度管理用市販モデル
測定値の許容範囲	絶対値表示	中央値、期待値範囲（2SD）
管理項目	WBC, RBC, Hg, MCV, PLT, MPV	CBC, Diff, Ret, NRBC, 体腔液

表2. 機器の校正が必要となる条件[2), 19)]

- 機器のセットアップを行った場合
- 測定系の修理や部品交換を行った場合
- 精度管理図が異常なトレンドを示した場合
- 精度管理の管理幅を超えた場合
- 機器校正から6か月を経過した場合
- 機器の作動環境が変化した場合（機器使用温度が12℃以上変化した場合）

文　献

1) 新井智子：第四章血液検査２．自動血球測定法．スタンダード検査血液学 第４版（日本検査血液学会編）．医歯薬出版．pp100-107．2021．

2) UniCel DxH 900 Coulter細胞測定システム＊およびUniCel DxH Slidemaker Stainer II Coulter細胞測定システム 取扱説明書．ベックマン・コールター社．

＊UniCel DxH 900シリーズ コールターセルラーアナリシスシステム．製造販売届出番号13B3X00190000060．一般医療機器（特定保守管理医療機器、設置管理医療機器）．

3) Talk CBC Vol. 20 血球計数におけるNRBC測定（１）．ベックマン・コールター社．

4) 巽典之：６．機器．自動血球計数の基礎知識 初版．厚生社．pp19-44．1991．

5) 血液学分析の最新技術．ヘマトロジー・エデュケーション・シリーズベックマン・コールター社．1985．

6) 血液学分析の最新技術Dr. Bessman学術講演会より．From Coulter No. 1．ベックマン・コールター社．1985．

7) 巽典之：６．粒度分布．自動血球計数の基礎知識 初版．厚生社．pp67-94．1991．

8) 安藤秀実：6.1自動血液分析装置による血球計数．JAMT技術教本シリーズ 血液検査技術教本 第１版（日本臨床衛生検査技師会監）．丸善出版．pp148-156．2015．

9) 千葉直子：末梢血液像を読む-自動血球計数装置の基礎とデータの有効活用２．症例から学ぶ 検査データと血液像の読み方．Medical Technology．43（３）．pp242-248．2015．

10) 重田英夫：造血器腫瘍の病態と診断（２）血液自動分析装置による細胞解析．臨床病理．41（12）：pp1279-1288．1993．

11) Talk CBC Vol. 19 自動白血球分類の新たな展開（５）．ベックマン・コールター社．2018

12) 安藤秀実：日当直時の血液検査-これだけは知っておきたい基礎知識とデータの見方３．各種自動血球分析装置の検査データの見方．Medical Technology．41（４）．pp381-386．2013．

13) 山口直子：第12回日本検査血液学会学術集会テクニカルセミナー２ サイトグラムで異常細胞を見つけ出せ．5．スキャッタープロットの定量化～Research Population Data～日本血液検査学会雑誌 13（１）．2012．

14) 勝又ちとみ：血球計数装置における白血球の細胞解析情報を用いた敗血症検体の検出,第17回日本検査血液学会学術集会，2016

15) 永峰康孝：5. 6検査結果の品質の確保．臨床検査における精度管理概論．pp 5 -20．ベックマン・コールター社．2020．

16) HEMATOLOGY QUALITY CONTROL GUIDE（日本語版）Ver. 1. 1 ベックマン・コールター社．2018．

17) Talk CBC Vol. 10 血球計数における精度管理（３）．ベックマン・コールター社．2016．

18) 巽典之：第２章 分析装置の作製とその正確性保証．第４章 内部品質保証：IQA 自動血液検査品質保証論．ベックマン・コールター社．

19) 巽 典之：「血球計数機の正確性」From Coulter NO. 21．ベックマン・コールター社．

20) 近藤也寸紀：国際的血球基準器としてのコールターカウンター モデル ZBIの機能．生物試料分析．31（５）pp331-338．2008．

（文責：近藤　也寸紀）

West Japan
Morphology Study
Group

Question 05 血液検査部門

質問 血液検査における検体の取り扱い、測定までの時間、採血時の留意点などについて教えて下さい。

解説 Answer

血球や形態に関する検査、凝固・線溶系検査は、それぞれに適正な抗凝固剤を加え、適正に採血が行われた検体を用いて検査を行います。当然のことですが、検査前にこの検体が検査に適正するか否かを確認してから検査を進めます。不適切な検体の1例として、採血管が異様に冷たい場合は保存・搬送での不具合が生じたもの、検体を軽く転倒混和して凝血塊がみられる場合は採血不良によるもの、また採血管壁のザラつきは寒冷凝集によるものが考えられます。寒冷凝集の場合は温浴で処理しますが、ザラつき感を強く捉えるには冷却するのも試みの一つです。

血球検査の検体は遠心をしないで検査するため、溶血や乳糜、黄疸の情報を掴めません。溶血はヘモグロビン（Hb）量に対して赤血球数は減少し、乳糜は赤血球数に対しHb量が偽高値を示すことで、赤血球指数のMCH、MCHCは上限を超えてきますので読み取ることができます[1]。Hb偽高値には白血球増多も考えます。黄疸が強いと白血球機器分類が不能の場合があり、希釈測定を行い、またアルブミンの添加によって細胞が保護され分類が可能となることもあります。採血の不具合として、ルート採血（ヘパリン・点滴）で前回値と乖離などは、各血球の同等希釈率から判断できます。ヘパリン使用時は細胞の崩壊像や、陰性荷電ヘパリンによって標本がややピンクに染まることがあります。シリンジ採血後にしばらく放置後、混和不十分で各採血管へ分注することで、No.1～No.4の採血管に濃度勾配[2]が起こります（図1）。このような場合は、他の採血管での確認及び採血者への確認が必要です。

採血後検査に至るまでの時間は、形態関連検査、凝固・線溶検査では4時間以内とされています[3]。午前6時～7時頃の病棟採血の検体は午前10時～11時が検査の適正時間ですが、機器トラブルなどで時間超過がおこる場合は、適正な保存に留意し、検査結果に不具合が生じた場合は臨床の医師と相談します。長時間経過した検体の血液像依頼の場合に細胞崩壊が強ければ再採血を依頼します。

ここで目視法による末梢血の白血球分類における検体保存に起こる形態変化を提示します[4]（図2）。採血後、白血球と血小板は3時間から、赤血球は6時間から変化が起こるようで、本報告では3時間以内の処理を推奨しています。経験的に白血球ではリンパ球の形態変化(変性リンパ球)を時に経験しますが、提示例はリンパ球の顕著な核分葉化が起こり、成人T細胞白血病（ATL）との鑑別が必要になります。

Point

1. 適正な検体だからこそ適正な結果配信ができ、採血管は患者さん情報の宝庫であることを再認識します。

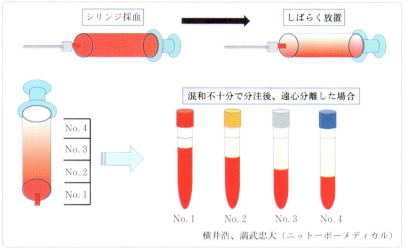

横井浩、満武忠大（ニットーボーメディカル）

図 1

	発生する時間	形態変化
白血球	3 時間から軽度 12 時間から著明	核の染色性の均一化 好中球の核分葉分離 リンパ球の核分葉化 細胞質の不整化 小胞形成（核・細胞質）
赤血球	6 時間から	金平糖状化
血小板	3 時間から	顆粒の染色性の劣化

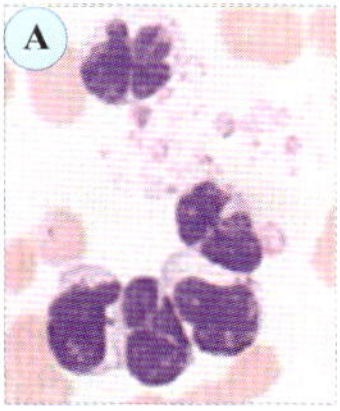

図 2

図 1．シリンジ採血後、混和不十分で各採血管に分注すると、No. 1 ～No. 4 の採血管に濃度勾配が起こる。
図 2．(A) 経時的変化としてみられたリンパ球の核分葉化、ALT細胞との識別を要する。

略語

① Hb：hemoglobin　ヘモグロビン
② MCH：mean corpuscular hemoglobin　平均赤血球ヘモグロビン量
③ MCHC：mean corpuscular hemoglobin　concentration 平均赤血球ヘモグロビン濃度
④ ATL：adult T cell leukemia/lymphoma　成人T細胞白血病・リンパ腫

Question 06 血液検査部門

質問 血算器による再検基準と末梢血液像の目視法による目視基準を作成する上において着目する点は何でしょうか。

A 解説 Answer

血算器による再検基準は、各血球の基準値をもとに閾値（いきち：スレッショルド）から外れた値をもとに作成されています[5]。基準値については、メーカー毎に若干の差はありますが、異常値だからといってすべてが再検の対象になることはなく、機器の性能を十分に理解していないと再検率の頻度が高くなります。

例えば、前回値チェックで、前回値の変動設定や、一カ月前でも重度な病態変化がない限り大きな変動はないはずです。ヘモグロビン（Hb）量の変化は、貧血によって精査の指示や輸血の指示になる為に、WHO規定の貧血基準をもとに設定をして、各診療科によっては数値に幅があっても良いように思われます。2単位の輸血でおよそHbは1.5g/dL増えますので、このことも知っておくと出血を考える上でも重要になります。血小板の異常値については、血小板減少症は100×10^9/Lが一つの目安になるかと思いますが、塗抹標本の作成によって血小板凝集の有無などの確認が必要です。白血球の場合も同様で、許容範囲の高値および低値を見極める上でも機器の性能を理解しておくことです。炎症や血液疾患を疑う上での再検、また化学療法後の低値については数値変動を理解（有害事象ハンドブック）した上での再検は重要な役割になります。

目視基準については、各種学会で明確に提示されていません。臨床検査法提要に記載されている機器分類における注意点を参照し[6]（表1）、相対的増加・減少、絶対的増加・減少や機器のフラッグなどによる目視基準が基本です。診療科独自の基準や、かかりつけの病院など大学病院に紹介する施設では、広い範囲の基準も必要かもしれません。目視基準には、再検基準や赤血球、血小板の機器情報も組み込み、白血球分類に生かす必要があります。基準をもとに細胞判定した結果を臨床の先生が同様にイメージできることが求められます。以上のことをしっかり考え、目視基準日臨技指針[7]（表2）を踏まえた設定を行えば、塗抹標本作成という土俵に乗せることができ、形態観察力が発揮できます。勿論、臨床の先生とのコンセンサスは不可欠です。

Point

1. 再検基準の目視基準作成には、診断基準や臨床経過による変化を理解して慎重に行われるべきと思われます。

表1. 機器分類における注意点

1) 質的変化は目視レベルにない、異常検知フラグ出現・・・塗抹標本確認（必須）
   初診時に血液疾患を疑う場合、機器分類結果正常でも・・・塗抹標本確認（重要）
2) 使用機器の分類限界を的確に把握・・・あくまでもスクリーニング検査を認識し活用
3) 各機種間の分類感度の違い・・・弱点に留意する
   正常5細胞以外の血液細胞の同定は不能
   好中球の核の左方移動、過分葉は識別不能
   成熟5細胞でも正常形態を逸脱すれば誤認識する（顆粒の変化、大リンパ球、異型リンパ球）
   ATL細胞や小型悪性リンパ腫細胞、小型で単核の異常細胞が出現してもフラグが表示されない
   赤血球形態の異常はほとんど検知できない

表2. 再検基準の設定値（CBC・Diff）

項目		本検討	アンケート（最頻値）
WBC ($10^3/\mu L$)	下限値 上限値	2.0 15.0	3.0 15.0
RBC ($10^6/\mu L$)	下限値 上限値	2.00 7.00	2.00 6.00
Hb (g/dL)	下限値 上限値	8.0 18.0	8.0 17.0
MCV (fL)	下限値 上限値	60 110	70 110
RDW CV (%)	下限値 上限値	— 18	11 20
PLT $10^3/\mu L$	下限値 上限値	70 500	100 600
Neu (%)	下限値 上限値	30 —	20 80
Ly (%)	下限値 上限値	— 60	10 50

血液形態検査（白血球系）における目視再検基準に関する指針
手登根稔、久保田浩 他、日本臨床衛生検査技師会 2007 より引用

目視再検基準の検討結果
　CBC・Diffと機器 WBC/Flag（芽球、幼若細胞、左方移動、異型リンパ球、不明細胞）の組み合わせによって、血液疾患を見落とさず、再検率を抑えることができる。

Question 07 血液検査部門

質問 末梢血液像や骨髄像分類における適正な観察場所のポイント、また判読の際に縦読み・横読みに意味はあるのでしょうか。

解説 Answer

　目視法を行う上で重要なことは、塗抹標本の作成や染色の精度管理が適正であることが重要であり、さもなければ形態診断に支障を来します。次に標本の観察や判定基準については、米国臨床検査標準委員会（NCCLS）による末梢血液像の最適な観察場所の設定[8]や細胞の判定基準法[9], [10]をもとに鏡検します。

　観察場所は、末梢血液像では塗抹の引き終わり部分の1/3あたりで、赤血球の2個の重なりが50％以内とされ[8], [9]白血球の形態が違和感なく観察できます。ただ、赤血球の連銭形成の観察にはそこからやや厚い部分が最適領域とされます。骨髄像では末梢血液像と同様と考えられますが、これも適正な塗抹法がなされた上でのことです（図1）。

　次に末梢血液像や骨髄像の分類の際は、低倍率（×100、×200）で標本全体像をくまなく観察することで、塗抹の良否や染色性（核および顆粒の染色性）の適正が評価できます。末梢血では、塗抹の辺縁に集合しやすい顆粒球や単球を、また辺縁や引き終わりに集合しやすい腫瘍細胞をみつけ出す格好な倍率でもあります。通常、辺縁や引き終わり部分は観察には禁忌領域ですが例外もあることを認識します。末梢血液や骨髄標本の観察は鏡検倍率を巧みに操ることが観察力を高めます[11]（表1）。低倍率では異常所見の有無、中倍率ではその確認、高倍率ではその判定を行うことが大事かと思われます。

　さて、一般に末梢血液像は縦読み、骨髄像は横読みといわれますが決めつけることはできないと思われます。末梢血で悪性リンパ腫の大型細胞やがん細胞（横紋筋肉腫など）が出現した場合は、引き終わりや辺縁に集まる可能性もありますので、横読みによる確認で辺縁と引き終わりをチェックして、縦読みを行うのが良いと思われます。細胞が壊れやすい症例も同様かと思われます。

　骨髄像検査は、低倍率で標本全体を横読みにて、骨髄分布、大型細胞（腫瘍細胞、癌の骨髄転移細胞など）を確認し、バラツキが適度にあれば高倍率（×1000）にて縦読みしても良いと思われます。適宜、中倍率（×400）における観察も有効利用することです（表1）。細胞の観察領域や基本的な読み方に着目し、縦読み、横読みにこだわることなく、臨床からの情報をもとに末梢血液像や骨髄像の判読に努めることを推奨します。

Point

1. 鏡検の基本を大切にしつつ、背景をしっかり読むために全体像から個々の細胞観察を行うことが最も重要と思われます。

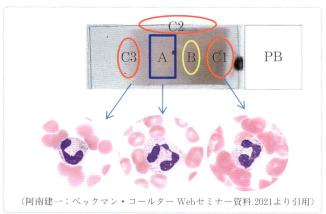

(阿南建一:ベックマン・コールターWebセミナー資料.2021より引用)

図1. 末梢血液像の鏡検場所の最適領域と禁忌領域

	末梢血液像	骨髄像
低倍率 (×100, ×200)	1) 塗抹、染色性の良否 2) 細胞の片寄りチェック 3) 白血球数概数との比較 4) アーチファクトの有無 5) がん細胞などの有無	1) 塗抹、染色性の良否 2) 低・正・過形成 3) 脂肪/細胞成分比(1:1) 4) 巨核球の有無 5) がん細胞などの有無
中倍率 (×400)	1) 白血球分類(百分率) ①100個(200個)算定 ②赤血球・血小板形態 ③異常細胞の確認 2) アーチファクトの確認・対策	1) 顆粒球系/赤芽球系比(2〜3:1) 2) 造血細胞の成熟度 3) 巨核球の血小板産生能 4) 細胞集簇の確認
高倍率 (×1000)	1) 異常細胞の判定 (必要に応じ100個算定) 2) 形態異常の判定	1) 骨髄像分類(百分率) ①500個算定(原則) 2) 形態異常の判定 3) 異常細胞の判定

表1. 末梢血・骨髄像の鏡検倍率と観察の評価ポイント

　　　　　図1-A. 最適観察領域(赤血球の2個の重なりが50%以内)
　　　　　図1-B. 赤血球の連銭形成は最適領域
　　　　　図1-C. 禁忌領域
　　　　　　　　　C1. 赤血球の重なり、白血球の萎縮
　　　　　　　　　C2. 好中球・単球の集合、赤血球の変性
　　　　　　　　　C3. 白血球・赤血球の変性
　　　　　　　　　(*腫瘍細胞が集合する場合がある)

略語
① NCCLS:National Committee for Clinical Laboratory Standards　米国臨床検査標準委員会
② PB:peripheral blood　末梢血

Question 08 血液検査部門

質問 末梢血液像の血小板形態の報告や形態異常の捉え方、また考えられる疾患は何があるのでしょうか。

解説 Answer

　血小板の形態観察をする前に、血算器から血小板数の増減やフラッグの情報をもとに観察することをお勧めします。血小板数の増加は、手術後や炎症、鉄欠乏性貧血などでみられますが、形態変化は少なく均一な血小板の増加であり、フラッグも付きにくいと思います。一方、血小板数の減少は、血小板凝集の有無、小型、大型もしくは巨大血小板の有無、顆粒の分布異常の有無などを考慮し観察します。

　形態異常の所見として、小型血小板は通常（2～3μm）より小さく、大型血小板は4～8μmで通常よりも大きく赤血球よりも小さい、巨大血小板は8μm以上で赤血球よりも大きいとされます。また、血小板の顆粒異常、顆粒の消失、色調変化、形態異常を重視し、各々の5％以上を陽性として報告されています[12]（表1）。

　巨大血小板は、①血小板回転の亢進、②血小板新生不全、③先天性などの病態変化などによって出現します。①は血小板の過剰な破壊に伴い多数の幼若な血小板の産生がみられ巨大血小板が出現するといわれ、ITP、DIC、SLE、免疫機序による薬剤性血小板減少、出血後の血小板増加が考えられます。②は巨核球における分離膜異常による血小板新生不全によるもので、慢性骨髄性白血病（CML）、骨髄線維症、巨核球性白血病、骨髄異形成症候群（MDS）などが考えられます。③は遺伝性のもので、ベルナール-スーリエ症候群やメイ・ヘグリン異常症などが考えられます[13]（図1）。

　微小血小板は、一般に産生時間の経過によって大きさと密度が減少するといわれ、血小板の寿命が延長し、老化した血小板の比率が高くなると微小血小板が増加すると考えられています[13]。最も微小な血小板は熱傷の際にみられ、電顕的には断片化し免疫反応やDICの関与が推定されています[13]。代表的な疾患として、本態性血小板症（ET）、重症熱傷、ウィスコット・アルドリッチ症候群などがあります。

　血算器では、平均血小板容積（MPV）によって血小板の大きさ（大型、小型、正常）の情報が得られます。大型の血小板は正常に比べて血小板機能が強く[14),15)]、ATP、β-TGの放出やトロンボキサンの産生も多いといわれ[16)]、MPVの増大は心筋梗塞発症の先行ともいわれています[17)]。

Point

1. 血小板形態の観察には、数値情報から大きさと内部構造の変化などを確認し、他の血球の形態も確認します。

表1. 血小板形態異常の表現方法

異常を示す血小板の比率	表現方法
0〜5％未満	−
5〜10％未満	1＋
10〜30％未満	2＋
30％以上	3＋

（日本臨床衛生検査技師会.勧告法.1996.より引用）

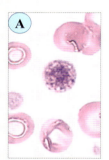 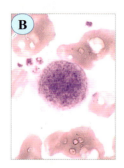 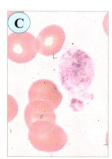 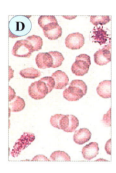

図1

表1の表現方法を使用して下記形態変化を報告する。
大型血小板：赤血球の約1/2〜同等大（4〜8μm）
巨大血小板：赤血球より大きい（8μm以上）
（日臨技勧告法：観察中に1個でも認めれば記載する）
図1-A. 大型血小板：直径8μm大まで
図1-B. 巨大血小板：直径8μm以上
図1-C. 巨大・奇形血小板：ベルナール-スーリエ症候群
図1-D. 巨大・奇形血小板：メイ・ヘグリン異常症

略語
① ITP：immune thrombocytopenia　免疫性血小板減少症
② DIC：disseminated intravascular coagulation　播種性血管内凝固症候群
③ SLE：systemic lupus erythematosus　全身性エリテマトーデス
④ MPV：mean platelet volume　平均血小板容積
⑤ ATP：adenosine triphosphate　アデノシン三リン酸
⑥ β-TG：β-thromboglobulin　β-トロンボグロブリン

Question 09 血液検査部門

質問 血小板減少時の末梢血液像の観察で注意することと考えられる疾患は何ですか。また血小板凝集塊の判定基準と解釈の方法を教えて下さい。

A 解説 Answer

血小板凝集とは塗抹標本上で5個以上の血小板の凝集が対象とされます[18]（図1）。2個〜3個の凝集が多数みられるような場合でも、血小板凝集の前哨と認識して良いと思います。標本全体を確認する中、辺縁や引き終わり付近にフィブリン糸を認めた場合は、その周囲に血小板が付着してみられます。このように血小板凝集やフィブリン糸の出現は、血算器における血小板数の偽低値すなわち偽性血小板減少をもたらします（図2-A）。前者についてはその原因の多くが抗凝固剤（EDTA塩）の依存とされ、他の凝固剤に切り替えるなどの対策がなされ、後者については採血不良が原因とされるため再採血を行います（図2-B）。血算器による数値異常（初見低値、前回値乖離）、異常フラッグ（血小板凝集・大型血小板）を認識し標本観察を行います。稀に白血球数や機器分類に影響がある場合もあります。血小板の衛星現象では血小板数は低値を示しますが、凝集や形態変化は認めません。

夜間帯の検査で血小板減少に遭遇した場合は、スライドガラスに血液と生理食塩水を混和してカバーガラスをかけてコンデンサーを下げて鏡検すると、血小板凝集の有無を確認できます。凝集が起こっていなければ血小板減少の原因を考え、様々な疾患の想定が必要です。また輸血管理室との連携も必要で、医師からの指示で輸血の実施が行われることで、迅速な結果報告が要求されます。輸血は血小板製剤使用ガイドラインや適正使用に基づいて行われますが[19),20),21)]、免疫性血小板減少症（ITP）、血栓性血小板減少性紫斑病（TTP）、溶血性尿毒症症候群（HUS）など輸血が適応でない場合があり赤血球形態の確認も必要になります。ヘパリン起因性血小板減少症（HIT）は禁忌ですので自動化された凝固機器によるHIT抗体検査をお勧めします。血小板製剤輸血でおよそ血小板数は4.5万増えることも知っておきたいところです。産科領域において、羊水のラメラ体[2)]を血小板領域で測定している施設があります[22),23)]、胎児の肺胞の成熟状態を確認して成熟不足があれば薬剤を使います。

知っておきたい情報として、耳朶採血の塗抹標本上では血小板凝集を認めますが、グランツマン（Glanzmann）の血小板無力症では、ADP、エピネフリン、コラーゲンの凝集能の低下によって血小板凝集を認めないことが診断を支持することになります。

Point

1. 血小板減少における形態観察は、血小板凝集の確認を行い、有無を確認した後はそれぞれの手順で検索を進める。

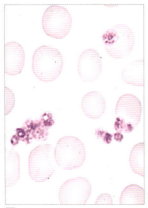

図1. 血小板凝集は血小板同士が5個以上凝集したものが対象とされる（日臨技勧告法.1996）

図1

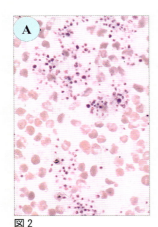
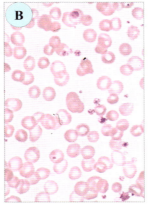

図2-A. フィブリン糸に血小板が付着し血小板の偽低値を示した例
図2-B. 再採血を依頼し血小板数は基準値を示した（Aと同一例）

図2

略語
① EDTA：ethylenediaminetetraacetic acid　エチレンジアミン四酢酸
② ITP：immune thrombocytopenia　免疫性血小板減少症
③ TTP：thrombotic thrombocytopenic purpura　血栓性血小板減少性紫斑病
④ HUS：hemolytic uremic syndrome　溶血性尿毒症症候群
⑤ HIT：heparin-induced thrombocytopenia　ヘパリン起因性血小板減少症
⑥ ADP：adenosine disphosphate　アデノシン二リン酸

Question 10 血液検査部門

質問 EDTA依存性偽性血小板減少症におけるその対処方法を教えて下さい。

解説 Answer

EDTA依存性偽性血小板減少症における対処方法は様々な報告がなされています。血小板凝集の機序としては、血小板Ca^{2+}がEDTAにキレート結合での立体構造変化（新たな抗原）に免疫グロブリンとの凝集塊ができることやEDTAの血小板膜（リジンアミノ基、リン脂質）との反応などがいわれていますが[24]、いまだ明確な機序が分かっていないようです。そのために血液検査室ではその対処法に苦慮していることが現状です。ここではいくつかの対処方法を提示して説明します（表1）[25), 26), 27), 28), 29)]。

1）ボルテックスミキサーに2〜5分ほどかけて、免疫学的反応を物理的観点から血小板の凝集を崩す方法ですが、結果として血小板数が増加することがあり、真値に近いか否かは定かでなく、過剰のミキシングは赤血球や白血球を壊すこともあるようです。2）抗凝固剤の異なる採血管を使用する方法では、クエン酸Na添加血はEDTAよりも凝集が遅いともいわれます。血糖用のNaF添加血もEDTAが含まれています。3）FC管（EDTA-2K＋フッ化Na＋クエン酸Na）は採血管の中で凝集抑制が比較的高いといわれていて使用されることがあります。4）過剰のEDTAを添加（20倍〜30倍）しpHを下げ軽減させる方法。5）カナマイシン（10mg/mL）の抗生物質を使って抗体を吸着させる方法。6）GPⅡb/Ⅲa複合体に対するモノクローナル抗体を添加する方法。7）クロロキン製剤とEDTA加血液を1容：1容に混和する方法で、凝集が強い場合はクロロキン製剤を増やします。8）抗凝固剤を使わない採血が阻害因子もなく最良ですが、搬送の時間変化、患者さんの移動、健診の検体などでは困難となるでしょう。

従来から視算法としてBrecher-Cronkite法（直接法.1950）、Fonio法（間接法.1912）がありますので検討してみる必要性はあるようです（血液検査学.医歯薬出版.pp84-86.2019 参照）。抗凝固剤の異なる採血管を使用して解消される場合もありますが、中には白血球数やMCVなどに影響をおよぼすものがあり決定打に欠くようです。しかしながら、上記の幾つかを試みて血小板数値を報告することになりますので、日頃から臨床の先生にこの情報を連絡して対応策を講じる必要があります。

血小板減少症の原因別分類（表2）を示しますが、まずは塗抹上における血小板凝集の有無を確認した上で、真の血小板減少症を診断することになります。

Point

1 EDTA依存性偽性血小板減少症の対処法は様々で、どれが適しているか難しいのでそれぞれを試し、臨床との連携を図ります。

表1．血小板凝集の対処法

1. ボルテックスミキサーの使用
2. ヘパリン、クエン酸Na添加などの採血管の使用
3. FC管の使用
4. 過剰のEDTA追加投与後の使用
5. カナマイシン（抗生物質）の使用
6. GPⅡb/Ⅲa複合体に対するモノクローナル抗体の使用
7. クロロキン製剤の使用
8. プレーン採血管にて採血後ただちに測定
9. Brecher-Cronkite法（直接法, 1950）
10. Fonio法（間接法, 1912）

産生障害	骨髄巨核球の減少	骨髄低形成：再生不良性貧血・ウイルス感染症など 骨髄浸潤：白血病・悪性リンパ腫・骨髄癌腫など 骨髄抑制：薬剤・放射線・化学物質など
	無効血小板産生	巨赤芽球性貧血・MDS・PNH
	血小板産生の調節異常	周期性血小板減少症・トロンボポエチン欠損
	遺伝性疾患	Wiskott-aldrich症候群・May-Hegglin異常・Bernard-Soulier症候群など
破壊・消費亢進	免疫学的機序による破壊	自己抗体：ITP・SLE・Evans症候群・AIDS・薬剤起因性免疫性血小板減少症など 同種抗体：新生児血小板減少症・輸血後紫斑病 他：アレルギー・アナフラキシー反応など
	血栓形成による消費亢進	DIC・TTP・HUS・ヘパリン起因性血小板減少症
分布異常	肝硬変・バンチ症候群（脾腫） 骨髄線維症（髄外造血）	
喪失・希釈	大量出血・体外循環・大量輸血	
偽性血小板減少症	EDTA依存性血小板減少症・フィブリン析出（採血不良）・ 大型血小板/巨大血小板の存在・輸液ルートからの採血	

（手登根稔：エビデンス血液形態学, p199, 近代出版, 2014より引用）

表2. 血小板減少症の原因別分類

略語
① EDTA: ethylenediaminetetraacetic acid　エチレンジアミン四酢酸
② GPⅡb/Ⅲa：glycoprotein Ⅱb/Ⅲa　糖蛋白Ⅱb/Ⅲa
③ MCV: mean corpuscular volume　平均赤血球容積

Question 11 血液検査部門

質問 骨髄像で巨核球系の形態観察の注意点と報告について教えて下さい。

解説 Answer

骨髄標本の巨核球は、引き終わり部分を低倍率（×100）で観察、10個以下は減少、30〜50個は増加、50個以上は著増と考えます[30]（図1-A.B）。巨核球は骨髄像分類で0.03〜0.07%（変動域0〜0.4%）、視算法で50〜150個/μLとされています[31]。

巨核球の大きさは40〜100μm大で、1個の巨核球から2000個〜6000個の血小板が誕生するといわれ[32]、末梢血の血小板数とは相関関係にあります。巨核球分化段階における異常では血小板産生能の低下、血小板の消費や崩壊がおこります[33]。骨髄像では巨核球を低倍率で確認し、中倍率（×400）、高倍率（×1000）で増殖・分化度を把握し、巨核芽球、前巨核球（好塩基性型）、巨核球（血小板：非産生型/産生型）、裸核巨核球に分類するのが一般的です（図3.A〜E）。

他の二系統（白血球系や赤血球系）と異なる分化過程は、細胞内分裂（核は分裂するが細胞質は分裂しない）によって、4N、8N、16N、32Nと核のDNA量は増加し細胞のサイズは大型になり各倍数体の芽球が存在するという点です（図2）。

巨核球の形態分類法は、柴田、Williamsらの成熟過程を重視した分類法、森田らの血小板産生を重視した分類法（表1）、Bessis、Rhole（表2）、小宮らの成熟度別にみた分類法があります。

各分類選択には、各種疾患での血小板産生能、もしくは成熟度合を重視するか分ける必要があるかと思われます。

正常の骨髄塗抹標本中に巨核芽球や巨核球は少なく、全体から50個ほどカウントし、成熟度別にみた分類法を利用するのも一法かと思います。成熟巨核球の顆粒型は血小板産生に関与するといわれ、特に細胞膜に付着した血小板は血小板産生として捉えるようです（図3-D）。さらに成熟すると、血小板構造を含んだ細長い細胞質突起（プロプレートレット：proplatelet）を形成、突起にくびれが生じ血小板様の形態をした膨らみを形成し、血流圧によりちぎられ、血小板が産生されるとされています[34]。

形態異常は、大きさや核形、血小板産生異常を捉えることが重要です（図3.F〜K）。慢性骨髄性白血病（CML）や本態性血小板血症（ET）で小型巨核球を認め、骨髄異形成症候群（MDS）では、微小巨核球、小型巨核球、過分葉巨核球、多核分離巨核球など多様で、低分葉核巨核球（5q−症候群）を認めることもあります。免疫性血小板減少症（ITP）では、血小板産生能低下の機序のもと、アズール顆粒の少ない血小板非産生巨核球が散見されます。MDSの巨核球の形態異常は、25個カウント中に3個以上が目安とされますが[35]、1〜2個の異常でも他血球の異常を確認する必要があります。

Point

1. 骨髄における巨核球の観察で重要なことは、成熟・分化過程の形態を把握することで、形態異常の判定が容易になり臨床診断に一歩近づけます。

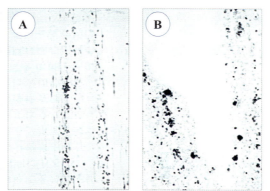

図1. 骨髄像の巨核球（塗抹の引き終わり部分に散在する大型細胞）

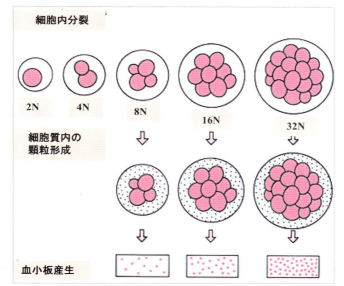

（A Victor Hoffbrand et al,Clinical Hematology.1994より引用）

図2. 巨核球の増殖・分化過程

　　図1-A. 巨核球著減例（視算：7個/μL）
　　図1-B. 巨核球著増例（視算：285個/μL）
　　図2. 細胞内分裂、顆粒形成、血小板産生をみたもの

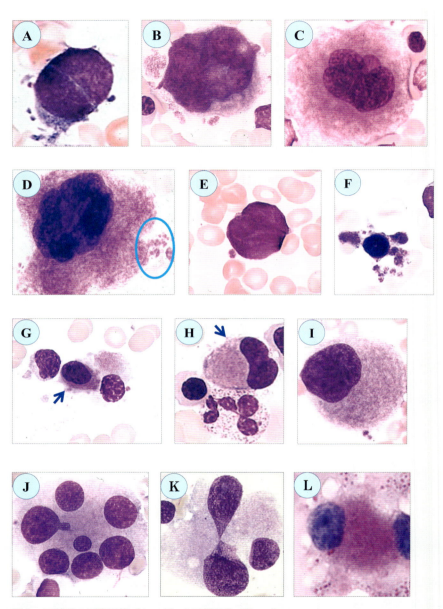

図3．巨核球の正常形態（A〜E）と形態異常（F〜J）

図3-A. 巨核芽球（蕾状・水泡状の突起）
図3-B. 前巨核球（好塩基性の細胞質）
図3-C. 巨核球（顆粒型：血小板産生は認めない）
図3-D. 巨核球（顆粒型：血小板産生を認める）
図3-E. 裸核の巨核球
図3-F. 微小巨核球（MDS例）
図3-G. 微小巨核球（MDS例）
図3-H. 小型巨核球（MDS例）
図3-I. 低分葉核巨核球（5q−症候群例）
図3-J. 分離多核巨核球（MDS例）
図3-K. 巨核球の形成不全（MDS例）
図3-L. 微小巨核球のPAS染色陽性

表1. 骨髄巨核球の森田分類（骨髄） （単位％）

	O型	I型	II型	III型	IV型	裸核	分裂像
若年者	38.6	24.3	26.7	7.1	1.8	1.4	0.1
高齢者	22.2	16.9	44.3	9.9	2.6	3.8	0.2

（森田久男.1953）

O型：血小板生成がみられない巨核球
I型：血小板生成が10個未満の巨核球
II型：血小板生成が10個以上、血小板生成が中等度の巨核球
III型：血小板生成の著明な巨核球
IV型：血小板生成の高度な巨核球
裸核：血小板放出後の巨核球

表2. 巨核球系の分類（骨髄）

分類	型	Bessis分類	Rohl分類
巨核芽球	I	1〜5％	0〜5％
前巨核球	II	10〜15	4〜12
血小板非生成巨核球	III	60〜70	15〜32
血小板生成巨核球	IV	15〜20	31〜44
裸核			28〜30

平野正美（監修）：ビジュアル臨床血液形態学.p61.南江堂.2004より引用

略語
① DNA：deoxyribonucleic acid　デオキシリボ核酸
② CML：chronic myelogenous leukemia　慢性骨髄性白血病
③ ET：essential thrombocythemia　本態性血小板血症
④ MDS：myelodysplastic syndrome　骨髄異形成症候群
⑤ ITP：immune thrombocytopenia　免疫性血小板減少症

文　献

1) 久保田浩：CBC測定のピットホールとピットホール対策．日本医療検査科学会．第4回血液検査機器技術セミナー．2014．

2) 日本検査血液学会雑誌．第15巻．第3号．pp406-411．2014．

3) スタンダード血液検査学．日本検査血液学会監修．第1版．pp77-78．医歯薬出版．2003．

4) 寺澤儀男：臨床検査禁忌マニュアル．Medical Technology, Vol.29, No.13, 医歯薬出版．2001．

5) 岸孝彦：各施設における自動血球分析装置での再検基準．日本医療検査科学会．第1回血液検査機器技術セミナー．2011．

6) 金井正光：臨床検査法提要．改定第34版．金原出版株式会社．pp246-247．2015．

7) 手登根稔，久保田浩，三島清司 他：血液形態検査（白血球系）における目視再検基準に関する指針．日本臨床衛生検査技師会．医学検査（56号）．pp384-387．2007．

8) 日本臨床衛生検査技師会：血液形態検査ワーキンググループ．血液形態検査に対する勧告法．医学検査45, pp1659-1671．1996．

9) NCCLS Document H20-A. Vol.12, No.1. 1992．

10) 土屋達行 他：血液形態の標準化について．日本検査血液学会．赤血球の判定基準（2005），幼若顆粒球/赤芽球の判定基準（2007）．

11) 牟田正一, 阿南建一：エビデンス血液形態学．pp29-42．近代出版．2014．

12) 日本臨床衛生検査技師会：血液形態検査ワーキンググループ．血液形態検査に対する勧告法．医学検査45, pp1659-1671．1996．

13) 松野一彦：血小板（ベーシック形態検査）．Medical Technology. Vol.16, No.7, pp630-632．医歯薬出版．1988．

14) Renata, P. et al : Adhesion efficiency Platelet density and size. British Journal of Hematology, 82：pp715-720, 1992．

15) 田部陽子 他：自動血球装置による血球計測値に関する検討．順天堂医学 42（3）pp349-356．1996．

16) Hampson CB, et al : Platelet size as a Determinant of Platelet function. J Lab Clin Med；101：pp205-213 1983．

17) Martin JF et al : Changes in volume and density of platelets in myocardial infarction Br Med J；287：pp456-459 1983．

18) 日本臨床衛生検査技師会：血液形態検査ワーキンググループ．血液形態検査に対する勧告法．医学検査45, pp1659-1671．1996．

19) 日本輸血・細胞治療学会：血小板使用ガイドライン小委員会．科学的根拠に基づいた血小板製剤の使用ガイドライン．

20) 厚生労働省医薬・生活衛生局　血液製剤の使用指針．

21) 高久史麿，小澤敬也，金倉譲，小島勢二，矢冨裕：「Annual Review 血液．2016」 血小板部門・羽藤高明：血小板部門血小板輸血に関する最新の理解 pp198-204．中外医学社．2016．

22) Christina M. et al : Validation of Lamellar Body Counts Using Three Hematology Analyzers AM J Clin Pathol：pp420-428 2010．

23) 長和俊：呼吸窮迫症候群の予知と予防．

pp17-22. 母子保健情報（第62号）. 2010.

24) 日本血栓止血学会用語集.

25) 荒木三奈子 他：日本検査血液学会雑誌（3）. pp346-355. 2011.

26) 阿部有香：EDTA依存性血小板減少症の防止に向けた採血管変更（ED27管からFC管へ）に関する検討. 医学検査（61）. p367. 2012.

27) 土屋直道：EDTA依存性血小板減少症に用いる抗凝固剤$MgSO_4 \cdot 7$水和物が多項目自動血球分析装置XE-2100に与える影響. 日本臨床検査自動化学会会誌34（4）. p512. 2009.

28) 西郷勝康：EDTA依存性血小板減少症の臨床と検査. 臨床病理53（7）. pp646-653. 2005

29) 手登根稔 他：EDTA依存性偽性血小板減少症について. 検査と技術：33（5）. pp453-455. 2005.

30) 松永卓也：巨核球からの血小板産生と造血微小環境. 血栓止血誌. 23（6）. pp559-563. 2012.

31) 小宮正文：骨髄細胞アトラス. pp26-30. 南山堂. 1983.

32) 阿南建一, 亀岡孝則, 須田正洋：形態学からせまる血液疾患. pp159-160. 近代出版. 1999.

33) 阿南建一, 亀岡孝則, 須田正洋：エビデンス血液形態学. pp44-45. p94. 近代出版. 2014.

34) 永田由香, 戸所一雄：巨核球・血小板. 三輪血液病学（監修：浅野茂隆ほか）. pp387-388. 文光堂. 2006.

35) 朝長万左男, 松田晃：骨髄異形成症候群の形態学的異形成に基づく診断確度区分と形態診断アトラス. pp6-8. 特発性造血障害に関する調査研究. 2008.

（文責：横井　浩）

Question 12 血液検査部門

質問 普通染色では、RNAは青色、DNAは赤色に染まると聞いたことがあるのですが、それは何故でしょうか。また、ライト・ギムザ染色とメイ・ギムザ染色に違いはありますか。

解説 Answer

光顕的に形態診断を行う上において普通染色の理論を知った上で、染色液に含まれる色素が細胞の核や細胞質にどのような染色性を示しているのかを理解することが重要です。

染色はイオン反応です[1]（図1）。メタノール溶液中では荷電しないために染まりません。色素には、塩基性色素、酸性色素、中性色素があり、緩衝液で希釈することによって色素が荷電し細胞内物質と色素がイオン結合し染色されます。塩基性色素のメチレンブルーは緩衝液中では陽性に荷電し、細胞内で陰性に荷電している核のDNAやRNAあるいは細胞質の蛋白成分を青色に染めます。また、好塩基性顆粒をメタクロマジー（異染性）で暗紫色に染めます。メチレンアズールはメチレンブルーの酸化によって生じ、核のクロマチンや細胞質のアズール顆粒（顆粒リンパ球、中毒性顆粒、単球、血小板など）を赤紫色に染めます。酸性色素のエオジンは陰性に荷電し、細胞内で陽性に荷電している好酸球の顆粒や赤血球のヘモグロビン（Hb）を橙色から桃色に染めます。中性色素は好中球の二次顆粒を赤褐色に染めます。綺麗な染色性は良好なイオン化・イオン結合が重要で、そのためには使用する緩衝液のpH調整と安定性が重要です。

普通染色は、単に青色や赤紫色のみならず多種の色調で染まることからRomanowsky（ロマノフスキー）効果ともいわれ、約30分の染色工程で正常血球はもとより腫瘍細胞を見事に染め上げる優れた染色法です。染色法として、ギムザ単染色、ライト単染色、ライト・ギムザ（WG）二重染色、メイ・グリュンワルド・ギムザ（MG）二重染色があります。経験から、ギムザ、ライト単染色では、幼若細胞と成熟細胞における核や細胞質の顆粒の染色性が今一つで両者の鑑別ができないことがあり、一方、WG染色とMG染色では、幼若細胞と成熟細胞の鑑別における核や細胞質の色調、顆粒の染色性に優れているために二重染色を推奨します（図2）。

WG染色とMG染色の違いについては大きな差はないと思われますが、WG染色では、顆粒がやや強く粗大に染まる傾向があります。緩衝液に用いる10倍希釈したリン酸緩衝液（pH6.4〜6.8）のpHが6.8以上に傾くと青味に染まり、pH6.4以下では赤味に染まることがあるので注意が必要です。柴田進先生（1994）がいわれた"DNAが並んでいる緻密な網目の部分がメチレンアズールに染まり濃いアズキ色に染まる"が裏付けるように核は"アズキ色"に染まることを心掛け日々の染色性の安定性を図ることが大事かと思われます。

ちなみに、わが国の普通染色の実施状況は、MG染色が75.4％、WG染色が19.4％とされています（全国的アンケート調査：467施設．阿南．2006）。

Point

1. ギムザ希釈液は、時間と共に塩基性色素と酸性色素が結合して中性色素となり染色性の劣化を招くため、調整後速やかに使用し毎日調整します。
2. Romanowsky（1891）は赤血球に寄生したマラリア原虫を発見した原虫学者です。

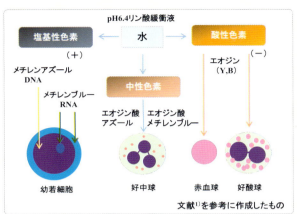

図1．ロマノフスキー染色のメカニズム

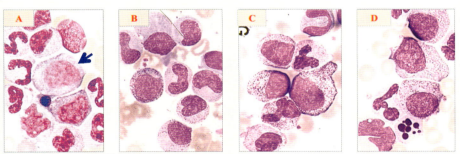

図2．普通染色による染色性の違い

図1．陰性荷電の酸性物質RNA、DNAは陽性荷電のメチレンブルー、メチレンアズールの両色素に親和性を示すが、RNAは青色、DNAは赤紫色により親和性の強い色素に染まる
図2-A．ギムザ単染色：幼若細胞（矢印）の同定不能
図2-B．ライト単染色：幼若細胞と成熟細胞の鑑別不能
図2-C．ライト・ギムザ二重染色：幼若細胞と成熟細胞の鑑別可能
図2-D．メイ・グリュンワルド・ギムザ二重染色：幼若細胞と成熟細胞の鑑別可能

略語
① RNA：ribonucleic acid　リボ核酸
② DNA：deoxyribonucleic acid　デオキシリボ核酸
③ Hb：hemoglobin　ヘモグロビン
④ MG：May-Grünwald Giemusa　メイ・グリュンワルド・ギムザ
⑤ WG：Wright-Giemsa　ライト・ギムザ

Question 13 血液検査部門

質問 形質細胞に、核が偏在し細胞質が好塩基性で核周明庭がみられるのは何か意味があるのでしょうか。

解説 Answer

形質細胞は抗体産生細胞です。抗体は蛋白質で基本はリボソームで産生されますが、リボソームには遊離型と膜結合型があり、前者はヘモグロビン（Hb）など細胞質内で働く蛋白質の産生であり、後者は抗体など細胞外に分泌され細胞外で働く蛋白質で、粗面小胞体の膜結合型リボソームで合成されます。形質細胞の電顕的特徴は細胞質を埋め尽くす程の粗面小胞体の分布と核側の大きなゴルジ装置の存在です[2]。

抗体はH鎖とL鎖からなり両者は共に小胞体膜結合型リボソームで合成され、小胞体内腔に移動し、蛋白質の折りたたみなどの厳しい品質管理を受け、合格したもののみが次に進みます。その後両者は会合しジスルフィド結合で抗体となりますが、抗体は小胞体膜から生じた小胞でゴルジ装置に小胞輸送され、糖化の修飾完了後にゴルジ装置膜から生じた分泌小胞にて細胞膜に分泌輸送され、細胞外に開口分泌されます[3]。1個の形質細胞は1秒間に2000分子の抗体を分泌します[2]。

核偏在は大きく発達したゴルジ装置に一側に押しやられた結果です。またゴルジ装置は不染領域のため白く抜けた形となり、これを核周明庭といいます。前骨髄球などでも特徴的です。

ギムザ染色では塩基性色素メチレンブルーは細胞質に多数存在するリボソームRNA（酸性物質）と結合し、青色すなわち好塩基性に染まります（Q12参照）。

ここで骨髄にみられた多発性骨髄腫の骨髄腫細胞を図1に提示します。通常の骨髄腫細胞は免疫グロブリン（Ig）分泌型の形質細胞です（図1-A）が、非分泌型骨髄腫では産生するが分泌されない場合と非産生型があります。非分泌型骨髄腫細胞は細胞質がほとんどない核中心性の形態を呈します。これは分泌のためのゴルジ装置の発達がみられないということです（図1-B）。また、骨髄腫や反応性の形質細胞では形質細胞内に貯留する免疫グロブリン量が異常に増加すると腫大した粗面小胞体の内腔でIgが結晶様となり、球状のラッセル小体が赤く染め出されることがあります（図1-C，矢印）。同様に、IgA型に出現しやすい火焔細胞（図1-D）[4]、グレープ細胞（図1-E）、ダッチャー小体（核内封入体：粗面小胞体と核膜は通じています）（図1-F，矢印）もIgが充満したものと思われます。

Point

1. 形質細胞は通常、細胞質のリボソーム（RNA：酸性物質）は（－）に荷電し、（＋）荷電の塩基性色素メチレンブルーとイオン結合し青染します。
ラッセル小体や火焔細胞では粗面小胞体内部に過剰に貯留するIgが好酸性（塩基性物質）で（＋）に荷電しており、（－）荷電の酸性色素エオジンとイオン結合し赤染することが考えられます。

2. 赤芽球系細胞では細胞質の染色性はRNA量とヘモグロビン量の量的優勢の差により青染から赤染への変化が起こると考えられます[5]。

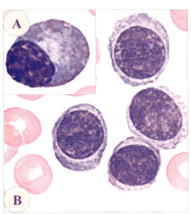
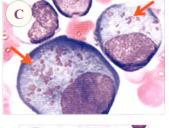
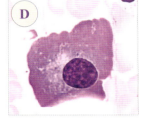
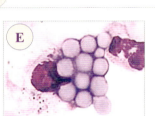
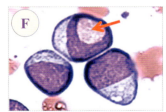

図1. 骨髄-MG.

図1-A. 分泌型形質細胞：核偏在，核周明庭，好塩基性の細胞質
図1-B. 非分泌型骨髄腫細胞：核中心性，ゴルジ装置や粗面小胞体の発達がみられない
図1-C. ラッセル小体：球状に赤染する過剰な免疫グロブリンの蓄積（赤矢印）
図1-D. 火焔細胞：IgA（k）の蓄積による好酸性の細胞質
図1-E. グレープ細胞：青白色に染まる免疫グロブリンの蓄積
図1-F. ダッチャー小体：過剰な免疫グロブリンの核内封入体（赤矢印）

略語
① Hb：hemoglobin　ヘモグロビン
② Ig：immunoglobulin　免疫グロブリン

Question 14 血液検査部門

質問 末梢血の異型リンパ球を同定する場合、大型で**細胞質の好塩基性**を所見として捉えてよいのでしょうか。その好塩基性に多様性はあるのでしょうか。

A 解説 Answer

異型リンパ球とは、小リンパ球が抗原刺激を受けることによってこの抗原に対する免疫遂行細胞が増殖する芽球化反応で出現するものといわれます。この反応はB細胞、T細胞共に起こります。抗原以外にもPHAやPWMなどの細胞分裂誘起物質でも起こります[6]。末梢血では伝染性単核球症（IM）でよく出現します。IMはEpstein-Barr Virus（EBV）の初感染による急性感染症です。また、サイトメガロウイルス、肝炎ウイルス、トキソプラズマなどでも出現します[7]。

異型リンパ球の数値基準は健常小児10％未満、健常成人3％未満、臨床的にはIM 10％以上、他のウイルス感染症などでは10％未満とされています[8]。

異型リンパ球の形態は、①細胞径16μm以上の大型、②N/C比は低い、③核形不整は軽度、④細胞質は好塩基性、⑤多彩様式が特徴のようです[9]。核小体の有無についてはDowney分類のⅢ型のリンパ芽球様異型リンパ球には出現してもおかしくないように思われます。従って、上記の①〜⑤の所見をポイントにすればよいかと思われます。因みに、現在Downeyの分類は使用されていないようですが、Ⅰ型：単球様、Ⅱ型：形質細胞様、Ⅲ型：リンパ芽球様の形態表現は理解しやすいようにも思えます。

異型リンパ球の細胞質の好塩基性（青色）については、ご質問のように多様性の変化を認め、全体が青い、辺縁部が青い、部分的に青い、放射状の青さなどがみられます。この多様性の変化は細胞質のRNAの量的な分布の違いによって起こることが考えられます。図1.A〜Jに提示し説明します。休止期の小リンパ球で、細胞質の好塩基性が特徴です（A）。IM例の形質細胞様異型リンパ球（B．C）、肝炎例の芽球様異型リンパ球で核小体様の存在（D）、トキソプラズマ症例の部分的好塩基性の単球様異型リンパ球（E）、IM例の単球様異型リンパ球（F．G）：好塩基性が核から放射状の縞が辺縁まで走り、バレリーナがスカートを広げて1本脚でキリっと回転した様[10]と表現されるもの（G）、好塩基性の細胞質にアズール顆粒を認め（H）、CとHには空胞を認めます。顆粒をもつ異型リンパ球は、アグレッシブNK細胞白血病と鑑別を要します。それは大型で核形不整を伴い、細胞質の好塩基性は乏しく、粗大なアズール顆粒が特徴で、血球貪食症候群、DIC、多臓器不全を合併し急激な経過をとります（I．J）[11]。類似するIMでは抗EBV関連抗体で確認します。

Point

1. 異型リンパ球は細胞周期にある芽球と同様にリボソームの増加で好塩基性細胞質となり、リボソーム倍増のためのRNA供給源として核小体がみられることがあります[9]。

2. IMの免疫遂行細胞はNK細胞と細胞傷害性T細胞（CTL）です。これらの細胞は顆粒リンパ球です。細胞質に3個以上のアズール顆粒を有するリンパ球と定義されています。NK細胞・CTL共に細胞傷害因子のパーフォリンが、感染B細胞に放出され、感染B細胞に穴をあけ、グランザイムやFas-Fasリガンド系がアポトーシスを誘導し破壊します[12]。

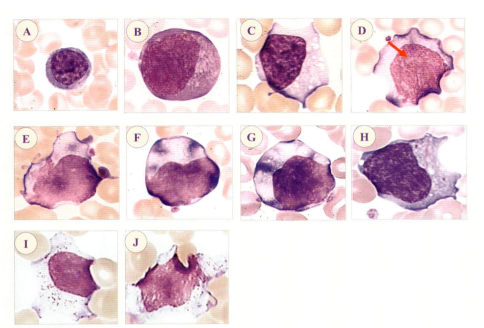

図1. 末梢血-MG

図1-A. 休止期の小リンパ球
図1-B. C. IM：形質細胞様の異型リンパ球
図1-D. 肝炎：芽球様の異型リンパ球
図1-E. トキソプラズマ感染：単球様の異型リンパ球
図1-F. G. IM：バレリーナスカート様異型リンパ球（ballerina-skirt like lymphocyte）[10]
図1-H. IM：アズール顆粒をもつ異型リンパ球
図1-I. J. アグレッシブNK細胞白血病：淡い好塩基性の細胞質にアズール顆粒を認め単一様式を呈する

略語
① PHA：phytohemagglutinin　フィトヘマグルチニン
② PWM：pokeweed mitogen　ポークウィード マイトジェン
③ IM：infectious mononucleosis　伝染性単核球症
④ EBV：Epstein-Barr Virus　エプスタイン・バーウイルス
⑤ NK：natural killer　ナチュラルキラー
⑥ CTL：cytotoxic T lymphocyte　細胞傷害性T細胞

Question 15 血液検査部門

質問 好中球の中毒性顆粒を判定する場合、技師同士でよく悩みますが、何か決め手などあるのでしょうか。

解説 Answer

中毒性顆粒は、重症感染症（敗血症）や顆粒球コロニー刺激因子（G-CSF）の投与後などに認められます（図1-A，B）。通常、末梢血の好中球は骨髄で10-14日をかけて骨髄芽球から成熟好中球となり貯蔵プールを形成し（構成的造血）、末梢血に放出されます[13]。通常の炎症反応では、二次顆粒の染まった分葉核球の動員増加が起こり、分葉核球の消費が進めば、桿状核球の動員増加、さらには幼若顆粒球の出現が認められる場合があります（左方移動）が、中毒性顆粒やデーレ小体は認められません[14]。

中毒性顆粒とは好中球系の一次顆粒のことで、ムコ多糖類を含むことからアズール色素に好染性を示し、赤紫色（小豆色）に染まります。前骨髄球までの一次顆粒が染まり骨髄球以降は染まらず存在するのみです。その存在は、一次顆粒に含まれるMPOが好中球でも陽性を示すことから確認されます（図2，3）。デーレ小体は青染する好塩基性物質で、残存する粗面小胞体の膜結合型リボソーム（RNA）であり、通常は核小体と共に幼若性を表す指標となります（図4）。一次顆粒が染まり、好塩基性の細胞質を有する顆粒球系細胞は前骨髄球であり、これらの特徴を有する好中球は、骨髄貯蔵プールの枯渇をもたらす事態（重症感染症・敗血症・G-CSF投与後など）に対し、急速な好中球産生を可能にして産生された好中球であり（誘導的造血）[15]、年齢は前骨髄球だが、姿形は好中球と示唆される重要な所見と考えられます。さらに、重症化が進行すると、好中球の空胞化、細菌貪食像、さらにネクローシス（細胞壊死）による細胞破壊に至ります。空胞化（血流中での細菌などとのアタックで形成された食胞に様々な酵素を含む顆粒が融合し、さらにその内容物が放出される過程で出現してくるものと考えられています）は細菌などに何らかの刺激を受けたことを示唆し、特に重症細菌感染症・敗血症の形態診断に重要な形態所見として捉えられています[14]。

中毒性顆粒を証明するには、Mommsen-Freyfeld染色（pH5.4酢酸緩衝液でギムザ希釈液を作製し60分間染色）を実施すると、pH5.4以下では中毒性顆粒（一次顆粒）は染まり、好中性顆粒（特殊顆粒）は染まらないので試みて下さい[16]。

遺伝性疾患のアルダー・ライリー異常ではムコ多糖類を分解する酵素が欠損するために一次顆粒にムコ多糖類が過剰蓄積し、中毒性顆粒よりも大きく強い染色性を呈します[17]（図1-C）。

Point

1. 前骨髄球における一次顆粒の産生は、まず顆粒内の加水分解酵素群の合成が粗面小胞体で行われ、発達したゴルジ装置（核周明庭）に小胞輸送され、糖化の修飾完了後にリソソームに分泌輸送され、リソソームと融合し、リソソーム顆粒として待機しています[18]。

2. ファゴサイトーシスによる細菌貪食が起こるとファゴソームを形成し、リソソーム顆粒と融合し、殺菌が行われます[18]。中毒性顆粒はリソソーム顆粒同士の融合のため大小不同が生じます。

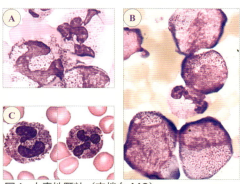

図1. 中毒性顆粒（末梢血-MG）

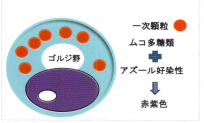

図2. 前骨髄球

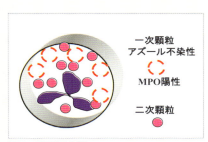

図3. 正常好中球

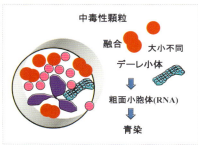

図4. 中毒性顆粒・デーレ小体

図1-A. 敗血症：好中球の中毒性顆粒
図1-B. G-CSF投与後：中毒性顆粒多数、幼若顆粒球の大型化を伴う
図1-C. アルダー・ライリー異常（ムコ多糖代謝の先天性酵素欠損症）
図2. 前骨髄球：一次顆粒に含まれるムコ多糖類はアズール好染性で赤紫色に染まる
図3. 正常好中球：骨髄球以降好中球まで一次顆粒はムコ多糖類を失いアズール不染性となるが、一次顆粒に含まれるMPO反応が陽性であることから、一次顆粒の存在がわかる
図4. 中毒性顆粒・デーレ小体：中毒性顆粒は顆粒同士で融合し大小不同を呈する。デーレ小体は残存する粗面小胞体であり、リボソーム（RNA）が青染する

略語
① G-CSF：granulocyte colony-stimulating factor　顆粒球コロニー刺激因子
② MPO：myeloperoxidase　ミエロペルオキシダーゼ

Question 16 血液検査部門

質問 赤血球産生の重要な指標として網赤血球が挙げられますが、何が重要なのでしょうか。ご教示下さい。

解説 Answer

骨髄内で、前赤芽球に始まる赤芽球系細胞の産生は正染性赤芽球の脱核により未熟（幼若）網赤血球となり、多染性（強い）大赤血球（shift cell とも呼ぶ）を呈し細胞質は青色に染まります。2～3日骨髄にとどまり成熟赤血球の大きさより少し大きい多染性の弱い成熟網赤血球となり、骨髄から末梢血中に新生赤血球として出現し、その1日後には網状構造を失い成熟赤血球になることにより完了します[5)41)]。

赤芽球からの網赤血球産生を有効造血と呼び、網赤血球は有効造血の指標とされています。逆に、網赤血球に至らぬ場合を無効造血と呼びます。赤芽球系細胞の中で、骨髄内の赤芽球系細胞の産生状況、数とヘモグロビン合成量を知る手立ては何と思いますか？成熟赤血球は最長でも120日前の状況しかわかりません。骨髄穿刺をしなくても末梢血で簡単に知ることができます。それは網赤血球を詳細に観察することです。先ずは網赤血球数算定です。臨床の先生も網赤血球の増加を知ると安心されますが、重要なことは同時にヘモグロビン合成に異常はないかを知ることです。網赤血球の多染性と低色素性のチェックをする必要性があります。成熟赤血球は過去のヘモグロビン合成、最新のヘモグロビン合成は網赤血球です。現在、自動分析装置で網赤血球の3恒数の算出が可能な機種はこの数値を利用すれば良いと思います。しかし、塗抹標本でもこのチェックは可能です。①多染性赤血球数の増減、②多染性赤血球の大きさ、③多染性の強さ、④低色素性の有無（通常網赤血球は中心淡明なく正色素性で（図1,4）、不規則な不染部はヘモグロビン合成の低下を示唆）を詳細に観察し（図2）、先述の特に大きいもの、多染性の強いものは未熟網赤血球と呼ばれ（図3）、赤血球回転の短縮の目安としてみられ、急性失血、各種貧血の回復期や特に溶血性貧血で出現します。

網赤血球の形態はギムザ染色では多染性（Hbは好酸性、リボソームは好塩基性）に染まり（Q12, Q13参照）、ブリリアントクレシルブルー（BCB）やニューメチレン青による超生体染色ではリボソームが凝集し、網状に青く染まります（図3）。未熟なものほど、網状構造が強く大型です[5)]。

Point

1 貧血症の鑑別診断は先ず網赤血球数からアプローチします。網赤血球増加では溶血性貧血（有効造血の亢進）や急性失血が対象となります。逆に、網赤血球減少では、巨赤芽球性貧血、鉄欠乏性貧血、鉄芽球性貧血など（無効造血の亢進）、再生不良性貧血（有効造血の低下）などが対象となります。

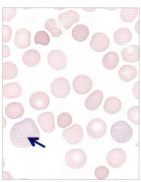

図1. 末梢血-MG

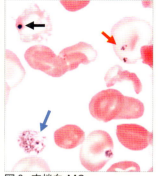

図2. 末梢血-MG

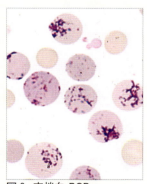

図3. 末梢血-BCB

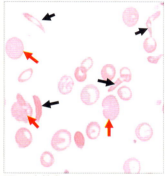

図4. 末梢血-MG

図1. 遺伝性球状赤血球症：大型で細胞形不整の正色素性多染性大赤血球（矢印）と小型球状赤血球の混在による大小不同の出現
図2. β-サラセミア重症型：脾摘後のHowell-Jolly小体（黒矢印）、Pappenheimer小体、不染部を有する大型の低色素性多染性赤血球（赤矢印）、大型血小板（青矢印）の出現
図3. 新生児溶血性貧血：未熟網赤血球の超生体染色像；リボソームの凝集の強い大型網赤血球の出現
図4. 鎌状赤血球症：正色素性多染性大赤血球（赤矢印）の増加、鎌状赤血球（黒矢印）の出現

略語

① m-RNA：messenger-RNA　メッセンジャーRNA
② BCB：brilliant cresyl blue　ブリリアントクレシル青

Question 17 血液検査部門

質問 巨赤芽球性貧血では、何故、巨赤芽球や巨大な過分節好中球が出現するのか教えてください。

解説 Answer

赤芽球の機能は増殖とヘモグロビン（Hb）合成です。赤芽球は細胞分裂によって増殖します。細胞分裂が起こる時期を分裂期といい、分裂期と次の分裂期の間を間期といいます。細胞周期は①合成準備期（G_1期：gap 1）、②DNA合成期（S期：synthesis）、③分裂準備期（G_2期：gap2）、④分裂期（M期：mitosis）からなります。増殖を停止した細胞はG_0期（静止期）です[19]。細胞分裂は細胞周期に沿って制御されています。細胞周期が正しい順番で進行するよう品質管理を行うチェック機構が存在します。主なものは①G_1/Sチェックポイント②S期チェックポイント③G_2/Mチェックポイント④M期チェックポイントの4つです[20]。DNA複製の材料となるデオキシチミジン三リン酸はデオキシウリジン一リン酸からデオキシチミジン一リン酸を経て合成されます。この反応には補酵素としてビタミンB_{12}と葉酸が必要です[21]。これらが不足するとDNA複製の遅延となり、S期チェックポイントが働き、DNA複製は停止し、M期への進行は起こりません。その結果大きさが約2倍の巨赤芽球が出現します（図1）[22]。巨赤芽球性貧血（MA）ではMCVは120fLを超える大きさになり、巨赤芽球は形態学的に細胞質の成熟は問題ありませんが、核はDNA倍増未完了のため未熟な核網を形成し、クロマチンは篩状を呈し、核・細胞質の成熟の不一致が特徴的です（図2-A）。この異常は顆粒球系（巨大後骨髄球、巨大桿状核球、巨大過分節好中球など）、血小板系（大型〜巨大血小板など）、体細胞などにも及びます。巨大な過分節好中球は巨赤芽球と同じ機序で作られます。2Nでは好中球の分節核数は3〜5、4Nに近い量であれば倍の6〜10となります（図2-B）。

ビタミンB_{12}と葉酸の欠乏による形態異常を巨赤芽球性変化と呼びます。巨赤芽球性変化は骨髄3血球系の早期崩壊（無効造血）を誘導し、このため核影・無効造血性断片化赤血球（血球崩壊・偽溶血所見）が多くみられます（図2, 3, 4）。骨髄は過形成で、末梢血は網赤血球減少、汎血球減少となります。

無効造血による断片化赤血球はMA以外にも、MDS・サラセミア・IDA・SAなどでも出現し、RDWの増大・大小不同・血小板偽高値を招く原因となります[23]（図2, 3, 4）。これらの断片化赤血球には破砕赤血球も含まれます[24]（Q19・Q39参照）。

Point

1. ヘムポケットへのヘム（Fe^{2+}）の結合はHbの立体構造を安定化します。

   鉄不足(IDA)やプロトポルフィリン不足(SA)はHbの立体構造を不安定化し、赤血球の変性・崩壊を起こし無効造血性断片化赤血球が出現します。

   グロビン鎖合成比の異常(サラセミア)はHbを不安定化し、Hbの変性・沈殿(Heinz小体)や赤血球崩壊を起こし無効造血性断片化赤血球が出現します。

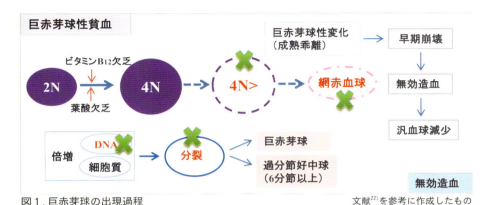

図1. 巨赤芽球の出現過程　　　　　　　　　文献[22]を参考に作成したもの

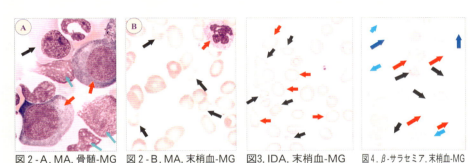

図2-A. MA. 骨髄-MG　図2-B. MA. 末梢血-MG　図3. IDA. 末梢血-MG　図4. β-サラセミア. 末梢血-MG

図1．×印の個所が不良となり，巨赤芽球性変化が出現した結果，早期崩壊が起こり，骨髄は赤芽球過形成，末梢血は無効造血による網赤血球の減少，汎血球減少を呈する
図2-A．MA：幼若型（赤矢印）と成熟型（黒矢印）の巨赤芽球、早期破壊像の核影（青矢印）
図2-B．MA：大球性を背景に小型の断片化赤血球（黒矢印）、過分節好中球（赤矢印）
図3．IDA：菲薄赤血球（赤矢印）を背景に断片化赤血球（黒矢印）を認める
図4．β-サラセミア：低色素性多染性赤血球（赤矢印）の増加、標的赤血球（青矢印）、菲薄赤血球（水色矢印）、断片化赤血球（黒矢印）を認める

略語
① MA：megaloblastic anemia　巨赤芽球性貧血
② DNA：deoxyribonucleic acid　デオキシリボ核酸
③ MCV：mean corpuscular volume　平均赤血球容積
④ MDS：myelodysplastic syndrome　骨髄異形成症候群
⑤ IDA：iron deficiency anemia　鉄欠乏性貧血
⑥ SA：sideroblastic anemia　鉄芽球性貧血
⑦ RDW：red blood cell distribution width　赤血球粒度分布幅

Question 18 血液検査部門

> 質問：鉄芽球性貧血では、二相性赤血球や環状鉄芽球の出現が診断づけますが、それらはどのような過程で出現するのか教えて下さい。

A 解説 Answer

赤芽球、網赤血球の重要な機能にヘモグロビン合成があります。ヘモグロビンはグロビンの4量体α_2非α_2とヘムからなり、グロビンは遊離のリボソームで、ヘムはミトコンドリアで合成されます。ヘムは各α鎖非α鎖に1個ずつはめ込まれており、プロトポルフィリン環の中心にFe^{2+}を持つ鉄ポルフィリンです。鉄はヘモグロビン鉄やミオグロビン鉄の生理的機能を営む機能鉄（Fe^{2+}）と貯蔵（フェリチン、ヘモジデリン）や運搬中（トランスフェリンに結合した血清鉄）の非機能鉄（Fe^{3+}）に分かれます[26]。

十二指腸で吸収された鉄はトランスフェリン（Tf）に結合し、骨髄の赤芽球まで運ばれ、Tf受容体に結合し、ピノサイトーシス（エンドサイトーシスの一種）によってFe^{3+}や受容体ごと細胞内に取り込まれ、Fe^{3+}はミトコンドリアに小胞輸送され、還元されてFe^{2+}となり、ヘム合成に利用されます[27]。

余剰の鉄は肝、脾、骨髄、腸上皮など（Tf受容体を持つ）に取り込まれ、アポフェリチン（24個のサブユニットからなる球状の蛋白質で、内部の空洞に数千個ものFe^{3+}を格納可能）と結合して貯蔵されます。アポフェリチンに鉄が結合したものをフェリチンと呼び、フェリチン分子が重合・変性したものがヘモジデリンで、鉄過剰状態の時に見られます[27]。フェリチンがピノサイトーシスにより被覆小胞として取り込まれ、リソソームと融合してシデロソームとなります。鉄染色での陽性顆粒は通常、このシデロソームが陽性に染まりますが、油浸100倍で見ないと見逃す程の大きさです。

鉄芽球性貧血では、ヘム合成でポルフィリン環が作れない結果、鉄は利用されずにミトコンドリアにミセル状に沈着し、ミトコンドリアは膨張・巨大化し、また、ミトコンドリアは核を取り囲むように微小管により支持されており、そのため、環状鉄芽球の出現となります[5]（図1-A）。同時に巨大化したシデロソームも共存して見られます。赤芽球の細胞質はヘモグロビン合成低下のため不染部が特徴的です（図1-B）。末梢血では基本的に小球性低色素性貧血を呈し、無効造血性断片化赤血球（Q17参照）の混在で大小不同がみられ（図1-C）、RDWの増大を招き、まれにPappenheimer（PH）小体（図1-A）（Q21参照）やヘム不足のため時に小球性低色素性と正球性正色素性の二相性dimorphismの赤血球分布をみますが、女性症例ではこの傾向が顕著であるとされています[28]。PH小体はフェリチン分子がリソソームと融合してシデロソームを形成したものです。

Point

1. 鉄染色での注意点は、使用する水に要注意です。鉄イオンを含む水は鉄陽性となります。汚染水には気をつけましょう。

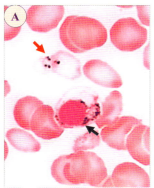

図1-A. 骨髄-鉄染色

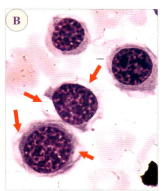

図1-B. 骨髄-MG

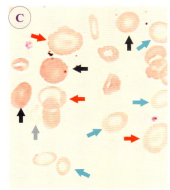

図1-C. 末梢血-MG

図1-A. 環状鉄芽球（黒矢印）とPappenheimer小体（赤矢印）を認める
図1-B. 多染性赤芽球の細胞質に、不染部（赤矢印）を認める
図1-C. 正球性正色素性（黒矢印）と小球性低色素性（水色矢印）の二相性赤血球、断片化赤血球（灰色矢印）、低色素性多染性赤血球（赤矢印）を認める

略語
① Tf：transferrin　トランスフェリン
② PH body：Pappenheimer　パッペンハイマー

Question 19 血液検査部門

質問 末梢血の破砕赤血球の判定にはいつも迷います。特に小型球状赤血球の判定を如何に捉えればよいか、また、人工弁に関する情報についてもご指導ください。

解説 Answer

赤血球が血管内血栓に激突して物理的に破砕したり、血栓に伴う糸状のフィブリンによって割断されたり、或いは人工弁への接触によって破断されると、断裂した部位は鋭角や突起状となり、破砕赤血球（断片化赤血球の一種）が形成されます。この破砕赤血球の出現と血管内溶血を来す病態を赤血球破砕症候群と呼びます（Q39参照）。

人工弁と破砕赤血球との関係がよく知られています。人工弁置換術後患者全体の5～25％に明らかな溶血性貧血が認められ、特に、大動脈弁置換術後患者で顕著であるとされています。弁の逆流や狭窄に伴う血流異常で生じる剪断（せんだん）応力も赤血球破砕の誘因となり、その程度は弁疾患の重症度に関連するとされています[29]。

Lockら（1961）によると破砕赤血球の判定基準は0.5％以上とされています。旧厚生省特定疾患特発性造血障害調査研究班溶血性貧血分科会（1990）による破砕赤血球の分類の模式化されたものを図1、図2に示します[30]。破砕赤血球は基本的に8型に分類され、ゴースト以外はいずれも小型で濃染します[31]。破砕赤血球の基本は種々の型が同時に出現することで、一種類のみで出現することは少ないようです。

末梢血にみられる破砕赤血球と紛らわしい赤血球の形態を図3（A～D）に提示します。破砕赤血球(断片化赤血球)は全面が引き裂かれたもの（不整）で多様性がみられます。原因として無効造血による赤芽球・赤血球の変性・崩壊（Q17参照）、物理的な断裂（破砕赤血球）、高熱による断片化（熱傷）などがあり、破砕赤血球の分類に従い区分けしますが困難を要する場合を経験します。一案として著しく断片化した小型赤血球をまとめて破砕赤血球として捉え報告することになります。

赤血球破砕症候群（A～C）：多染性大赤血球の増加のなか、小型で断片化の著しい破砕赤血球（三角形・ヘルメット型・いがぐり型・つの型・小球状型など）を認めます。多染性大赤血球は通常より大型で中央の不規則性淡明部は、ヘモグロビン合成低下によるものと思われます。つの型は有角赤血球（keratocyte）とも呼ばれ、時にbite cell（緑色矢印）との鑑別を要します。前者は細胞質に歪な不規則性がみられ全面が引き裂かれた様に、後者は細胞質に不規則性はみられず端の一部がちぎれた様に見えますが、両者間のメカニズムは異なります（Q21参照）。熱傷（D）では、広範囲の熱傷や高熱のため微小赤血球（水色矢印）や屑様赤血球（赤矢印）また小球状の赤血球が集合（丸印）などしてみられます。微小赤血球は、血小板大で何とか赤血球の円形状を保持したもので、屑様は円形の面影が見られないものとして捉え、球状赤血球とは一線を引くようにしています。

アーチファクトとして、フィブリン析出による破砕様高色素性赤血球や破砕赤血球が赤血球と重なり合い"隠れ破砕赤血球"が出現しますので見落としのないようにします。

Point

1. 人工弁には機械弁と生体弁があります。置換後の破砕赤血球の出現は人工弁の装着不良や技術的な原因で起こることがあるとされていますが、物理的力の差から機械弁の方が多いと考えられています。
2. 血小板測定上限閾値が30fL以下の破砕赤血球は血小板の偽高値・RDWの増大・大小不同を招くことがありますので要注意です。

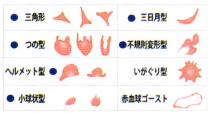

図1. 破砕赤血球の分類

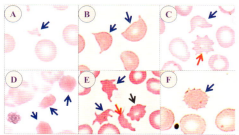

図2. 破砕赤血球像

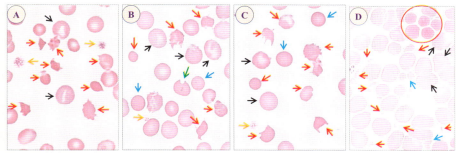

図3. 末梢血. MG染色

図1. 厚生省特定疾患特発性造血障害調査研究班溶血性貧血分科会（1990）を模式化されたもの．青丸印はICSH（2012）が推奨する破砕赤血球

図2. A. 三角形（青矢印）、B. つの型（有角）（青矢印）、C. ヘルメット型（青矢印）、いがぐり型（赤矢印）、D. 小突起状濃染性の小球状型（青矢印）、E. 不規則変形型（青矢印）、三日月型（赤矢印）、いがぐり型（黒矢印）、F. いがぐり型（青矢印）

図3-A．B．C．赤血球破砕症候群：多染性大赤血球（黒矢印）、小型で断片化された破砕赤血球*（赤矢印）、血小板（橙矢印）、球状赤血球（水色矢印）、bite cell 類似（緑矢印．Q21参照）

　　（*三角形・ヘルメット型・いがぐり型・つの型・小球状型など）

図3-D．熱傷：多染性赤血球（黒矢印）、微小赤血球（水色矢印）、屑様赤血球（赤矢印）、濃染性で小球状の集合（丸印）

Question 20 血液検査部門

質問 慢性疾患に伴う貧血（ACD）では、血清鉄減少の小球性貧血を伴いますが、鉄欠乏性貧血（IDA）との鑑別は如何に対処すればよいでしょうか。

解説 Answer

小球性低色素性貧血の中にACDとIDAがあり、鑑別には注意を払います。ACDは、最近では炎症性貧血とも呼ばれています。基礎疾患には慢性感染症、慢性炎症性疾患（関節リウマチ、SLEなど）、悪性腫瘍などがあります。原因としては、IL-1、IL-6、IL-10、interferon-γ、TNF-αなどの炎症性サイトカインが判明しており、ACDの病態は主に①赤血球寿命の短縮（60-90日）、②腎臓のEPO産生能の低下（IL-1,TNF-αによるEPO産生抑制）、③骨髄の赤血球造血能の低下（炎症性サイトカインによる赤芽球前駆細胞の増殖抑制）、④鉄の利用障害（鉄のリサイクル機構の停滞）から生じています[32]。特に鉄の利用障害が重要です。炎症性サイトカインの中でも特に、IL-6は肝でヘプシジン産生を促進し、増加したヘプシジンは腸での鉄吸収を抑制し、また、マクロファージ（Mφ）の鉄放出抑制により血清鉄減少・貯蔵鉄増加を惹起します（図1）[33]。末梢血では正球性正色素性貧血が多いのですが、小球性低色素性貧血を呈することもあります。但し、高IL-6血症が長期の場合、ヘプシジンは腸管からの鉄吸収を阻害するために、IDAを合併する可能性があり鑑別を要します。IDAでは血清フェリチンが低く、総鉄結合能（TIBC）、不飽和鉄結合能（UIBC）は増加に対し、ACDでは血清フェリチンが正常〜増加、TIBC、UIBCは正常〜低下です[32]。また、ACDではCRP陽性、アルブミン低下が多いことも鑑別点となります。

鑑別のための有効な特殊検査として、赤芽球系産生の指標である可溶性Tf受容体1（sTfR1）、血清IL-6、血清ヘプシジン25があります。IDAではsTfR1は増加、sTfR1/logフェリチン比は1以上、血清ヘプシジン25は著明な低下を示すが、ACDではsTfR1/logフェリチン比は1以下、血清IL-6、血清ヘプシジン25は増加を示します[32]。

骨髄でMφと赤芽球の関係を見出す方法としては赤芽球島を探し出すことです。Mφは成熟赤芽球（主に多染性）に接して、ヘモグロビン合成に必要な鉄などを供給し、脱核した核の処理などを行っているといわれます[34]。それらの形態所見は骨髄の鉄染色で観察が可能になります。

ACDではMφの鉄の取り込みを認めますが（図2-C）、赤血球・赤芽球は認めないことから、基礎疾患による一時的な鉄ブロックが考えられます。一方、IDAではMφの鉄の取り込みは認めず、赤血球・赤芽球も認めませんので、体内の貯蔵鉄やヘム鉄の減少や枯渇が考えられます（図3）。

Point

1. 慢性関節リウマチは関節滑膜におけるT細胞の炎症性集積と組織障害を認める疾患で、IL-1、IL-6、TNF-αなどのサイトカインによって関節破壊を引き起こすことが知られています[35]。東京女子医大によると、現在の治療は、抗IL-6受容体抗体、TNF阻害薬、T細胞選択的共刺激調節薬などの生物学的製剤による療法などが行われ、良い結果が得られています。

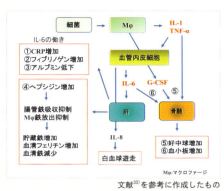

図1. 炎症性サイトカインと鉄動態

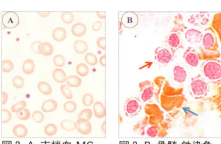

図2-A. 末梢血-MG　　図2-B. 骨髄-鉄染色

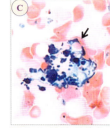

図2-C. 骨髄-鉄染色　　図3. 骨髄-鉄染色

図1. 炎症性サイトカインと鉄動態の関係を提示する。特に、IL-6によるヘプシジン増加はMφを介した鉄のリサイクルと腸管からの鉄の吸収を抑制するため造血系で利用可能な鉄が減少し、小球性低色素性貧血を招く
図2 ACD-A. 小球性低色素性赤血球の出現
図2 ACD-B. 骨髄鉄染色で赤芽球（赤矢印）、赤血球（水色矢印）共に鉄の取り込みを認めない
図2 ACD-C. 骨髄鉄染色でMφ（黒矢印）に鉄の取り込みを認める
図3-IDA. 骨髄鉄染色では赤血球（水色矢印）、赤芽球（赤矢印）、Mφ（黒矢印）のすべてにおいて鉄の取り込みを認めない

略語
① ACD：anemia of chronic disease　慢性疾患に伴う貧血
② IDA：iron deficiency anemia　鉄欠乏性貧血
③ IL-1：interleukin-1　インターロイキン1
④ IL-6：interleukin-6　インターロイキン6
⑤ IL-10：interleukin-10　インターロイキン10
⑥ TNF-α：tumor necrosis factor-α　腫瘍壊死因子α
⑦ MCHC：mean corpuscular hemoglobin concentration　平均赤血球血色素濃度
⑧ TIBC：total iron binding capacity　総鉄結合能
⑨ UIBC：unsaturated iron binding capacity　不飽和鉄結合能
⑩ CRP：C-reaction protein　C-反応性蛋白
⑪ SLE：systemic lupus erythematosus　全身性紅斑性狼瘡
⑫ sTfR1：soluble transferrin receptor1　可溶性トランスフェリン受容体1

Question 21 血液検査部門

質問 脾臓の機能と赤血球形態異常との関係性及び注意を要する疾患について教えて下さい。

A 解説 Answer

脾臓には、濾過機能、免疫、貯蔵、造血などの機能がありますので順次説明します。

1）濾過機能

culling（間引き/淘汰）とpitting（摘み取り）があります。赤脾髄は脾洞と脾索（細網線維、細網細胞からなる）からなります。cullingは老化赤血球や障害のある赤血球の破壊で、主に脾索で行われます。脾洞は直径35-40μm、洞内皮細胞間の間隙は0.5μm、脾索から脾洞への赤血球の通り抜けは赤血球変形能が必要です。球状赤血球症の小型球状赤血球、鎌状赤血球症の鎌状赤血球、老化赤血球などでは、赤血球変形能の低下により脾索に抑留され、マクロファージ（Mφ）に貪食破壊されます（血管外溶血）[36]（図1）。

一方、Howell-Jolly小体（核の遺残物）、Pappenheimer小体（シデロソーム）、Heinz小体（変性Hb）などの固い小体は先ほどの間隙を通過できずにMφに捕捉され除去されます。これをpittingといいますが、逆に脾摘後、脾機能低下症では、これらの封入体を有する赤血球が末梢血中に出現します（図2、3、4）[36]。Heinz小体出現不安定Hb症重症例ではHeinz小体が周辺の赤血球膜と共にMφに喰いちぎられたような破砕赤血球（つの型）類似のbite cellをみかけることが多々あるとされています[37]（Q19参照）。

2）免疫機能

細菌や免疫複合体などの異物の処理も洞Mφによる貪食です。リンパ節は主に局所反応、脾臓は全身反応を担っています。脾臓が重要な免疫機能を担っていることを示唆する現象として、脾摘後劇症感染症（OPSI）があります。起炎菌としては、肺炎球菌、髄膜炎球菌などの夾膜を有する細菌があり、主に非特異的免疫機能である濾過機能の脾摘による喪失が原因と考えられています[36]。電撃性紫斑病もOPSIの一つであり、過剰な炎症性サイトカインによる血管内皮細胞上のトロンボモジュリンの発現抑制によって凝固阻止因子プロテインCが活性化できずに結果的に線溶抑制型DICを発症し、特に、皮膚などにおける微小循環障害による電撃性紫斑・壊死や壊疽の症状を伴い、多臓器不全によって急激な死の転帰をとるとされています[38]。小児で脾摘をする場合、事前に肺炎球菌ワクチン接種を行う厚労省の指針があります。

3）貯蔵

脾臓は血小板の約30％を捕捉しており、脾摘後などに血小板が増加します。門脈圧亢進症などによる脾腫では血小板の90％が脾に捕捉され、血小板減少がみられます。

4）造血

脾臓は胎生期に造血機能をもちますが、成人ではみられません。CMLや骨髄線維症などでは脾臓で髄外造血が起こり、脾腫がみられます。

Point

1. 脾洞における不連続型毛細血管は、不連続な基底板を有し、有窓型毛細血管の孔より大きい小孔や間隙が内皮細胞間または内皮細胞内に複数みられます[39]（図1[40]）。

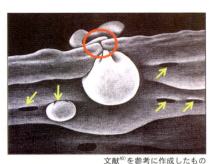

文献40)を参考に作成したもの
図1. 脾洞内走査電顕像

図2. 末梢血-MG染色

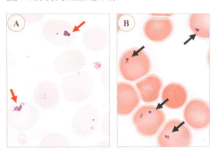

図3. 末梢血-MG染色/鉄染色

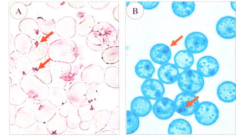

図4. メチル紫染色/ブリリアント緑染色

図1. 走査電顕像：変形能を駆使して、内皮細胞間隙（丸印）や内皮細胞内の開窓部・小孔（矢印）を通り抜ける赤血球
図2-1, 2, 3. Howell-Jolly小体：大きさは1～2μm、核クロマチンは無構造である
図2-4. 有核赤血球：核濃縮、細胞質に好塩基性斑点がみられる
図3-A. Pappenheimer小体（赤矢印）：顆粒状で数個集合したシデロソームで赤紫色に染まる
図3-B. Pappenheimer小体（黒矢印）：鉄染色で青色に染まる
図4. パラコート中毒例のHeinz小体：メチル紫（A）とブリリアント緑染色（B）で変性ヘモグロビンの凝集沈殿がみられる

略語
① OPSI：overwhelming post-splenectomy infection　脾摘後劇症感染症
② DIC：disseminated intravascular coagulation　播種性血管内凝固症候群

文　献

1) 牟田正一：染色．エビデンス血液形態学（阿南建一監修）．pp24-29，近代出版，2014．
2) 花岡正男，玉置憲一：抗体産生細胞．免疫細胞．pp277-284，文光堂，1994．
3) George Plopper：内膜系と膜交通．プロッパー細胞生物学（中山和久監訳）．pp324-357，化学同人，2020．
4) 宮内潤，泉二登志子：形質細胞腫瘍．骨髄疾患診断アトラス第2版．pp306-316，中外医学社，2020．
5) 八幡義人：赤血球・赤芽球の形態．三輪血液病学第3版．pp116-155，文光堂，2006．
6) 花岡正男，玉置憲一：増殖の基本形．免疫細胞．pp17-23，文光堂，1994．
7) 河敬世：伝染性単核球症．三輪血液病学．pp1342-1345，文光堂，2006．
8) 常名政弘 他：検査と技術．Vol.34，No.2．医学書院，2006．
9) 阿南建一：リンパ球の増加．形態学からせまる血液疾患．pp122-125，近代出版，1999．
10) 柴田進，山田治，阿南建一 他：カラーアトラス．血球Q&A．pp86-88，金芳堂，1994．
11) Chan JKC, et al. Aggressive NK-cell leukemia. pp353-354. LARC. 2017.
12) 三宅幸子：免疫．人体の細胞生物学．pp222-223，日本医事新報社，2018．
13) 和栗聡：顆粒球．組織細胞生物学原書第3版．pp186-187，南江堂，2015．
14) 阿南建一，須田正洋：形態パニック値．顆粒球が関与するもの．エビデンス血液形態学．p317，近代出版，2014．
15) 須田正洋：G-CSF投与による血液像の変化．形態学からせまる血液疾患．p120，近代出版，1999．
16) 金井正光：Ⅲ．血液形態検査（臨床検査提要）．p303．金原出版．2002．
17) 栗山一孝：Alder-Reilly異常．三輪血液病学第3版．p1289，文光堂，2006．
18) 山本一彦，松村譲兒，萩原清文：食細胞と自然免疫．人体の正常構造と機能改訂第3版．pp502-505，日本医事新報社，2017．
19) 山田幸司，米田悦啓：遺伝情報の発現と継承．人体の細胞生物学．pp62-63，日本医事新報社，2018．
20) George Plopper：細胞の誕生と死．プロッパー細胞生物学．pp461-464，化学同人，2013．
21) 山本一彦，松村譲兒，萩原清文：物質輸送．人体の正常構造と機能改訂第3版．pp490-491，日本医事新報社，2017．
22) 須田正洋：巨赤芽球性貧血．エビデンス血液形態学．p217，近代出版，2014．
23) 須田正洋：貧血．形態学からせまる血液疾患．pp29-35，近代出版，1999．
24) 川口辰哉：赤血球破砕症候群．血液専門医テキスト改訂第3版．p192，南江堂，2020．
25) 柴田進：サラセミア．図解血液学改訂2版．pp117-123，金芳堂，1991．
26) 柴田進：ヘモグロビンとその生成．図解血液病学改訂2版．pp100-110，金芳堂，1991．
27) 山本一彦，松村譲兒，萩原清文：物質輸送．人体の正常構造と機能改訂第3版．pp492-493，日本医事新報社，2017．
28) 新津洋司郎，瀧本理修：鉄芽球性貧血．三輪血液病学第3版．p1021，文光堂，2006．
29) 川口辰哉：赤血球破砕症候群．血液専門医テキスト改訂第3版．pp192-195，南江堂，2020．
30) 寺村正尚：赤血球破砕症候群．血液疾患ハンドブック上巻．pp92-95，医薬ジャーナル社，2005．
31) 小峰光博 他：赤血球破砕症候群の全国疫学調査．厚生省特定疾患特発性造血障害調査

研究班（班長 野村武夫）平成4年度報告書, p146, 1993.
32) 川端浩：ACD（慢性疾患に伴う貧血）. 血液専門医テキスト改訂第3版. pp214-216, 南江堂, 2020.
33) 井本しおん, 西郷勝康：急性炎症反応. 臨床サイトカイン学. pp1-2, メディカル・サイエンス・インターナショナル, 2007.
34) 八幡義人：骨髄と赤芽球系造血. 三輪血液病学. 第3版. pp120-124, 文光堂, 2006.
35) 笠原正登 他：抗サイトカイン療法. 臨床サイトカイン学. pp131-132, メディカル・サイエンス・インターナショナル, 2007.
36) 臼杵憲祐, 浦部晶夫：脾の構造と機能. 三輪血液病学. 第3版. pp1358-1371, 文光堂, 2006.
37) 服部幸夫：不安定ヘモグロビン症. 三輪血液病学. 第3版. pp1157-1158, 文光堂, 2006.
38) 山本晃士：プロテインC欠乏症. 血液専門医テキスト改訂第3版. p448, 南江堂, 2020.
39) Abraham L. Kierszenbaum, Laura L. Tres：毛細血管の型. 組織細胞生物学原書第3版. pp373-374, 南江堂, 2017.
40) Elizabeth B. Silverman：赤血球膜, 溶血と膜の異常. 血液の病態生理. p79, 西村書店, 1989.
41) Robert D.Woodson, Nasrollah T. Shahidi, Archie MacKinney, Jr. Jonathan L. Finlay：分化と成熟. 造血に関する序章. 血液の病態生理. pp13-18, 西村書店, 1989.

（文責：須田　正洋）

Question 22 血液検査部門

質問 血液の形態所見で技師学校の教科書では遭遇しないことはあるのでしょうか、あるとすれば一体どのようなものでしょうか。臨地実習の前に知っておきたいです。

解説 Answer

血液分野を含めて臨地実習の前に興味を抱くことはとても重要なことで感心しております。ご指摘のように実地医療の現場では必ずしも典型的な症例ばかりとは限らず、思いがけない修飾像に形態診断の中断を余儀なくされることがあります[1]。そのような事例は予期できないもので、教科書に記載されていないものでもあります。それらは末梢血のアーチファクト（人工産物）的要因によるものや患者さん自身また薬剤などによるもので、自動血球計数器の血算値に影響を与えることが多々あります。それでは末梢血や骨髄における予期できない形態像を提示して説明します（図1〜12）。

まず血算値に影響を与える要因として、フィブリン（凝固塊）の析出による血小板偽低値（図1）、中心静脈栄養（IVH）部位の採血に伴う酵母細胞様汚染による血小板・白血球偽高値（血液の希釈も考えられるためこの部位の採血は禁忌です）（図2）、重度の熱傷に伴う微小赤血球による赤血球偽低値、血小板偽高値（図3）、クリオグロブリン蛋白（丸印）の出現による血小板・白血球偽高値（赤矢印は血小板）（図4）、寒冷凝集素（IgM自己抗体）による赤血球・Ht偽低値、MCV・MCH・MCHC偽高値（図5）、白血球凝集による白血球偽低値（図6）、採血不良に伴う血管内皮細胞剥離による白血球偽高値、血小板偽低値などがあります（図7）。

次に予期せぬ形態変化として、採血後の経時的変化による変性リンパ球（図8）、アポトーシスに陥った好中球（左）とATL細胞（右）（図9）、敗血症における好中球の細菌貪食（図10）、G-CSF投与後の幼若顆粒球の大型化と中毒性顆粒（図11）、抗腫瘍剤（シタラビン；AraC）投与後の巨赤芽球様変化（図12）、フィブリン糸による切断赤血球、周囲の赤血球と被った"隠れ破砕赤血球"、核影などがあります。

このように教科書的知識ではどうしても説明できない事例が実際にはかなりの頻度で出現し、経験がなければ間違った形態情報となりかねないし、変化像もしくは非典型例的症例と誤認されないとも限りません。多くは患者さんの情報および標本作製までの全工程を確認することで解決しますが、それ以前の問題としてこのような特異な症例を見分ける能力をもつことが大切です[1]。尚、アーチファクトについては可能な限り対策を講じて検査を進めていきます（Q23.参照）。臨地実習ではこのような症例を1例でも多く鏡検して眼力を養い、実地医療の場で力量を大いに発揮して下さい。

Point

1. 末梢血の目視法では、採血、塗抹標本作製、標本乾燥、染色、鏡検の円滑な操作が求められます。

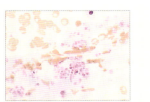
図1. 末梢血-MG染色

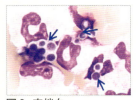
図2. 末梢血

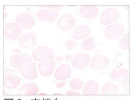
図3. 末梢血

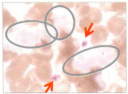
図4. 末梢血

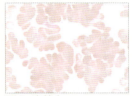
図5. 末梢血

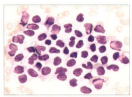
図6. 末梢血

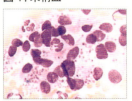
図7. 末梢血

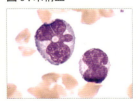
図8. 末梢血

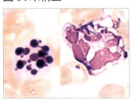
図9. 末梢血

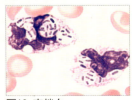
図10. 末梢血

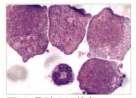
図11. 骨髄-MG染色

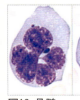
図12. 骨髄

図1. フィブリンの析出と血小板の付着
図2. 酵母細胞様汚染（矢印）
図3. 微小赤血球
図4. クリオグロブリン蛋白（丸印）
図5. 赤血球の寒冷凝集
図6. 白血球凝集
図7. 血管内皮細胞の剥離
図8. 変性リンパ球
図9. アポトーシス
図10. 好中球の細菌貪食
図11. G-CSF投与後の変化
図12. 抗腫瘍剤投与後の変化

略語
① IVH：Intravenous hyperalimentation　中心静脈栄養
② MCH：mean corpuscular hemoglobin　平均赤血球ヘモグロビン量
③ MCHC：mean corpuscular hemoglobin concentration　平均赤血球ヘモグロビン濃度
④ Ht：hematocrit　ヘマトクリット
⑤ G-CSF：granulocyte-colony stimulating factor　顆粒球コロニー刺激因子
⑥ ATL：adult T-cell leukemia/lymphoma　成人T細胞白血病・リンパ腫

Question 23 血液検査部門

質問 末梢血のアーチファクトで血小板凝集はよく経験しますが、他にどのようなものがありますか。また、その場合の対策を教えて下さい。

解説 Answer

末梢血液像で遭遇するアーチファクトについてはQ22.にも紹介しましたがまずは見逃さないことです。そして血算値に支障をきたす事例については、正確な血算値を報告するために速やかな対応策を講じることになります。ここでは代表的な事例を表1に提示しその対応策を述べます。

再採血が行われるものとして、①フィブリンの析出、②中心静脈栄養（IVH）部位の採血、③血管内皮細胞の出現などがあります。①の原因は採血不良によることが多くフィブリン糸付近に血小板が付着し、血小板偽低値や白血球値の不安定さをもたらします。②の原因はIVH接合部位からの採血や接合部位に付着した細菌（真菌など）の汚染によって三血球偽低値もしくは血小板・白血球偽高値を呈するため、採血部位を換えることになります。③の原因は血管壁を傷つけたことによる採血不良が考えられます。

患者さんが原因で起こるものとして、④寒冷凝集と⑤クリオグロブリン蛋白の出現があります。④の原因は寒冷凝集素のIgM自己抗体によって赤血球凝集が起こるため赤血球・Ht偽低値のほかにMCV・MCH・MCHC偽高値を呈し、⑤の原因は免疫グロブリンのIgM蛋白の増量によって血小板大の球状物質が集合し、特に血小板・白血球偽高値を呈します。④⑤の対応策として集合物質を温浴（37℃）にて解離させた後、自動血算器で再測定を行います。

EDTA塩による血小板凝集は5個以上の凝集を判定基準[2]にして、EDTA塩過剰投与、他の抗凝固剤（ヘパリン・クエン酸など）、カナマイシン、クロロキン製剤などによる対応策が教科書や専門書に記載されていますので参照して下さい。対応策のなかには白血球やMCVなどに影響を及ぼすこともあるようで決定打には欠くようです。

ここで寒冷凝集例を図1に紹介します。採血時の値（A）：採血管を斜めに傾けると管壁に小さな血液凝集塊を認め、塗抹標本で血液の小滴は中央部（矢印）が薄く周辺縁部に塗布されザラザラ感（小さな塊）がうかがえ赤血球には顕著な集合がみられます。温浴後の値（B）：37℃約10分間処理後の採血管には血液塊は認めず、塗抹標本で血液はまんべんなく塗布され赤血球の凝集はほぼ解離しています。血算値では、赤血球・Htの偽低値、MCV・MCH・MCHCが偽高値でしたが、基準値にもどりました。自動血算器で測定する前には、本件を含め採血管を斜めに傾け血液塊の有無などをチェックする体制が欲しいものです。

また思いがけない形態異常として、貧血における鉄剤やビタミン剤の投与、赤血球輸血、抗腫瘍剤使用の検体については、臨床情報を掌握できないことが判定を混乱させるので可能な限り臨床の先生とのコンセンサスが必要になります。

Point

1 末梢血液像の目視法は、アーチファクトの除外から始まり卓越された観察力をもって臨みますので、常日頃から眼力の養成に努めます。

表1. 血算値に影響する主なアーチファクト例と対応策

原因となる要因	対応策
①フィブリン析出	再採血
②IVH採血による希釈	再採血（部位の変更）
IVH採血部位の酵母細胞汚染	再採血（部位の変更）
③血管内皮細胞の出現	再採血
④寒冷凝集	温浴（37℃）による解離
⑤クリオグロブリン	温浴（37℃）による解離
⑥血小板凝集	諸々対応

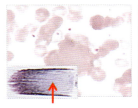

A.採血時　　B.温浴後

RBC（10^{12}/L）	2.99	A	4.52	B
Ht（%）	27.5		40.5	
MCV（fL）	92.0		89.6	
MCH（pg）	45.0		31.0	
MCHC（g/dL）	48.9		34.7	

図1. 寒冷凝集例（末梢血-MG染色）

図1. 採血時（A）：赤血球・ヘマトクリットの偽低値（青色）、MCV・MCH・MCHCの偽高値（赤色）がみられる
　　　温浴後（B）：基準値である

略語
① IVH：Intravenous hyperalimentation　中心静脈栄養
② MCH：mean corpuscular hemoglobin　平均赤血球ヘモグロビン量
③ MCHC：mean corpuscular hemoglobin concentration　平均赤血球ヘモグロビン濃度
④ Ht：hematocrit　ヘマトクリット

Question 24 血液検査部門

質問 末梢血液像の目視法で核影（smudge cell）によく遭遇しますが、白血球の百分率に与える影響とその対策を教えて下さい。

A 解説 Answer

核影とは、末梢血液像の薄層塗抹標本（ウェッジ法）による作製時に白血球の細胞質が壊れ核のみが残ってみられるもので、グンプレヒト（Gumprecht）の核影やスマッジ細胞（smudge cell）とよばれます。これらは塗抹の良し悪しに関わらず塗抹時に起こるアーチファクトであり健常正常人で2％みられます[3]。とはいえ、常に綺麗な塗抹を心がけることは大切なことです。核影はリンパ球系に多く出現し、なかでも異型リンパ球（反応性リンパ球）や異常リンパ球にみられ、特に慢性リンパ性白血病（CLL）ではよく経験することと思われます。末梢血に多数出現する場合は、白血球分類の百分率が求められないので、別途に個数を捉えその対応策を講じることになります。

対応策として、末梢血では22％アルブミン1容にEDTA加血液9容を混和後にウェッジ法にて塗抹標本を作製することや卓上型遠心塗抹装置によるスピナー法を用いることで回避できます。スピナー法は均一な塗抹の作製が可能ですが、新鮮な血液を用いることが条件で、回転数および遠心時間は4,700rpm 1.5秒を推奨します。ただ本法を実施している施設が限られていることが懸念されます。また、骨髄穿刺液でみられる場合は圧挫伸展標本を用いることが

よいとされます[3]。

経験から、末梢血のアルブミン添加法（図1）とスピナー法（図2）を提示し説明します。B細胞性非ホジキンリンパ腫例（図1）で、ウェッジ法にみられた核影（図1-A．矢印）はアルブミン添加後（図1-B）に消失し異常リンパ球で満たされ回避されました。伝染性単核球症例（図2）で、ウェッジ法にみられた核影（図2-A．矢印）はスピナー法（図2-B）にて消失し異型リンパ球の確認が可能となり回避されました。経験から、新生児標本の核影は約70％と高い頻度にみられますが、それは新生細胞に対して塗抹による負荷がより強くかかることが考えられます。

勝又らの報告による採血後の核影の出現率については、採血直後から徐々に上昇し6時間後には10〜30％が出現するため、採血後2時間以内の検体処理を推奨しています[4]。そのため特に形態異常のリンパ球においてはさらに短時間内の処理が望まれます。

Point

1. 目視法の綺麗な塗抹と華麗な染色は、常日頃から心がけて臨みます。
2. 「異型リンパ球」の名称は、最近では「反応性リンパ球」と呼称されていますが、一般的には異型リンパ球で表記されているようです。

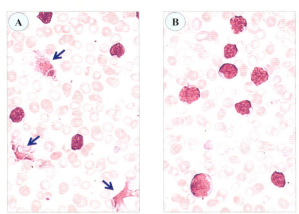

図1．末梢血：ウェッジ法（A）、末梢血：アルブミン法（B）

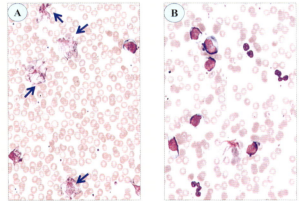

図2．末梢血：ウェッジ法（A）、末梢血：スピナー法（B）

図1．非ホジキンリンパ腫：ウェッジ法による核影（A）、アルブミン処理後（B）
図2．伝染性単核球症：ウェッジ法による核影（A）、スピナー法実施後（B）

略語
① CLL：chronic lymphocytic leukemia　慢性リンパ性白血病

Question 25 血液検査部門

質問 新生児の標本で幼若顆粒球や有核赤血球などをみる場合がありますが、これは異常としてみるべきでしょうか。またリンパ球についてはどのように分類すればよいでしょうか。

解説 Answer

　新生児は環境変化に堪えうることや母体からの免疫により感染防御が可能なことから大半の児は"弱そうで強い"、しかし早産児では過剰なストレス、体温保持の悪さ、ビタミンK不足による出血などが起こりやすいため"やっぱり弱い"といわれます[5]。従って、新生児の場合は、生後日数（日齢）よりも在胎日数に意義があり、まずは正期産児なのか早産児なのかを認識するべきかと思われます。そして正期産児であっても新生児期（生後28日まで）は生理的な要因によって幼若顆粒球、有核赤血球（赤芽球）、奇形赤血球などが末梢血に出現してもおかしくなく、それは早期産児であるほど頻度が高くなることも考えられます。しかし、異常所見には間違いないので、持続性でないことや臨床的にも異常がないことを確認することが大切です。

　筆者が以前に検討した新生児15例（正期産児10例、早産児5例）のMG染色（図1）において、正期産児の6例、早産児の4例に赤血球の溶血（図1-A.青矢印）・奇形赤血球（図1-A.赤矢印）・多染性赤血球（図1-A.緑矢印）、幼若顆粒球（図1-B）、有核赤血球（赤芽球）（図1-C）などを認めましたが、いずれも自然軽快しました。また15例中3例（正期産児）に異型リンパ球を認めました。リンパ球については成人の判定基準に従い小型、中型、大型リンパ球、異型リンパ球に区分したものを提示します（図2）。小型リンパ球は濃染性で核形不整が目立ち（図2-A）、中型リンパ球は軽度の核形不整を認め顆粒が目立ち（図2-B）、大型リンパ球の細胞質は淡青色で時々顆粒を認め（図2-C）、異型リンパ球の細胞質は好塩基性が強く核小体を認めますが単一様式（腫瘍性）は認めません（図2-D）。リンパ球については成人の判定基準で問題なく、異型リンパ球の出現例は少なく、出現する場合は成人と同様に二次的な誘因（ウイルス感染など）が示唆されます。ただ、小型リンパ球に核形不整が少なからず見られますので異常リンパ球との鑑別を要します（図3）。小型リンパ球はクロマチン網工が粗荒で平面的な核形不整に対し（図3-A）、異常リンパ球（リンパ芽球）はN/C比が高くクロマチン網工が緻密で立体的かつ複雑な核形不整がみられ、周囲には腫瘍性を漂わせる単一様式を認めます（図3-B）。

Point

1. 新生児期は生後の日数よりも在胎の日数が重要と思われます。
2. 生後2週から6歳頃まではリンパ組織の発達によりリンパ球数が3,000〜9,000/μL（成人の2倍ほど）に増加します[6]。

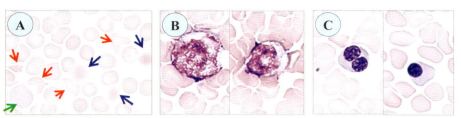

図1. 末梢血-MG染色

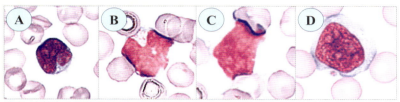

図2. 末梢血-MG染色

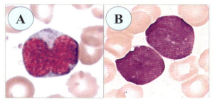

図3. 末梢血-MG染色

図1．A．赤血球形態、B．幼若顆粒球、C．有核赤血球（赤芽球）
図2．A．小型リンパ球、B．中型リンパ球、C．大型リンパ球、D．異型リンパ球
図3．A．小型リンパ球、B．リンパ芽球

略語
① N/C比：nuclear-cytoplasmic ratio　核・細胞質比
② MG：May-Grünwald-Giemsa　メイ・グリュンワルド・ギムザ

Question 26 血液検査部門

質問 偽チェディアック-東異常の先天性と後天性の形態の違いは何ですか。MDSで遭遇しましたが、好中球と好塩基球の鑑別がうまくいきません。何かポイントはありますか。

解説 Answer

Chédiak-東（チェディアック・ヒガシ）症候群（CHS）は常染色体劣性遺伝の原発性免疫不全症で、Chédiak M医師（キューバ.1954）、東音高医師（日本.1956）によって報告され、細胞内蛋白輸送である*CHS1/LYST*遺伝子異常が原因とされます。CHSは白血球の機能異常とされ、好中球の殺菌能が低下することによって細菌による反復感染を起こし予後不良とされます。白血球には細胞質内に直径 $2〜4\mu m$ の巨大顆粒が出現し、その顆粒はペルオキシダーゼや酸性ホスファターゼを含有し、本来別個に存在すべきアズール顆粒（一次）と特殊（二次）顆粒が融合し異常顆粒を認めます[7]。病原体を貪食してできる食胞とこの巨大顆粒は障害されていて、顆粒内の殺菌蛋白などは食胞に移行されず殺菌能が低下します[7]。この巨大顆粒の出現は巨大なライソゾーム形成をもたらし、その多くは骨髄内で死滅し好中球減少の原因となり、末梢血に放出された好中球は貪食能や活性酸素は保持するも、カタラーゼ陽性菌・陰性菌に対する殺菌能は低下し、これが貪食ライソゾームの形成不全と脱顆粒障害に起因しているといわれます[8]。

極めて稀とされる小児の先天性CHS例を提示して説明します（図1）。好中球はファゴソーム（食胞）に貪食した病原体を消化できず、脱顆粒やライソゾーム内に巨大な顆粒（一次顆粒と二次顆粒の融合）がみられます。また好酸球や好塩基球にも同様な形態異常を認めます。リンパ球は細胞質内に巨大な顆粒（矢印）がみられ、好中球の機能異常と同様に細胞傷害性Tリンパ球（CTL：T/NK）の機能低下によって易感染性を呈し、単球には巨大な空胞を認めます[8]。先天性の場合はこのように全ての白血球に形態異常を認めますが、後天性の場合は骨髄異形成症候群（MDS）などで稀に遭遇しますが、形態的には先天性と同様で主として顆粒球系に脱顆粒や粗大顆粒を認め、その多くは好中球にみられます。好塩基球にみられた場合は元来水溶性の性質から染色の過程で脱顆粒が起こるためそれとの区分は困難なようです。

MDSで遭遇した偽CHSを提示して好中球と好塩基球の鑑別を試みます（図2）。好中球は細胞質に脱顆粒と橙紅色の粗大顆粒を認め、MPO染色に染まりやすく（図2-A）、好塩基球は水溶性による脱顆粒も考慮しながら、残存した顆粒は好中球より大きくて紫褐色の顆粒を認め、MPO染色は陰性が多くトルイジン青（Toluidine blue）に染まりやすい（図2-B）ことが鑑別のポイントになるかと思われます。

Point

1. 先天性の白血球形態異常には核異常（好中球の核過分葉症、ペルゲル核異常症）、細胞質異常（メイ・ヘグリン異常症、ジョーダンス異常症）、顆粒異常（アルダー・ライリー異常症、チェディアック・東症候群）があります。

2. 後天性の場合は先天性と同様な形態異常を呈し主として好中球にみられます。

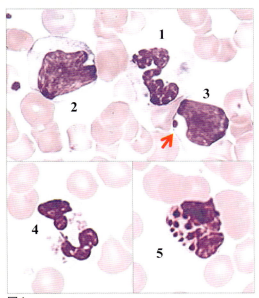

図1

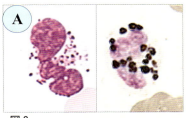

図2

図1.先天性チェディアック-東症候群（MG染色）
　　1．4．好中球、2．単球、3．リンパ球、5．好塩基球
図2.偽チェディアック-東顆粒（A.B.左：MG染色）
　　A.好中球（左）とMPO染色（右）B.好塩基球（左）とトルイジン青染色（右）

略語
① CHS：Chédiak-Higashi syndrome　チェディアック・東症候群
② CTL：cytotoxic T lymphocyte　細胞傷害性Tリンパ球
③ MDS：myelodysplastic syndrome　骨髄異形成症候群
④ MPO：myeloperoxidase　ミエロペルオキシダーゼ

Question 27 血液検査部門

質問　小児領域でhematogonesに遭遇することがありますが、その特徴は何かありますか。また、報告はblastまたはotherとしてコメント欄に付記することでよいでしょうか。

A 解説 Answer

　Muzzafar T.（2009）は、"hematogones（ヘマトゴン）"をbenign precursor B cells（良性前駆B細胞）として、pre B-ALL（precursor B-cell lymphoblastic leukemia：前駆B細胞性白血病）と区別しています[9]。Hematogonesは急性リンパ性白血病（ALL）や悪性リンパ腫（ML）の化学療法後、造血幹細胞移植後、感染後などに出現し、多くはリンパ球系が関与しているようです。そして"‥‥gone"が意味するように自然に消えていく一過性の要素をもっていますが、その形態所見、腫瘍細胞との鑑別や報告については明確な記載がないようです。私見的には異型や異常リンパ球でもない"幼若リンパ球"（juvenile lymphocyte）として対応し、その報告については下記に述べます。

　小児の骨髄にみられたhematogones例（図1）とpre B-ALL例（図2）を提示して説明します。

　1）Hematogones（図1）：骨髄にみられた5個の幼若リンパ球です（矢印）。N/C比は高く腫瘍性の所見を保持しているようですが、核のクロマチンは伸び切り淡染性で、核の中央部を針で刺そうものなら核が壊れそうな核質の弱さを感じます。また周囲には顆粒球系や赤芽球系が優位で、5個の細胞は増殖というよりまぎれ込みの状態が伺えます。本例はALLの治療後にみられたもので、PAS染色は陰性で一過性のものでしたが、類似するALLは進行が速いため経過観察を強いられる場合があります。報告としては正常の分類枠には入れず、幼若リンパ球（芽球様など）と判定し、other欄（％）やcomment欄（所見）を利用するのも一法かと思われますが、臨床の先生とのコンセンサスは不可欠です。

　2）pre B-ALL（図2）：骨髄にみられた5個のリンパ芽球です（矢印）。N/C比は高く、軽度の核形不整とクロマチン量が豊富でクロマチン網工は緻密、核の中央部を針で刺そうものなら針が折れそうな核質の強さ（クロマチン量の豊富さ）を感じます。周囲に眼をやるとまぎれ込みというよりも増殖（単一様式）がうかがえ腫瘍性の条件は揃っています。ちなみに、9時方向は正常の顆粒リンパ球と思われます。また、小児でCD10陽性のpre B-ALLはPAS染色が染まりやすく、点状や塊状の強陽性を呈した場合はリンパ芽球を強く支持できます（右.矢印）。経験から、PAS染色は小児pre B-ALLの約80％が陽性を呈し、なかでも点状、塊状陽性は予後良好因子の1つにもなるようです。hematogonesの核質の伸び切り現象は、風船をパンパンに膨らませたようにもみえます（図3）。

Point

1. hematogonesの形態は、核質が伸び切り正常クローンのなかに居候している様にみえます。
2. hematogonesの免疫形質は、CD10＋、CD19＋、CD34＋、CD20＋と様々な分化段階に存在するといわれます[10]。

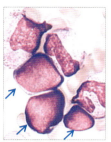

図1. 骨髄-MG染色

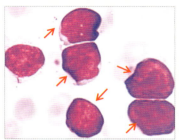

図2. 骨髄-MG/PAS染色

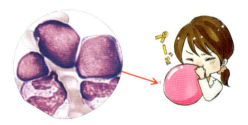

図3. 骨髄-MG染色

図1. hematogones細胞（5個、矢印）
図2. pre B-ALLのリンパ芽球（5個、矢印）とPAS染色点状陽性芽球（矢印）
図3. hematogones細胞は"風船をパンパンに膨らませたような"核質にみえます。

略語

① ALL：acute lymhoblatic leukemia　急性リンパ芽球性白血病
② ML：malignant lymphoma　悪性リンパ腫
③ PAS：periodic acid Schiff　過ヨウ素酸シッフ
④ N/C比：nuclear-cytoplasmic ratio　核・細胞質比

Question 28 血液検査部門

質問 単球とマクロファージの体内における動態や感染症（特に結核）などにおける単球の増加について教えて下さい。

A 解説 Answer

体内における単球の動態は骨髄で種々のサイトカイン（IL-3、GM-CSFなど）の作用によって、造血幹細胞から約1週間をかけて分化し、血中へ入ると3～4日で組織に移行してマクロファージに変身後、数カ月の寿命をとります[11]。マクロファージの機能的特徴は貪食能であり、組織における異物、老廃物、微生物などを貪食して処理し、機能亢進状態では、その反応の場で産生されるIL-3（T細胞由来）やGM-CSFなどが血流を介して骨髄に送られ単球の増産を促します[11]。

単球増加症は一般に800/μL以上とされ、感染症、膠原病、消化器疾患、血液疾患などが関与し、なかでも感染症（結核菌・溶連菌・マラリア原虫など）では、マクロファージによる貪食・殺菌が求められ付随して単球の増加が起こります[12]。結核菌感染の場合は、単球が結核菌を貪食し部分的に破壊し、その際に出る菌体成分であるリン脂質が単球を類上皮細胞にかえ肉芽腫を形成し、この肉芽腫では単球の細胞回転が高まっていて単球増加症となり、これは結核が活動性である証拠にもなります[13]。

結核を治療する上で、末梢血の単球数とリンパ球数の比率が正常比0.3～1.0に対し、活動性結核の場合は0.8～1.0以上になり、結核の治癒によって単球数は減少し正常化します。*Streptococcus viridans*（緑色連鎖球菌）による感染性心内膜炎の場合、単球は約30％にもおよび、末梢血に組織球（マクロファージ）が出現します[12]。

ここで幼児のアデノウイルス感染症で末梢血にみられた単球および活性化単球と思われる細胞を提示します（図1）。単球は直径16μm大、核と細胞質の面積比はほぼ1：1で核形不整がみられクロマチン網工は繊細です（図1-A, B）。活性化単球（疑い）は直径26μmの大型、細胞質の面積が豊富で円形～類円形核は中央寄り、クロマチン網工は繊細から粗網状、細胞質は部分的な好塩基性や空胞を認め組織球にも類似しています（図1-C, D）。次に骨髄でみられた組織球とマクロファージを提示します（図2）。楕円状の核は偏在し豊富な細胞質を有する組織球（図2-A. 矢印）、細胞質は不明瞭でクロマチン網工がスポンジ状、細胞質には異物の貪食を認めるマクロファージ（図2-B）、大型で核は偏在し（矢印）豊富な細胞質には赤芽球、赤血球、血小板を貪食する病的なマクロファージ（血球貪食細胞. 図2-C）。マクロファージは移行する組織によって機能が異なり複数の名称があり、例えば皮膚ではランゲルハンス細胞、中枢神経系ではミクログリア、肝臓ではクッパー細胞などとよばれます。

Point

1 マクロファージは貪食、殺菌、自然免疫に関与しています。

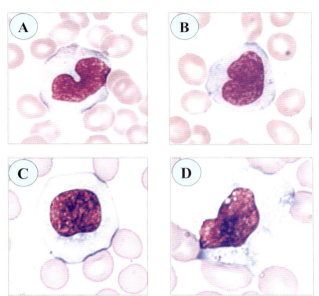

図1．末梢血-MG染色

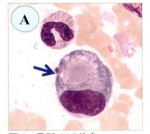

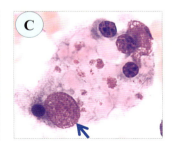

図2．骨髄-MG染色

図1．A, B. 単球、C, D. 活性化単球（疑い）
図2．A. 組織球（矢印）、B. マクロファージ、C. 血球貪食細胞（異常）

略語
① IL-3：interleukin-3　インターロイキン3
② GM-CSF：granulocyte macrophage colony stimulating factor　顆粒球マクロファージコロニー刺激因子

Question 29 血液検査部門

質問　PAS染色のキット法と自家製法に違いはありますか。またMG染色標本からPAS染色を行うことが可能と聞いたことがあるのですが、どのような過程を踏めばよいのでしょうか。

A 解説 Answer

血液学領域におけるPAS（periodic acid-Schiff）染色の原理は、血球内の多糖類に含まれるグリコール基が過ヨウ素酸によってアルデヒド基を生成し、これにアルデヒド基がシッフ試薬に反応して鮮赤（紅）色物質が形成されます。グリコーゲンやムコ蛋白なども陽性になりますが、前者の場合はアミラーゼ消化試験で陰性化（消化）します[14]。経験から自家製法を用いていますが、簡易化された市販のキット法の方が普及しているようです。それではご質問を含めたPAS染色における注意点を述べます。

【キット法と自家製法の比較】急性リンパ性白血病（pre B-ALL）における骨髄のリンパ芽球の陽性所見をキット法と自家製法で比較してみます（図1）。

キット法（図1-A）：2個のリンパ芽球に点状の陽性を認め（矢印）ますが、陽性所見に鮮明さを欠き、背景の赤血球は溶血気味で観察しにくいようです。

自家製法（図1-B）：2個のリンパ芽球に点状の陽性を鮮明に認め（矢印）、赤血球に変化はありません。ここでいう"鮮明さ"とは、終末反応物質の鮮赤色が鮮明に浮き出て見えるか否かでありそれは判定を左右します。経験から、通常の核染色後にさらに飽和炭酸リチウムで1分間処理することによって、核染に青味が増し鮮赤色の陽性物質の判定が容易になります[15]。これは細胞化学染色の基本とされる対比染色に飽和炭酸リチウムが一役買っている証でもあり自家製法を推奨したいところです。

【判定の注意点】①点状、塊状、②顆粒状（細・粗大）、③びまん性（散在性）・限局性として区分し、①と②が混在する場合は特異性から①を優先し、びまん性については強弱を付記して報告しています。リンパ芽球、骨髄芽球、単芽球の陽性所見の違いは、リンパ芽球が点状や塊状陽性に対し骨髄芽球や単芽球が陽性の場合は微細〜細顆粒状に染まり、決して点状・塊状陽性はみられないことです。

【MG染色からPAS染色の試み】preB-ALL例で検討したものを提示します（図2）。自家製法でPAS染色を実施したもので（図2-A）、同一例のMG染色標本を95％エタノールで20分間脱色した後水洗を行い、PAS染色手順の1％過ヨウ素酸処理以降の操作を実施したものです（図2-B）。双方ともに点状から塊状の鮮やかな陽性を呈し染色性にほとんど変化はありませんでした。ちなみにエタノール溶液の濃度は95％で20分間の処理がよいようです。

Point

1. 対比染色とは終末反応物質が赤色であれば核染色を青色に染め陽性物質を鮮明に引き出すことで、PAS染色ではギル・ヘマトキシリン液が使用されます。

2. PAS染色では1％過ヨウ素酸をできるだけ新調し、シッフ試薬は室温でピンク色に変色したら換えどきです。

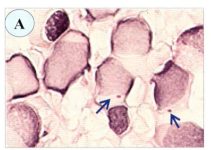 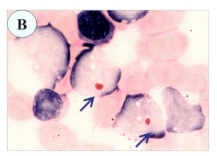

図1. 骨髄-PAS染色

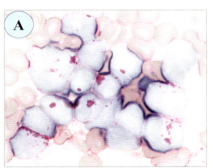 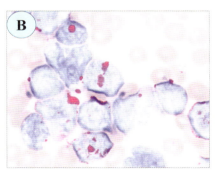

図2. 骨髄-PAS染色

図1-A. キット法、B. 自家製法
図2-A. pre B-ALLのPAS染色、B. MG染色脱色後のPAS染色（A.と同一例）

略語
① pre B-ALL：precursor B-cell lymphoblastic leukemia　前駆B細胞性白血病
② MG：May-Grünwald-Giemsa　メイ・グリュンワルド・ギムザ

Question 30 血液検査部門

質問 高齢の患者さんで白血球数6.2万/μL、顆粒をもつ芽球を60％認め、MPO強陽性、CD13とCD33が陽性、CD34とHLA-DRが陰性、DIC所見あり、染色体は正常核型でした。骨髄標本はありませんが、どのような診断を考えることになりますか。

解説 Answer

骨髄標本がないようですのでご提示の情報から解説してみます。末梢血では白血球数増加に伴う芽球の増加を認め（60％）、MPO染色が陽性、顆粒球系抗原（CD13,CD33）が陽性のことから、まず急性骨髄性白血病（AML）が疑われます。顆粒をもつ芽球とありますので、まずアズール顆粒を認める芽球について説明します（図1）。一般に正常の骨髄芽球に顆粒は認めないとされますが、腫瘍性の芽球には顆粒をもたない芽球（図1-A．上）と顆粒を有する芽球（図1-A．下）が存在し、後者は細顆粒のことが多いようです。顆粒を有する芽球は、前骨髄球（図1-B）と前単球（図1-C）と類似しますが、前者は核の偏在や粗大顆粒が、後者は核形不整（矢印）、核網の繊細さや微細顆粒が特徴であることから鑑別は可能です。さて本例は豊富な顆粒を有する芽球とDICの所見やHLA-DRの陰性から急性前骨髄性白血病（APL.M3）に類似していますが、染色体が正常核型であることから否定されます。それではご質問に類似したAMLを提示して説明を続けます（図2）。

高齢の患者さんで白血球数は著増（8.1万/μL）、免疫形質はCD13・33が陽性、CD34・HLA-DR・リンパ球抗原が陰性で、染色体は正常の核型で遺伝子異常も認めませんでした。DIC所見を認め、末梢血の芽球は75％と増加し顕著な核形不整や顆粒を有しアウエル小体は不明でした（図2-A）。骨髄の芽球は92％と増加し、末梢血と同様の形態でアウエル小体やファゴット細胞は認めませんでした（図2-B）。骨髄の芽球はMPO染色に陽性でしたが、APL細胞ほどの強さはなさそうでした（図2-C）。芽球の顆粒は微細というよりも粗大でAPL細胞に類似していましたが、15；17転座や*PML::RARA*遺伝子を認めずM3は否定しました。芽球の比率から未分化型のM1を、豊富な顆粒を有することから分化型のM2を考えましたが、HLA-DRが陰性のことから両病型は除外され、結局FAB分類に該当しない病型としてHLA-DR陰性のAMLと診断されました。類似例として、初診時にHLA-DRが陰性で著明な白血球数の増加を認め、顆粒の豊富な芽球が増加する症例のなかにNKが関与するMyeloid/NK（Natural killer）leukemiaが含まれているという報告[16]がありますのでNK活性の検索が必要になるようです。残念ながら提示例は検索しておりません。

Point

1. 骨髄検査の実施が不可能な施設では末梢血の形態診断が全てになりますが、可能な限り臨床の先生からその後の経過や情報を受け取ることが重要です。また、本例のように末梢血でも免疫表現型や染色体・遺伝子検査は可能ですので検査依頼の指示を仰ぐことも重要です。

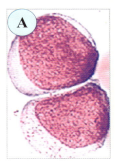 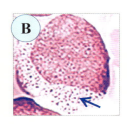 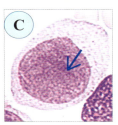

図1．骨髄-MG染色

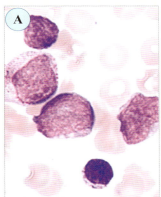 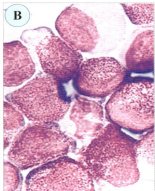 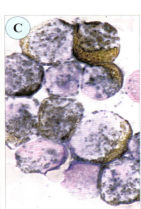

図2．末梢血/骨髄-MG/PO染色

図1-A．顆粒をもたない芽球（上）、細顆粒を有する芽球（下）図1-B．粗大顆粒を有する前骨髄球、図1-C．微細顆粒を有する前単球
図2-A．顆粒を有する芽球（末梢血）、図2-B．アウエル小体不明の芽球（骨髄）、図2-C．MPO染色に陽性の芽球

略語
① AML：acute myeloid leukemia　急性骨髄性白血病
② DIC：disseminated intravascular coagulation　播種性血管内凝固症候群
③ APL：acute promyelocytic keukemia　急性前骨髄球性白血病
④ FAB：French-American-British classification　FAB分類
⑤ MPO：myeloperoxidase　ミエロペルオキシダーゼ

Question 31 血液検査部門

> 質問：AML-M5の単球系の鑑別に苦慮する場合があります。WHO分類（2008）で単芽球、前単球、単球の鑑別法が提唱されましたが、今一つ判定に悩んでいてポイントをどこにおけばよいのでしょうか。

A 解説 Answer

世界の血液学者を悩まし続けた単球系の判定基準がようやくWHO分類（2008）に登場しました。WHO分類では急性単球性白血病（AMoL.M5）の病型を対象にして単芽球、前単球、異常単球に区分しています[17]。M5には低分化型（M5a）と分化型（M5b）がありますが、目合わせをする場合はこの三段階が多く混在するM5bの方が適しているように思われます。これで一件落着と思えた単球系の判定基準ですが、ご質問のように研修会などでそのキーポイントを問われることがあり、筆者も多少疑問を抱えておりますので少し追究してみたいと思います。まずWHO分類の提示画像（blue book. M5例）と筆者の提示画像（M5b例）を提示して説明します（図1、2）。

WHO分類の見解（図1）：単芽球は大型で核が円形、クロマチン網工は"lacy"で核小体は明瞭、豊富な細胞質は好塩基性で微細顆粒や数個の空胞を認め（図1-A）、前単球は核が不整形、クロマチン網工は"fine"で核小体を有し、細胞質は好塩基性で微細顆粒を認め（図1-B）、単球は核の分葉傾向が強く、クロマチン網工は"more condensed"で核小体は認めず、細胞質は微細顆粒を認めます（図1-C）。

筆者の意見（図2）：WHO分類における単芽球と単球のクロマチン網工の捉え方が逆なように思え、単芽球はやや粗網状に対し、単球はレース状として捉えています（図2-A, B, C）。そしてWHO分類が記載したクロマチン網工の訳し方については、lacy（透き通った）、fine（微細な）、more condensed（より凝縮状の）として理解しています。ここで私見ながら腫瘍性単球を整理してみます（表1）。

単芽球は核がほぼ円形で明瞭な核小体がみられ、クロマチン網工は粗網状で細胞質は顆粒を認めないことが多く舌状（blister）の突起を有します。前単球は歪な核形不整がみられクロマチン網工は繊細網状で微細顆粒が出始めます。単球は核の分葉が顕著になりクロマチン網工は繊細で細胞質は微細顆粒を認め空胞もみられます。さて、皆様方のお考えは如何なものでしょうか。

次にM5aとM5bにおける骨髄のMPO染色を考えてみます（図3）。単芽球が優位のM5a（図3-A）では多くがMPO陰性で、単球系が混在するM5b（図3-B）ではMPO陰性が多いなか（丸印）一部陽性を認めます（矢印）。

Point

1. M5aは単芽球が80％以上を占め、M5bは単芽球が80％未満で以下前単球、単球の混在を認めます。
2. MPO染色は単芽球に大半が陰性で、前単球あたりから陽性が出始めますが、多くは弱陽性から陰性を呈します。EST染色では単芽球の方が強陽性に染まるようです。

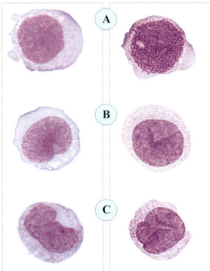

図1. 骨髄　　図2. 骨髄

表1. 腫瘍性単球の鑑別（私見）

所見	単芽球	前単球	単球
核の形状	円形	歪な不整形	分葉形
核小体	明瞭（大きい）	あり	なし
クロマチン網工	粗網状	繊細網状	繊細
細胞質	好塩基性（強度）	好塩基性（中等）	好塩基性（軽度）
アズール顆粒	なし～あり	あり（微細）	あり（微細）
突起物	あり（舌状）	時々あり	時々あり
空胞	時々	あり	多い

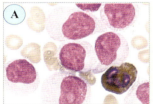

図3. 骨髄-PO染色

図1. WHOの提示画像（2008）
図2. 筆者の提示画像（A.単芽球、B.前単球、C.異常単球）
図3-A. M5a：MPO染色に陰性の単芽球（陽性は好中球）
図3-B. M5b：MPO染色に陰性の前単球（黄色丸印）と単球（白丸印）、陽性の前単球（矢印）（左2個は陽性の好中球）

略語

① WHO：World Health Organization　世界保健機関
② CMML：chronic myelomonocytic leukemia　慢性骨髄単球性白血病
③ AMoL：acute monocytic leukemia　急性単球性白血病
④ MPO：myeloperoxidase　ミエロペルオキシダーゼ
⑤ EST：esterase　エステラーゼ

Question 32 血液検査部門

質問 APLの患者さんで治療を始めたときに見られる細胞形態の捉え方と報告に悩んでおります。何かよいアドバイスはありますか。

解説 Answer

急性前骨髄球性白血病（APL）は、*PML::RARA*遺伝子を有し、異常の前骨髄球が増殖するAMLでFAB分類のM3に相当します。APLには顆粒の豊富な典型的なものと顆粒の少ない二つのタイプがあり、双方ともAPL細胞から放出される組織トロンボプラスチン様物質やアネキシンIIの作用により線溶系のDICを合併するため早期診断、早期治療が求められます。APLの治療は、オールトランスレチノイン酸（ATRA）と亜ヒ酸療法の確立によってDICのコントロールが可能となり完全寛解率は80〜90％とされ、AMLのなかでも高い治癒率が期待できるようになりました[18]。

さてご質問は、APL診断後にATRAを中心とした化学療法によって分化誘導された好中球を如何に分類し報告するかということだと思いますので、APLの診断後ATRA療法などが開始され寛解に至った症例を提示して説明します（図１）。

【APL診断時の骨髄】（A）核形不整が顕著で細胞質に豊富な異常顆粒を有し、アウエル小体の束（ファゴット細胞.矢印）を認め典型的なAPL細胞の増殖がみられます。

【治療17日目】（B）APL細胞は原型を留めず好中球へ分化誘導され正常の好中球とは異なる形態のことから"見かけ上の好中球"また"分化誘導好中球"として捉えたいものです。

【治療40日目】（C）APL細胞の面影はすっかり消えて、顆粒球系の幼若型から成熟型の正常クローンの復活がみられ無事に寛解を迎えました。

この"見かけ上の好中球"は、異常クローンを保持したままに分化したものと思われ、正常クローンとは一線を引く必要があります。その形態は正常の好中球に比べると、核は丸みを帯び、細胞質は弱い好塩基性を漂わせ、アウエル小体を有したもの（B. 矢印）はAPL細胞の形態を引きずったものと認識します。またMPO染色で細胞質一面に染まる強さ（ベタッとした染まり）もAPL細胞を疑う根拠になります（D）。参考までに正常の好中球は細胞質に隙間がみられる染まり方ですので異なります（E）。そして、見かけ上の好中球の報告については、正常分類枠には分類できないので、「other」欄に（％）、「comment」欄に（所見）（分化誘導好中球など）を記載し報告することは如何でしょうか。勿論、臨床の先生とのコンセンサスは不可欠です。

Point

1. APLは出血傾向が強いため末梢血では絶対見逃してはいけない白血病の一つです。
2. 学生さんへ！APLは慢性骨髄性白血病（CML）と同様に国家試験によく出題される疾患ですので習得しておきましょう。

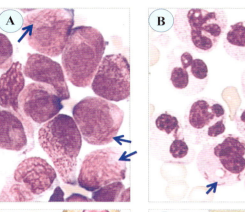
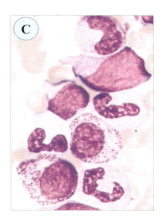
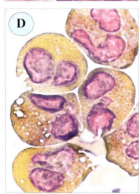
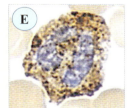

図1. 骨髄-MG/PO染色

図1-A. 診断時. 異常な顆粒のAPL細胞とファゴット細胞（矢印）
  B. 治療17日目. 分化誘導中の好中球にみられたアウエル小体（矢印）
  C. 治療40日目. 正常クローンが復活した寛解像
  D. MPO染色. 強陽性態度のAPL細胞
  E. MPO染色. 正常の好中球

略語

① APL：acute promyelocytic leukemia　急性前骨髄球性白血病
② AML：acute myeloid leukemia　急性骨髄性白血病
③ DIC：disseminated intravascular coagulation　播種性血管内凝固症候群
④ FAB：French-American-British classification　FAB分類
⑤ ATRA：all-trans retinoic acid　オールトランスレチノイン酸
⑥ CML：chronic myeloid leukemia　慢性骨髄性白血病

Question 33 血液検査部門

質問 悪性リンパ腫の骨髄浸潤を判定するとき、特に数が少ない場合の判定に苦慮することを経験しますが、何かよいアドバイスがありましたらお願いします。

解説 Answer

悪性リンパ腫（ML）は、非ホジキンリンパ腫（NHL）とホジキンリンパ腫（HL）に大別され約90％（多くはB細胞性）をNHLが占め、リンパ節や節外の臓器に増殖したリンパ腫細胞は腫瘤を形成し、成人例の約20％、小児例の最大50％が骨髄浸潤を伴い[19]、その形態には多様性がみられます。ML細胞の浸潤については異常リンパ球として捉え、リンパ球や異型リンパ球また再燃（再発）時であれば初診時のML細胞を比較対象にして判定します。その浸潤評価については数値基準が明確でないようですので1％は有意として捉えています。経験から異常リンパ球の形態所見は、①大小不同性②N/C比が高い③クロマチン量が豊富でクロマチン網工は緻密④核形不整が顕著⑤核小体が明瞭⑥単一様式などを所見としています。

それでは骨髄に浸潤がみられたMLの症例を提示して説明します（図1）。

［A］Bリンパ芽球性リンパ腫（B-LBL）：2個（矢印）は小型でN/C比が高く核形不整が顕著でクロマチン量が豊富なリンパ芽球でALLに相当します。1時方向は正常のリンパ球です。［B］リンパ形質細胞性リンパ腫（LPL）：1個（矢印）は中型で円形核は偏在し、比較的狭い好塩基性の細胞質を有する形質細胞様リンパ球で、単クローン性IgM血症が特徴です。その上と3時方向は正常のリンパ球です。［C］びまん性大細胞型B細胞リンパ腫（DLBCL）：4個（矢印）は大型で好塩基性の細胞質には小さな空胞が多くみられそれは核の上にも存在しています。成人NHLの25～30％を占め最も頻度の高いMLです。［D］小リンパ球性リンパ腫（SLL）：2個（矢印）は、小型でN/C比は高く、核形不整は軽度でクロマチン量はやや豊富でCLLに相当します。5時方向は正常のリンパ球です。［E］濾胞性リンパ腫（FL）：3個は小型～中型の異常リンパ球で、2個（矢印）は核幅が狭く核中心への深い切れ込みが特徴です。［F］アグレッシブNK細胞白血病：大型で3個のNK細胞（矢印）は顕著な核形不整と好塩基性の細胞質に粗大なアズール顆粒を認め急激な経過をたどります。［G］ATL-大細胞型：分葉核のATL細胞（矢印）は濃染性で好塩基性の細胞質に多数の空胞を認め、空胞は時々認めます。［H］ホジキンリンパ腫（HL）：大型細胞（矢印）はリードステルンベルグ巨細胞といわれ特徴的な鏡像（mirror image）がみられ、ホジキン細胞が骨髄に浸潤することは稀です。

Point

1. ホジキンリンパ腫は、最新のWHO分類（Leukemia.2022）では成熟B細胞腫瘍のなかに含まれるようになりました。

2. 非ホジキンリンパ腫は、一般に年単位で進行する低悪性度、月単位で進行する中悪性度、週から日単位で進行する高悪性度に分類されます。

3. 低悪性度には濾胞性リンパ腫・CLLなどが、高悪性度には成人B細胞リンパ芽球性白血病（ALL）・バーキットリンパ腫などが含まれます。

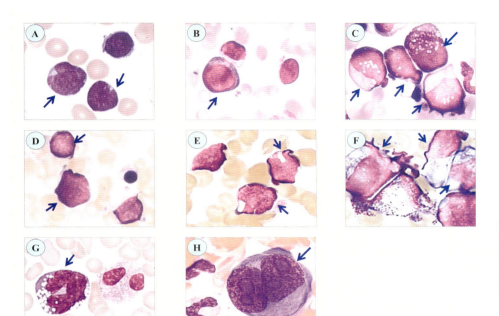

図1. 骨髄-MG染色

図1．A．リンパ芽球性リンパ腫、B．リンパ形質細胞性リンパ腫、
　　 C．びまん性大細胞型B細胞リンパ腫、D．小リンパ球性リンパ腫、
　　 E．濾胞性リンパ腫、F．アグレッシブNK細胞白血病、
　　 G．ATL（大細胞型）、H．ホジキンリンパ腫

略語
① ML：malignant lymphoma　悪性リンパ腫
② NHL：non-Hodgkin lymphoma　非ホジキンリンパ腫
③ HL：Hodgkin lymphoma　ホジキンリンパ腫
④ N/C比：nuclear-cytoplasmic ratio　核・細胞質比
⑤ B-LBL：B-lymphoblastic lymphoma　Bリンパ芽球性リンパ腫
⑥ ALL：acute lymphoblastic leukemia　急性リンパ芽球性白血病
⑦ LPL：lymphoplasmacytic lymphoma　リンパ形質細胞性リンパ腫
⑧ DLBCL：diffuse large B-cell lymphoma　びまん性大細胞型B細胞リンパ腫
⑨ SLL：small lymphocytic lymphoma　小リンパ球性リンパ腫
⑩ CLL：chronic lymphocytic leukemia　慢性リンパ性白血病
⑪ ATL：adult T cell leukemia/lymphoma　成人T細胞白血病/リンパ腫

Question 34 血液検査部門

> 質問　末梢血では外敵（ウイルス・腫瘍細胞など）に対し攻撃するリンパ球はどのような状態で存在し、それを実証するような光景をみることはあるのでしょうか。

解説　Answer

　腫瘍細胞などの排除にあたる免疫細胞の細胞傷害性リンパ球（cytotoxic lymphocyte）とナチュラルキラー（natural killer：NK）細胞は、腫瘍細胞を認識・捕捉し、細胞傷害性分子（パーフォリン、グランザイムなど）により標的細胞をアポトーシスへ誘導します[20]。アポトーシスに陥った細胞は周囲の貪食細胞により速やかに除去されるため、標本上で確認されることは皆無とされます。しかし、その前段階である細胞傷害性T細胞の腫瘍細胞への接着像は免疫反応の確かな傍証として捉えることができると思われます。これは標的細胞が腫瘍細胞であることを示唆する所見でもあり、免疫学的殺しの手口を教えてくれる光顕上の貴重な情報として認識しておきます。

　経験から、末梢血に出現した三例の骨髄転移細胞を標的に攻撃をかけている細胞傷害性T/NK細胞を提示して説明します。

　1）印環細胞癌例（図1）：右上に3個の細胞傷害性T細胞（？）（赤矢印）が腫瘍細胞（緑矢印）に接着して攻撃をかけている像がみられます。下段には免疫防御作用を受けていないノーマークの腫瘍細胞がみられます。一般にT細胞は集団で攻撃するといわれますので本例の殺し屋はT細胞が考えられます。

　2）低分化腺癌例（図2）：抗癌剤投与や放射線治療がなされていない未治療例です。2個の細胞傷害性T細胞（赤矢印）が接着する腫瘍細胞（中央右、緑矢印）の核変性はまだ軽度ですが、中央左の細胞（緑○印）は核の断片化や萎縮が顕著でアポトーシスを起こした腫瘍細胞と思われ、除去される前の状態がうかがえます。6時方向（緑矢印）の腫瘍細胞はノーマークです。

　3）低分化腺癌例（図3）：中央の腫瘍細胞（緑矢印）に接着したリンパ球は僅かにアズール顆粒がみられ細胞傷害性NK細胞と思われます（赤矢印）。NK細胞は一般に単独で攻撃するといわれるのでその可能性が強いようです。NK細胞は絶えず血中を循環し、抗原提示細胞の情報を受けて活性化するT細胞より先に免疫排除にあたるともいわれます。

　提示の三例はがん細胞を対象にしましたが、細胞傷害性リンパ球のT細胞やNK細胞はこのような状況下で腫瘍細胞を攻撃していることが推測され、本例は新しい免疫治療のCAR-T細胞療法の前哨戦ともいえる箇所を偶然にも観察したことになるのかも知れません。

> Point
>
> 1 CAR-T細胞療法は、CD19陽性のpre B-ALLやびまん性大細胞型B細胞リンパ腫（DLBCL）の症例が対象となります。患者さんのT細胞を採取し増殖させ、リンパ球を除去した後患者さんにCAR-T細胞を投与する方法です。

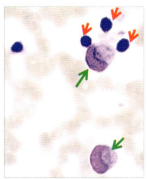 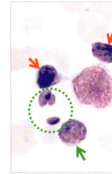 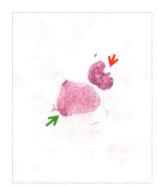

図1．末梢血-MG染色　　　　図2．末梢血　　　　　　　図3．末梢血

図1．印環細胞癌：がん細胞（右上、緑矢印）に接着し攻撃中の3個の細胞傷害性T細胞（赤矢印）5時方向はノーマークのがん細胞（右下、緑矢印）

図2．低分化腺癌：がん細胞（中央右、緑矢印）に接着し攻撃中の2個の細胞傷害性T細胞、アポトーシスを起こしたがん細胞（中央左、緑○印）、6時方向はノーマークのがん細胞

図3．低分化腺癌：がん細胞（中央左、緑矢印）に接着し単独で攻撃中の細胞傷害性NK細胞（赤矢印）

略語
① CAR：chimeric antigen receptor　キメラ抗原受容体
② pre B-ALL：precursor B-cell lymphoblastic leukemia　前駆B細胞性白血病
③ DLBCL：diffuse large B-cell lymphoma　びまん性大細胞型B細胞リンパ腫

Question 35 血液検査部門

質問 がん細胞の骨髄転移は大型細胞で集簇像をみていますが、他に決め手となる形態所見はあるのでしょうか。また白血病細胞と鑑別を要するポイントを教えて下さい。

解説 Answer

骨髄は肺や肝と並びがん細胞が転移する好発臓器の一つとされています。骨髄転移の診断は、画像診断（骨シンチグラフィ、単純X線検査、CT、MRIなど）に委ねることが多くなり、骨髄検査の頻度は少なくなりましたが治療面から見逃しは禁止です。がん細胞が骨髄に転移した場合は、血行性（時にリンパ行性や体腔内性転移）に発生することが多く、骨髄転移の成立機序については、原発巣からの遊離・浸潤→血管内侵入→移動→骨髄血管内定着→血管外脱出→転移巣形成のステップを踏みます[21]。

骨髄像における着眼ポイントは、低倍率（×100）で全体をくまなく鏡検し、細胞の集簇や重積性のみならず孤立性、大型細胞や小型小円形にも着目します。集簇については、上皮性結合（腺癌・扁平上皮癌・小細胞癌など）や非上皮性結合（神経芽腫・横紋筋肉腫・骨肉腫など）を認識しておきます[21]。上皮性結合を呈する胃原発の腺癌（図1-A）では立体的な重積性や細胞質のムチン（粘液物質）産生が強く、それはPAS染色にびまん性の強陽性を呈します（図1-B）。非上皮性結合を呈する神経芽腫（図2）では偽ロゼット形成（矢印）や孤立性をとり、周囲には核影が多くみられます（丸印）。時折、正常細胞の集合が腫瘍細胞に類似して見えることがありますが、その多くは平面的で疑わしき時は周囲に眼を配りながら判定します。さらに腫瘍細胞の核の配列に着目すると、小細胞癌（肺原発）と神経芽腫（副腎・後腹膜原発）

はよく類似し、細胞接着面の核相互圧排や木目込み細工の配列がみられます（図3・図4 丸印）。両者の鑑別として、小細胞癌は成人に多くproGRPやNSEなどの組織型に特異的なマーカーが存在し、一方、神経芽腫は小児に多くカテコールアミン代謝産物のバニリルマンデル酸（VMA）やホモバニリン酸（HVA）が尿中で高値を示すことが鑑別のポイントかと思われます。

次に白血病細胞と鑑別する代表例としては小児の神経芽腫（図5）と急性リンパ性白血病（ALL）（図6）があります。前者は孤立性に出現した場合であり、核のクロマチン量が少なく緻密さを欠き核影（矢印）が多いのに対し、ALLは集合性が少なく核のクロマチン量が豊富で緻密であり、核小体を有し核影（矢印）は多少みられます。両疾患の治療は全く異なるため初期診断では誤診のないように心がけます。尚、一連の核影（smudge cell）は標本作製時のアーチファクトであり腫瘍細胞にはよくみかけることですが、神経芽腫の方が濃染性で核としての面影を残しているようです。

Point

1. がんの骨髄転移には骨芽細胞性ニッチ（微小環境）が関与されているといわれています（Shiozwa Y, et al.2011, Dhawan A, et al.2016）。
2. ALLは免疫表現型検査でリンパ芽球の起源を検索し染色体や遺伝子検査を行います。

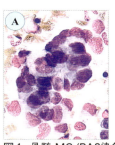
図1. 骨髄-MG/PAS染色

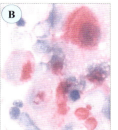

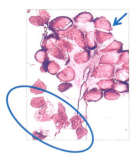
図2. 骨髄-MG染色

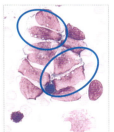
図3. 骨髄

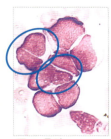
図4. 骨髄

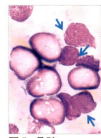
図5. 骨髄

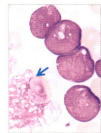
図6. 骨髄

図1. 胃原発の腺癌とPAS染色
図2. 神経芽腫：偽ロゼット形成（矢印）と核影（丸印）
図3. 小細胞癌
図4. 神経芽腫：細胞接着面の核相互圧排や木目込み細工の配列（丸印）
図5. 神経芽腫：副腎原発の骨髄転移、時に孤立性の出現、濃染性の核影（矢印）
図6. ALL：リンパ節腫瘤形成の骨髄浸潤、淡染性の核影（矢印）

略語
① pro GRP：pro gastrin releasing peptide　ガストリン放出ペプチド前駆体
② NSE：neuron specific enolase　神経特異エノラーゼ
③ VMA：vanillylmandelic acid　バニリルマンデル酸
④ HVA：homovanillic acid　ホモバニリン酸
⑤ ALL：acute lymphoblastic leukemia　急性リンパ芽球性白血病

Question 36 血液検査部門

質問 TAMとAML-M7の鑑別に苦慮する場合があります。両者の鑑別と形態的に異なるポイントはありますか。

 解 説 Answer

　一過性骨髄異常増殖症（TAM）はダウン症（Down syndrome：DS）の新生児にみられる疾患であり、TAMの定義は、生後6週以内に発症し、芽球は骨髄より末梢血に多く、21トリソミー（DS）を認め、3週間以内に自然軽快する[22]ということでした。しかし、その後DSの患者さんに白血病発症のリスクが高いことが報告され[23]、DS児は非DS児に比べ急性骨髄性白血病（AML）の発症が高く、なかでも急性巨核芽球性白血病（AML-M7）の発症頻度が約70％で*GATA1*遺伝子変異を認めます[24]。DSの新生児の約10％はTAMとして発症し、出現する芽球はM7の巨核芽球に類似し、TAMは数週間から3カ月の経過で自然軽快しますが、20〜30％の症例は1〜3年以内にM7に進展します[25]。それは*GATA1*遺伝子変異が一部欠損した蛋白を生じることで巨核球の増殖を促しM7への進展が考えられます[26]。TAMの芽球は巨核芽球と同様な免疫学的性格を有し[27]、血小板系抗原のCD41、CD42b、CD61のほかに、顆粒球系抗原のCD13・CD33、panT細胞抗原のCD7などの発現を認めます[27]。それでは経験からTAMとM7例を提示して説明します（図1、2）。

　TAM（図1）：新生児・Down症、肝脾腫（+）、白血球数1万/μL（芽球56％）、骨髄は正形成（芽球36％）で芽球は末梢血に優位、N/C比はやや高く核は軽度の核形不整にクロマチン量が少なく緻密さを欠き核小体は不明瞭で、骨髄の芽球のごく一部にMPO染色が陽性でした（通常は陰性）。末梢血の芽球が骨髄よりも多いことが特徴で、入院17日目に末梢血と骨髄の芽球は消失して正常化しました。

　M7（図2）：乳児・Down症、白血球数2.1万/μL（芽球39％）で骨髄は正形成（芽球75％）、芽球は骨髄に優位で水泡状の突起を有し大小不同性、N/C比は高く核はクロマチン量が豊富で緻密であり核小体は明瞭でPO染色は陰性でした（図2-A,B）。酸性ホスファターゼ（ACP）染色は限局性陽性を呈しました（図2-C）。また電顕による血小板ペルオキシダーゼ（PPO）二重染色では、核膜周囲腔と粗面小胞体に加え細胞膜のGPⅡb/Ⅲaが陽性を示し巨核芽球として証明されました（図3）。免疫表現型では血小板系（CD41、CD61）の他に、T-リンパ球系（CD7）、顆粒球系（CD13、CD33）の発現を認めました。DSに伴う骨髄性白血病の芽球はTAMと類似した免疫表現型を示すといわれます[26]。

　TAMとM7の芽球の違いは、核のクロマチン量、緻密さ、核小体の性状にあるようですが、鑑別困難な症例をよく経験します。ただTAMでは21トリソミー以外の染色体異常が証明されないことや自然軽快の経過をたどることがポイントのようです。

Point

1. TAMはWHO分類（2017）のDSに伴う骨髄性白血病とともにダウン症候群に伴う骨髄増殖症のなかに含まれています。

2. DS児の白血病発症のリスクは発症年齢で異なり、年長児ではALLが多く、2歳以下ではAMLが多くM7の1歳児に高いピークを示します[25]。

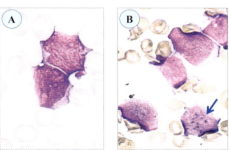
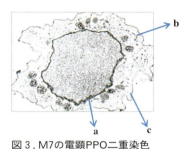

図3．M7の電顕PPO二重染色

図1．末梢血-MG/骨髄-MPO染色

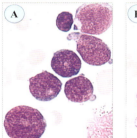
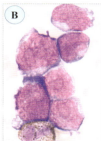
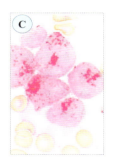

図2．骨髄-MG/MPO/ACP染色

図1．TAMの芽球（A）とMPO染色に一部陽性の芽球（B）（矢印）がみられる
図2．M7の芽球（A）は大小不同で水泡状の突起がみられ、MPO染色（B）は陰性である（C）ACP染色は限局性の陽性である
図3．電顕血小板ペルオキシダーゼ（PPO）二重染色によるM7の芽球は核膜周囲腔（a）と粗面小胞体（b）が陽性で、さらに細胞膜にGPⅡb/Ⅲa（c）が証明された

略語
① TAM：transient abnormal myelopoiesis　一過性骨髄異常増殖症
② WHO：World Health Organization　世界保健機関
③ MPO：myeloperoxidase　ミエロペルオキシダーゼ
④ AML：acute myelogenous leukemia　急性骨髄性白血病
⑤ ALL：acute lymphoblastic leukemia　急性リンパ芽球性白血病
⑥ PPO：platelet peroxidase　血小板ペルオキシダーゼ

文　献

1) 阿南建一，亀岡孝則，須田正洋：形態からせまる血液疾患．pp10-11．近代出版．1999．
2) 日本臨床衛生検査技師会：血液形態検査に対する勧告法．医学検査．45：pp1659-1671．1996．
3) 黒山祥文，大畑雅彦：グンプレヒトの核影．検査と技術．p1075．37巻，10号．医学書院．2009．
4) 勝又ちとみ，岩崎寿代：血液塗抹標本作製装置におけるSmudge細胞の検討．日本臨床検査自動化学会会誌．第37巻．第4号．p483．2012．
5) 藤巻英彦：新生児における臨床検査．愛知県臨床検査技師会講演会資料．2011．
6) 熊坂一成，土屋達行：症例から学ぶ血液像の見方・考え方．医歯薬出版．1982．
7) 湯尾明：顆粒球系の疾患（三輪血液病学）．pp1305-1306．文光堂．2006．
8) 小児慢性特定疾患情報センター／日本免疫不全研究会．2014．
9) Muzzafar T, et al. Am J Clin Pathol. pp692-698. 2009.
10) 増田亜希子：Hematogones．血液形態アトラス．pp312-313．医学書院．2017．
11) 中野優，外山圭助：図解血球・白血球の量的異常．pp75-77．中外医学社．1994．
12) 元吉和夫：単球・マクロファージの疾患（三輪血液病学）．pp1321-1322．文光堂．2006．
13) Schmitt E, et al. Monocyte recruitment in tuberculosis and sarcoidosis. Br J haematol 35：pp11-17, 1977.
14) 三輪史朗：特殊染色法-PAS染色（臨床検査技術書）．pp146-148．医学書院．1978．
15) 阿南建一，亀岡孝則，須田正洋：血球の光顕細胞化学-PAS染色（形態学からせまる血液疾患）．pp486-487．近代出版．1999．
16) 室井一男：HLA-DR陰性の急性骨髄性白血病の臨床病理学的特徴．38巻8号．pp631-637．臨床血液．1997．
17) Swerdlow SH, et al. WHO Classification of Tumours of Haematopoietic and Lymphoid Tissues. Geneva：p21. WHO Press. 2008.
18) Sanz MA, et al. Management of acute promyelocytic leukemia：recommendations from an expert panel on behalf of the European Leukemia net. 113（9）：pp1875-1891. Blood. 2009.
19) Carol S. et al. 非ホジキンリンパ腫（血液学および腫瘍学）．MSDマニュアル．2018．
20) 阿南建一，亀岡孝則，須田正洋：エビデンス血液形態学．pp303-305．近代出版．2014．
21) 阿南建一，亀岡孝則，須田正洋：形態学からせまる血液疾患．pp342-346．近代出版．1999．
22) 長尾大 他：Down症におけるTAMとM7．第4回新潟シンポジウム抄録誌．1988．
23) Fong CT, et al. Down syndrome and leukemia：epidemiology, genetics, cytogenetics and mechanisms of leukemogenesis. Cancer Genet Cytogenet. 28. pp55-76. 1987.
24) Greene ME, et al：Mutation in *GATA1* in both transient myeloproliferative disorder and acute megakaryoblastic leukemia of Down syndrome. 31. pp351-356 Blood Cells Mol Dis. 2003.
25) Brink DS, et al：Transient leukemia of Down syndrome. 13. pp256-262. Adv Anat Pathol. 2006.
26) Kanezaki R, et al：Down syndrome and *GATA1* mutations in transient abnormal

myeloproliferative disorder. 116. pp4631-4638. Blood. 2010.

27) Karandikar NJ, et al：Transient myeloproliferative disorder and myeloid leukemia in Down syndrome. 116, pp204-210. Am J Clin Pathol. 2001.

Question 37 血液検査部門

質問 急性前骨髄性白血病が基礎疾患のDIC患者さんの凝固・線溶検査で、PT延長（INR1.4）、フィブリノゲン軽度高値、D-ダイマー高値、TAT高値、PIC高値、APTT正常、AT正常、α2PI正常でした。データの見方と生体内ではどのような事態が生じているのでしょうか。

A 解説 Answer

血管内の著しい凝固の活性化はDICの共通の主病態ですが、線溶反応の活性化は基礎疾患により大きく異なります。急性前骨髄球性白血病（APL）では、線溶活性化が著しいDICを必発することで良く知られています。DICを発症する原因としてAPL細胞には大量の組織因子（TF）が発現しており、そのため、外因系凝固が一気に進行します。引き続く、著しい線溶活性化にはAPL細胞の表面やAPL細胞に由来するマイクロパーティクルに豊富に発現しているカルシウム結合蛋白質S100A10とアネキシンⅡの複合体が関与しており、この複合体がt-PAとプラスミノゲンの結合部位となり、結合するとプラスミノゲンの活性化が10〜100倍増強し、線溶活性化が著しく高まります。さらに細胞表面で生成されたプラスミンはα2PIの阻害を受けにくくなります[1]。このようにしてAPLでは、線溶活性化の著しいタイプのDICを発症します。

各検査項目の結果を見ていきますと、PT、APTTやATはAPLに併発するDICでは正常のことが多いとされています。PTが延長していますが、感染症の症例では延長する例が多く、また、他の原因による延長も考慮しなければなりません[2]。凝固亢進マーカーである、TATとD-ダイマーの高値はDICに共通の凝固の活性化の結果であると言えます。線溶活性化の程度を反映するPICとD-ダイマー（D-ダイマーは凝固・線溶の両方の活性化マーカー）の高値は線溶反応の活性化を表しています。通常、過剰なプラスミン形成に伴い、リアルタイムの線溶状態を反映しますPICが著しく高値の場合フィブリノゲンやα2PIは、通常、消費されるため低値になりますが、ご質問でのフィブリノゲン軽度高値、α2PI正常の所見は、炎症反応により上昇するマーカーのため炎症反応が生じた結果だと考えます。

Point

1. APLは線溶活性化が著しいDICを必発します。
2. 著しい線溶活性化にはAPL細胞表面やAPL細胞由来のマイクロパーティクルの表面に発現しているS100A10とアネキシンⅡの複合体が関与しています。
3. 凝固線溶関連マーカーで炎症によって上昇するマーカーは、フィブリノゲン、α2PI以外にPAI-1、第Ⅷ因子、VWFなども知られています。

略語

① APL：acute promyelocytic leukemia　急性前骨髄球性白血病
② DIC：disseminated intravascular coagulation　播種性血管内凝固症候群
③ TF：tissue factor　組織因子
④ TAT：thrombin-antithrombin complex　トロンビン・アンチトロンビン複合体
⑤ AT：antithrombin　アンチトロンビン
⑥ PIC：plasmin-alpha2-plasmininhibitor-complex　プラスミン・α2プラスミンインヒビター複合体
⑦ α2PI：α2 antiplasmin　α2プラスミンインヒビター
⑧ PAI-1：plasminogen activator inhibitor-1　プラスミノゲンアクチベータインヒビター-1
⑨ VWF：von Willebrand factor　フォン・ビィレブランド因子

Question 38 血液検査部門

質問 特発性血小板減少性紫斑病（ITP）における血小板破壊のメカニズムについて教えて下さい。

A 解説 Answer

特発性血小板減少性紫斑病（ITP）は、免疫性機序により血小板減少を来す後天性の疾患です。ITPでは免疫異常により、血小板膜蛋白（GPⅡb/Ⅲa、GPⅠb/Ⅸなど）に対する抗血小板自己抗体が発現し血小板に結合します。主体となる血小板破壊機序は抗血小板抗体が結合してオプソニン化した血小板が主として脾臓などの網内系でFcγ受容体を介してマクロファージに貪食・破壊されます。

さらにこの抗血小板自己抗体は骨髄の巨核球にも結合して巨核球の成熟障害やアポトーシスを誘導し血小板産生を低下させます。また、自己抗体以外にも免疫複合体や補体、細胞障害性T細胞なども血小板減少に関与している可能性も示唆されています。このように多彩な免疫異常が関係し、血小板減少を呈すると考えられて、最近では免疫性血小板減少症（immune thrombocytopenia）ともよばれます[3), 4)]。

それでは、ITPの検査項目と所見について述べます。
1）血小板数減少、血小板減少を来す基礎疾患や薬剤などによる血小板減少症を否定したことが確認されれば診断されます。
2）骨髄検査では巨核球数が正常〜増加の傾向にあり、白血病や骨髄異形成症候群および骨髄低形成による血小板減少を除外するために重要な検査ですが、ITPの診断には必須の検査とはされていません。
3）流血中の幼若な血小板比率（RP%）を測定する網状血小板測定では幼若血小板の割合を示すRP%が高値となることが多いようです[5)]。
4）血中のトロンボポエチンの測定は再生不良性貧血など骨髄低形成による血小板減少で著明に高値を呈しますが、ITPでは正常〜軽度高値の範囲にとどまり、鑑別に有用である可能性が示唆されています[6)]。
5）よく検査されるPA-IgG測定は血小板表面に付着しているIgGを測定しており、このため付着しているIgGが抗血小板抗体なのか免疫複合体なのか非特異的に付着しているものかの区別はできません。特異性が低く、ITP以外の他の疾患においても陽性を示すことが多いため診断確定のための検査としては使えません[7)]。

GPⅡb/ⅢaあるいはGPⅠb/Ⅸに対する自己抗体の検出は、ITPの診断に有用な可能性[8)]がありますが、検査可能な施設が限られています。

他にヘリコバクター・ピロリ菌感染の有無なども検査されます。

Point

1. ITPの診断は血小板減少をきたす他の疾患の除外が基本とされます。
2. ITPでは血小板のサイズが増大していることが多く、末梢血塗抹標本で偽性血小板減少や、巨大血小板の出現するBernard-Soulier症候群や May-Hegglin異常の可能性を否定します。
3. 成人ITPではピロリ菌除菌後に血小板数が増加する症例が多いためピロリ菌感染の検索をおこないます。

略語
① ITP：Idiopathic thrombocytopenic purpura　特発性血小板減少性紫斑病
② RP%：percentage of reticulated platelet　網状血小板比率
③ PA-IgG：Platelet associated-IgG　血小板関連IgG

Question 39 血液検査部門

質問 血栓性微小血管障害症（TMA）にはどのようなものがあるのでしょうか。

 解説 Answer

血栓性微小血管障害症（TMA）は、血小板減少と溶血性貧血に臓器障害（脳神経や腎臓を中心とした症状）を合併する3徴候からなる病理学的診断名および疾患群の総称です。全身の微小血管に血小板を中心とした血栓が形成され発症します。

代表的な症候群として、血栓性血小板減少性紫斑病（TTP）、先天性のTTPとしてUpshaw-Schulman症候群（USS）と後天性血栓性血小板減少性紫斑病（後天性TTP）、溶血性尿毒症症候群（HUS）があります[9]。

TMAで病因が判明しているものとして以下のことが考えられます。

1）フォン・ヴィレブランド因子（VWF）切断酵素（ADAMTS13）の異常によるもの
　先天性ではADAMTS13の遺伝子異常により、また後天性TTPではADAMTS13に対する中和抗体などでADAMTS13活性が著減し、血管内皮細胞から分泌された分子量の非常に大きい血小板結合活性の高いVWFマルチマー（unusually large VWF multimers）の分解不全により、全身の微小血管内で血小板主体の血栓が形成されて発症するとされています[9]。

2）感染症によるもの
　HUSでは志賀毒素産生性病原性大腸菌より産生される毒素により、内皮細胞障害を惹起し発症するといわれています（STEC-HUS）。毒素に対する受容体（Gb3受容体）が腎臓の糸球体内皮細胞に高発現しているため腎障害主体になると考えられております[10]。また、稀ですが、肺炎球菌が産生するノイラミニダーゼが原因で発症する例も報告されています。

3）補体制御異常によるもの
　HUSには3徴候を呈しながら腸炎の症状の無い非典型HUS（aHUS）も存在します。これらは補体調節因子（H因子が多い）の遺伝子異常や自己抗体により、補体が過剰に活性化し内皮細胞障害がTMAを発症すると考えられています[11]。

4）その他（二次性TMA）
　骨髄・臓器移植などに関連したTMAや薬剤性（抗癌剤、免疫抑制剤など）、代謝異常（先天性コバラミン代謝異常）、先天性凝固線溶関連因子異常、妊娠（HELLP症候群）、膠原病（SLEなど）などに関連し種々の病因による血管内皮障害でTMAが発症すると考えられています[12]。

臨床検査では、血小板減少、溶血性貧血に伴うヘモグロビン低下、LDH上昇、間接ビリルビン上昇、ハプトグロビン低下、破砕赤血球の出現（Q19参照）、腎機能障害に伴うものとして血尿、クレアチニン上昇、尿素窒素上昇、蛋白尿。ADAMTS13活性低下、抗ADAMTS13抗体陽性などが認められます。

Point

1. TMAは血小板減少と溶血性貧血に臓器障害を合併する3徴候からなる病理学的診断名です。
2. TMAの病因が判明しているものにはADAMTS13関連、感染症関連、補体制御異常関連、その他の病因に現在分類されています。
3. 血液検査で破砕赤血球の出現を認めます（Q19参照）。

略語

① TMA：thrombotic microangiopathy　血栓性微小血管障害症
② TTP：thrombotic thrombocytopenic purpura　血栓性血小板減少性紫斑病
③ HUS：hemolyitic uremic syndrome　溶血性尿毒症症候群
④ STEC-HUS：Shiga toxin-producing Escherichia coli-HUS　志賀毒素産生性腸管出血性大腸菌関連溶血性尿毒症症候群
⑤ ADAMTS13：a disintegrin-like and metalloprotease with thrombospondin type 1 motifs 13
⑥ aHUS：atypical hemolytic uremic syndrome　非典型溶血性尿毒症症候群

Question 40 血液検査部門

質問 ヘパリン起因性血小板減少症（HIT）の発症メカニズムについて教えて下さい。

 解説 Answer

ヘパリン起因性血小板減少症（HIT）は、血小板第4因子（PF4）とヘパリンの複合体に対する抗体により発症するといわれています。

種々の原因により血管内で血小板が活性化されると血小板のα顆粒からPF4が放出されます。血小板が活性化された状態に陰性荷電に富むヘパリンが投与されると、ただちにヘパリンとPF4の複合体が形成され、ヘパリンとPF4が適度な濃度で存在するとPF4に構造変化が起こり、新たな抗原性が提示されることで、抗PF4/ヘパリン抗体が産生されます[13]。その一部にFcレセプターを介して血小板を活性化させる能力のあるものが存在し（HIT抗体）、活性化された血小板から凝固活性化を促すマイクロパーティクルの放出が起こり、凝固カスケードが活性化されます[14),15)]。さらに、HIT抗体は、単球や血管内皮細胞も活性化して組織因子の発現を増加させ、最終的にトロンビンの過剰産生による凝固活性化によって、血管内血小板凝集による血小板減少症とともに、血栓塞栓症を発症するものと推定されています。

近年では、陰性荷電に富む細菌表面に陽性荷電に富むPF4が結合することでパターン認識され辺縁帯B細胞による自然免疫を活性化して、HIT抗体に類似のIgG抗体が誘導されヘパリンの初回投与患者さんでも二次応答として抗PF4/ヘパリン抗体が産生されることが知られています。このことはヘパリン投与歴に関係なくHITを発症するものと思われます（ヘパリン投与開始後5～14日に好発）。また、組織の炎症や損傷はHIT抗体の誘導を増強するとされます[16)]。

臨床検査では、抗PF4/ヘパリン抗体量を測定する免疫測定法が用いられますが、偽陽性が多く特異度が高くありません。しかし感度は高く、陰性であればHITを否定できます[17)]。

Point

1. PF4/ヘパリン複合体に対する抗体がHITを惹き起こします。
2. 細菌感染などでもHIT抗体に類似した抗体が誘導されるためヘパリンの初回投与であってもHITが発症することがあります。
3. 抗PF4/ヘパリン抗体量を測定する免疫測定法は陰性であればHITを否定できます。

略語
① HIT：Heparin-induced thrombocytopenia ヘパリン起因性血小板減少症
② PF4：platelet factor 4 血小板第4因子

Question 41 血液検査部門

質問 凝固用検体の採血や遠心条件、抗凝固剤のクエン酸Naの最適％、全血との割合について教えて下さい。

解説 Answer

凝固用検査の検体の多くはクエン酸Naを抗凝固剤とした血漿を用いて測定しますが、採血から検体処理、測定、結果報告までの過程で種々の要因により検査結果が偽値を示すことがあり、診断や治療に影響するため注意することが必要です。

1）採血
採血管は、プラスチック製もしくはシリコン処理済みガラス製を使用してJCCLS標準採血法ガイドラインGP4-A2に従い施行します[18]。

2）抗凝固剤
抗凝固剤のクエン酸Na溶液の濃度は3.13〜3.2％（0.105〜0.109M）を使用します。抗凝固剤と血液の比率は1：9とし、許容採血量は公称採血量±10％までとします。被検者のヘマトクリット値（Ht）が55％以上の場合は、全血中の血漿の割合が低下してクエン酸Naの割合が増えPT、APTTなどの凝固時間が延長するため調整します[19]。

3）検体の確認
採血困難な被検者を採血した場合など、検査室到着時にすでに凝血塊が確認できる検体があります、遠心前に凝血塊を視認した場合や、遠心後のバフィーコート部分の性状がフラットでない場合など検体が凝固していることがあるため再採血します。

4）遠心条件
ループスアンチコアグラントなどの検査は血小板の影響を除くため、残存する血小板数が1万／μL以下になるように遠心分離の条件を設定します。このためには、平均遠心力（g）を1500×g、15分以上、あるいは2000×g、10分以上として温度管理できる遠心分離機を使用し室温（18℃〜25℃）で行うことが推奨されています[20]。これらに比し3500×g、6分など高速遠心は血小板数が1万／μL以下になりますが、有意にトロンビンが産生されトロンビン・アンチトロンビン複合体が上昇することが報告されています[21]。

Point

1 最低限の駆血帯処置で採血します。採血針を用いた真空採血では1番目に凝固検査用採血管で採血します。翼付針を用いた場合は1番目に他の検査用採血管またはダミーの採血管で採血後、凝固検査用採血管で採血します。注射器採血では1番目に凝固検査用採血管に分注します。正確な血液量が採血管に採取できたら速やかに5回程度転倒混和します。

2 遠心後、血漿を採取する場合は、バフィーコートから最低5mm以上離れた部分の血漿を使用します。

略語
① PT：prothrombin time　プロトロンビン時間
② APTT：activated partial thromboplastin time　活性化部分トロンボプラスチン時間

文　献

1) Madoiwa S, et al : Annexin 2 and hemorrhagic disorder in vascular intimal carcinomatosis. Thromb Res.119: pp 229-240.2007.
2) 日本血栓止血学会DIC診断基準2017年度版．血栓止血誌．8（3）：p379．2017.
3) 成人特発性血小板減少性紫斑病治療の参照ガイドライン 2019版．臨床血液．60：p878．2019.
4) 桑名正隆：血小板特異的自己抗体．医学のあゆみ．p878．2009.
5) 小池由佳子，矢富裕：網血小板/幼若血小板比率の臨床応用．血栓止血誌 19（4）：pp 459-463．2008.
6) Kurata Y, et al. Diagnostic value of tests for reticulated platelets, plasma glycocalicin, and thrombopoietin levels for discriminating between hyperdestructive and hypoplastic thrombocytopenia. Am J Clin Pathol.115：pp662-663. 2001.
7) Kelton JG,et al. A prospective comparison of four techniques for measuring platelet associated IgG. Br J Haematol. 71：pp97-105. 1989.
8) Kuwana M, et al. Preliminary laboratory based diagnostic criteria for immune thrombocytopenic purpura：evaluation by multicenter prospective study. J Thromb Haemost. 4：pp1940-1942. 2006.
9) 藤村吉博：TMA総論．血栓止血誌．25：pp675-678．2014.
10) 溶血性尿毒症症候群の診断・治療ガイドライン．東京医学社．pp 1 - 2 ．2014.
11) 宮川義隆：非典型溶血性尿毒症症候群（aHUS）．血栓止血誌 25：p698．2014.
12) 松本雅則 他：血栓性血小板減少性紫斑病（TTP）診療ガイド2017．臨床血液58：p 274．2017.
13) Greinacher A：CLINICAL PRACTICE. Heparin-Induced Thrombocytopenia. N Engl J Med. 373：pp252-261. 2015.
14) Maeda T et al：Identifying patients at high risk of heparin-induced thrombocytopenia-associated thrombosis with a platelet activation assay using flow cytometry. Thromb Haemost. 117：pp127-138. 2017.
15) Warkentin TE et al: Studies of the immune response in heparin-induced thrombocytopenia. Blood 113：pp4966-4968. 2009.
16) Zheng Y et al：B-cell tolerance regulates production of antibodies causing heparin-induced thrombocytopenia. Blood 123：pp 933-934. 2014.
17) Greinacher A et al:Heparin-induced thrombocytopenia：a prospective study on the incidence, platelet-activating capacity and clinical significance of antiplatelet factor 4/heparin antibodies of the IgG, IgM, and IgA classes. J Thromb Haemost 5：pp1670-1672. 2007.
18) 日本臨床検査標準協議会JCCLSの標準採血法ガイドライン（GP4-A2）．pp27-29. 2011.
19) 小宮山豊：凝固検査用サンプル取扱いの標準化．血栓止血誌．27：p628．2016.
20) 小宮山豊 他：凝固検査のためのサンプルの取り扱い－凝固検査検体取り扱い標準化ワーキンググループの2020年の提言．検査血液会誌．22：p137．2021.
21) 松田将門 他：血液凝固線溶検査における検体の遠心条件および保存の影響．検査血液会誌．21：pp140-141，2020.

（文責：岡﨑　智治）

West Japan
Morphology Study
Group

病理組織診断・細胞診検査部門

　病理組織診断・細胞診検査は、的確に正確な病理診断を臨床サイドに届けるために検査理論と基本・最先端技術に裏付けされた検査を行うことを旨として要求度は益々高まると考えられます。病理診断で取り扱う病変は、人に生じる病変（腫瘍、炎症、循環障害、免疫代謝障害、その他）が対象となります。病院では病気の診断・治療を行いますが病理診断は病気の診断を行うことになります。がんの診断では、病理診断が最終的ながんの診断を担っています。がんゲノム医療（2019年6月）においても病理組織診断・細胞診検査部門は深く関わっています[1]。

　病理診断は、病理組織診断検査（生検材料の検査、手術材料の検査、および術中迅速診断検査）、細胞診検査、剖検です。検査材料は、臓器、組織、尿、喀痰、体腔液、婦人科細胞診材料、穿刺細胞診材料などから光学顕微鏡標本を作製して臨床サイドへ病理診断結果報告を行います。

　細胞診検査は、組織、排泄物、体腔液、および穿刺物の検体から細胞標本を作製して光学顕微鏡を使用した形態学的診断の検査です。細胞検体は剥離細胞や腫瘍を直接穿刺したりして体の広い範囲からの腫瘍細胞の発見、がんの集団検診、がんの転移の有無、治療効果の判定、および再発の判定などに用いられます。次に病理組織診断検査は、採取された病理組織から病理組織標本を作製して光学顕微鏡的に異常を調べます。病理組織の検査材料の種類は①生検、②手術中の術中迅速検体、③手術検体の3種類に分けられます。それぞれ①生検組織診断（biopsy：病変のごく一部を採取して検査）、②術中迅速組織診断（手術中に速やかに診断）、③摘出組織の病理診断があります。①～③の組織材料は、固定操作を行い形態的な組織構築、バイオマーカーと遺伝子情報などの保存のために固定操作を行います。①生検と③手術材料は、10％緩衝ホルマリンを用いて固定します。②術中迅速組織診断は、初めに凍結切片を作製（生の手術材料を−80℃の有機溶媒で急速に組織を凍結させて凍結切片を作製）した後に作製した凍結切片を迅速固定して診断用の標本作製を行います[2]。

　病理診断は、肉眼レベル（内視鏡、エコーや放射線画像など）でわからないことが顕微鏡レベルで観察して形態的に組織構築・細胞形態の変化を捉えて診断します。そして必要な場合はバイオマーカーを用いて光学顕微鏡で直接的に確認ができます。

　現在、がんゲノム医療は、バイオテクノロジーの技術革新により遺伝子解析技術が急速に進歩したことによりがん組織検体からゲノム解析ができるようになりました。そのことにより各種がんの遺伝子変異の検査をすることができることが可能になると共に、検出されたがんの遺伝子変異に基づいた分子標的薬による治療の選択ができるようになりました。日々進歩する医療の中で病理診断は病気の診断のみにとどまらず、がん遺伝子解析のための検査材料を提供する重要な検査としても位置付けられており今後益々重要な検査の一つと考えられます。

Question 01 病理組織診断・細胞診検査部門

質問 病理組織診断・細胞診検査の固定法について、日常の形態検査およびがん遺伝子パネル検査目的の場合の固定法について気を付けなければならないことについて教えて下さい。

A 解説 Answer

固定操作は、形態検査において標本作製を行う過程において重要なプロセスの一つです。それは形態的検索とがんゲノム医療でのがん遺伝子検索を的確に行うという観点からみて、固定条件における固定液の処方（10％緩衝ホルマリン）、固定温度、固定時間を適正に管理して固定操作を行うことが重要となります。

固定法は、病理組織・細胞診検査、およびがんゲノム医療のコンパニオン診断用のがん遺伝子パネル検査において重要なポイントで、組織や細胞の良好な形態保持、良好なバイオマーカーの保持、そしてがん遺伝子の良好な保持を得るために不可欠な操作でもあります[2]。

固定の目的は、①細胞および組織、臓器の自己融解過程を可能な限り速やかに停止させること②標本作製過程で生じる薬品、熱などの影響による組織・細胞の形態的維持、バイオマーカーおよび遺伝子情報の変質、変形を可能な限り少なくすることで最初に行われる工程です。病理組織検査においてFFPEブロックは、従来から形態的およびバイオマーカーの観察を目的として用いられていましたが、がんゲノム医療（2019年6月より開始）においてコンパニオン診断であるがん遺伝子パネル検査用に提供されるサンプルの一つとして用いられるようになっています[3]。

固定法に使用する固定液は、病理検査ではFFPEブロック（組織用のFFPEブロックおよび細胞診材料によるセルブロック）用には10％緩衝ホルマリン、そして細胞診検査で行う湿固定には95％エタノールが用いられています[2,5]。がんゲノム医療のコンパニオン診断用パネル検査においてはFFPEブロックがその検体として使用されています。つまりは現在の医療において病理組織・細胞診診断は、形態診断に加えて、がん遺伝子解析の検索を通した分子診断にも用いられていることになります。FFPEブロックを用いた分子診断においては、固定前、固定、および固定後の各プロセスで多くの影響因子が知られています[3,4]（表1）。固定に用いられるホルマリンは、がん遺伝子やタンパク質の化学的、物理的修飾を引き起こしており検体としての品質にきわめて大きな影響を与えることが広く知られています。FFPEブロックの作製および保管の条件により検体の品質に差が生じやすく、中でも固定操作による影響が大きいことが明らかであるために固定法は重要な事柄の一つであると言えます。

表1. FFPEブロックによる分子診断（コンパニオン診断）への主な影響因子

組織・細胞の固定	影 響 因 子
固 定 前	①血流停止から摘出までの時間 ②摘出から固定までの時間 ③組織の大きさ
固 　 定	①ホルマリン固定液の組成、濃度、pH ②ホルマリン固定の時間、温度 ③ホルマリン固定液量と組織量の適正な比率 ④固定液の組織浸透方法（浸漬法・注入法・マイクロウェーブ法）
固 定 後	①組織プロセスの条件（機器のタイプ・薬液新調の頻度） ②脱水・透徹条件（パラフィンの種類、温度、時間） ③パラフィン浸透条件（パラフィンの種類、温度、時間） ④FFPEブロックの保存条件（温度、経年変化）

文献[3]より引用して作成したもの

watch

本セクションにおける平仮名の「がん」と漢字の「癌」の取り扱いについて説明します。
悪性腫瘍「がん」（cancer）は、発生母地の違いから上皮性悪性腫瘍（扁平上皮癌や腺癌など）を「癌」（carcinoma）として、非上皮性腫瘍（白血病や悪性リンパ腫など）を肉腫（sarcoma）として表記しています。
従って、がん（cancer）＝癌（carcinoma）+肉腫（sarcoma）という相互関係になります[6]。
尚、本セクションでは、最近の話題として病理組織診断に不可欠とされる"がんゲノム医療（がん遺伝子）"を中心に紹介しておりますので、細胞形態像につきましては各種専門書をご参照下されば幸いです。

略語
① FFPE：Formalin Fixed Paraffin Embedded　ホルマリン固定パラフィン包埋

Question 02 病理組織診断・細胞診検査部門

> **質問** 肺癌について、組織分類に有用なバイオマーカーとして何がありますか、アドバイスをお願いします。

解説 Answer

肺癌は、日本人の部位別がん死亡数（2020年）では男性で第1位、女性でも第2位です[22]。肺癌の組織型は、治療方針の決定という観点からみて肺癌の組織型分類、ドライバー遺伝子の有無、PD-L1の発現状況などにより治療方針が異なるために大事な事柄です。肺の悪性上皮性腫瘍の組織型分類は、形態学的および免疫組織化学的に判別できる腺癌、扁平上皮癌、神経内分泌腫瘍の3種類の細胞系を基本として、他にいずれの特徴を欠いている大細胞癌（未分化悪性上皮性腫瘍）の4種類の組織型が肺癌の基本的な組織型となっています[7),10)]（図1）。その中で神経内分泌腫瘍は、小細胞癌、大細胞神経内分泌癌、定型カルチノイド、異型カルチノイドとしてまとめられています。

原発性肺癌の組織型分類では、扁平上皮癌、腺癌、大細胞癌、小細胞癌のうち、小細胞癌が生物学的・臨床的に他の組織型と大きく異なります。そのため小細胞癌以外の癌は予後や治療方針に大きな差異がないために非小細胞肺癌とされています。腺癌は非小細胞肺癌の中では遺伝子変異の有無を調べることが有効であり、その治療の有効性が判明しています。扁平上皮癌については、遺伝子変異を認めても治療の有効性が腺癌ほど認められていません[8)]。

扁平上皮癌の形態的特徴とバイオマーカーについては、形態的に角化あるいは細胞間橋を示す悪性上皮腫瘍で、バイオマーカーのp40、CK5/6の免疫組織化学染色が有効です[8),9)]（表1）。

腺癌の形態的特徴およびバイオマーカーについては、多彩な組織像（乳頭型、腺房型、細気管支肺胞上皮型、および粘液産生充実型、あるいはこれらの混合型）を呈し、バイオマーカーのTTF-1、napsinAの免疫組織化学染色が有効です[8),9)]（表1）。

小細胞癌の形態的特徴とバイオマーカーについては、形態的に細胞質が乏しく神経内分泌分化が免疫組織化学染色や電子顕微鏡の観察で見られ、神経内分泌バイオマーカーのchromograninA、synaptophysin、CD56、およびINSM1の免疫組織化学染色が有効です[8),9)]（表1）。

治療において組織分類が重要になってくる例としては、扁平上皮癌と腺癌の鑑別に関係する例として抗がん剤の種類によっては治療効果や副作用の点で大きな差異があるため組織型の鑑別が問題になることがあります[8)]。そのため病理診断において有効なバイオマーカーを活用して診断することは、より的確な組織分類をおこなうことに繋がります。そのことが有効な治療に繋がることとなります。

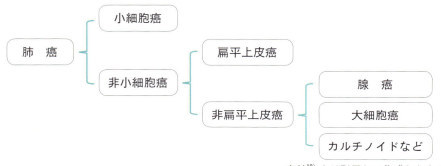

図1. 肺癌の組織型分類　　　　　　　文献[10]より引用して作成したもの

表1. 肺癌の組織型関連のバイオマーカー

肺癌の組織型	主なバイオマーカー
扁平上皮癌	p40、CK5/6
腺癌	TTF-1、napsinA
小細胞癌	chromograninA、synaptophysin、CD56、INSM1

文献[8),9)]より引用し作成したもの

略語
① PD-L1：programmed cell death ligand 1　プログラム細胞死リガンド1
② CK5/6：cytokeratin5/6
③ TTF-1：Thyroid transcription factor 1
④ INSM1：insulinoma-associated protein 1

Question 03 病理組織診断・細胞診検査部門

質問 病理診断にがんゲノム医療、がん遺伝子検査パネルとの関わりについて、最近よく耳にしますが、その情報を知りたいです。

 解説 Answer

悪性腫瘍の病理組織・細胞診検体を用いたがん遺伝子（体細胞遺伝子）検査は、がんゲノム医療の実装化（2019年6月からスタート）にともない診断・治療においてがん遺伝子変化の同定、薬物療法の治療効果予測、癌の分類・確定診断および予後予測に用いることが期待されています[11]。これらの背景には、次世代シークエンシング（NGS）の技術革新により数百万ものシークエンシング反応が同時並行で実施でき、そしてDNAの塩基配列を読取り決定する処理が行いやすくなったことが挙げられます[12]。がん遺伝子の遺伝子変異の発見が進みそれに伴い分子標的治療薬の開発、およびがん遺伝子パネル検査の開発ともに臨床研究も同時並行で進んでいます。がん遺伝子検査は、がん細胞に起きている遺伝子の変化を調べてがん細胞のがん遺伝子変異の特徴を調べる検査です。がん遺伝子検査のがん遺伝子パネル検査は、それぞれ患者さんのがん遺伝子の特徴を調べて一人一人にあった治療法の手がかりを見つける検査です。がん遺伝子パネル検査によるコンパニオン診断は、がん細胞の数十～数百の遺伝子をNGSで調べることによりがん細胞で起きている遺伝子の変化を確認することで、がん細胞によっては遺伝子の変化に効きやすい薬が分かる場合があります[11],[12]（表1）。がんゲノム医療の一連の検査から治療までの流れは、先ず担癌患者さんの癌組織よりがん遺伝子パネル検査を行いがん遺伝子の変異について検索し、その結果に基づいて専門家の集まりである「エキスパートパネル」で解析・検討をします。そして担当医は、エキスパートパネルの検討結果を参考にして治療法を患者さんに提案して治療が行われることになります。

これらのがん遺伝子パネル検査では、病理組織・細胞診検査で用いるFFPEブロック（組織用のFFPEブロック、および細胞診材料によるセルブロック）が用いられて検査されています。がんゲノム医療において、病理診断をはじめとしてがん遺伝子パネル検査のためのサンプルとして使用されるFFPEブロックおよびエキスパートパネルの一員として病理診断医の参加が求められています。今後のがんゲノム医療において病理診断（病理組織・細胞診検査）は重要性が増してくるといえます[3],[13]。

Point

1. ゲノム（genome）：遺伝子（gene）と染色体（chromosome）を合わせた造語です。DNA上の全ての遺伝情報を表します。遺伝子（gene）はタンパク質を作る単位で人の場合約23,000種類の遺伝子があります。

表1. 肺癌のコンパニオン診断と分子標的治療薬

遺伝子異常	分子標的治療薬
EGFR遺伝子変異	ゲフィニチブ、エルロチニブ塩酸塩、アファチニブマレイン酸塩、オシメルチニブメシル酸塩
ALK融合遺伝子	クリゾチニブ、アレクチニブ塩酸塩、ブリグチニブ
ROS1融合遺伝子	クリゾチニブ
BRAF遺伝子変異	タブラフェニブメシル塩酸・トラメチニブ・ジメチルスルホキシド付加物の併用投与
METエクソン14スキッピング	テポチニブ塩酸塩水和物

肺癌のコンパニオン診断薬「AmoyDx肺癌マルチ遺伝子PCRパネル」（国立研究開発法人国立がん研究センター）より引用改変

略語
① FFPE：Formalin Fixed Paraffin Embedded　ホルマリン固定パラフィン包埋
② DNA：deoxyribonucleic acid　デオキシリボ核酸
③ NGS：next generation sequencing　次世代シークエンシング

Question 04 病理組織診断・細胞診検査部門

質問 細胞診検査における基本的な検体処理について教えて下さい。

解説 Answer

細胞診の検体処理の基本的な考え方は、検体採取後にできる限り速やかに固定を行うことが望ましいと考えられています。つまり、その目的としては、形態的およびがん遺伝子の変性を極力避けることを目的としています[3),14)]（表1）。細胞診の検体は、病理組織検査の検体とともに病理診断の中で取り扱う重要な検体の一つです。

細胞診検査の対象となる検体は、検査の主体が細胞です。自然剥離した細胞そして人為的に採取した細胞があり、採取された細胞検体から細胞標本を作製して光学顕微鏡を用いて形態的にスクリーニングおよび診断を行います。一部の検体には細胞のみならず採取時に含まれる小型の組織片も細胞・組織構造パターンが診断において有用な情報であるため細胞診検査の対象となります[13)]。細胞診の対象となる臓器は、婦人科、呼吸器、消化器、泌尿器、体腔液、乳腺、甲状腺、リンパ節、および髄液など、ほぼ体の全領域が対象となります。

細胞診検査の検体処理については、ほぼ全て臨床検査に共通していることの一つとしていえることですが、細胞診検体も検体採取後の処理が検査結果に与える影響は計り知れないものがあり、検体処理は重要であることがいえます。そのため適正な処理を心掛けることが重要な事柄といえます。細胞診検体についてもその例外にもれず標本作製はより正確な細胞診診断を行う上で最も大切な過程の一つです[14),15)]。

細胞診において細胞形態への影響を及ぼす因子としては、細胞診検体の採取から検体処理までの時間と保存温度があります。時間は基本的に短い方が良く、保存温度は室温が望ましいです（表1）。ただし十二指腸液・膵液・胆汁などのタンパク分解酵素を含む検体の保存温度に関しては、酵素による細胞分解の形態的な影響を避けるために氷冷中とします[4)]（表1）。温度環境および許容時間については、がんパネル検査を目的としたFFPE cell block用の細胞診検体については、がん遺伝子解析を目的とするために採取後は速やかに冷蔵庫で4℃下で保管し、1時間以内（遅くとも3時間以内）に固定を行うことが望ましいです[2)]。

細胞診検査の検体で通常よく用いられる固定液と検体処理法は①95%エタノールを用いた湿潤固定法②Giemsa染色などに有用な乾燥固定法③液状化検体細胞診（LBC法）および④病理診断・がんパネル検査用のFFPE cell block法が主な細胞診の固定液と検体処理法です[13)]。そして細胞診検体処理の塗抹法としては、直接塗抹法（その他：吹き付け法、すり合わせ法、圧座法、捺印法など）または液状検体を対象とした遠心機を用いて集細胞後塗抹標本を作製する大まかに分けるとこの2種類の方法となります[14),16)]（表2,3）。実際の細胞診の処理方法については、各施設で決められた検体処理マニュアルに従って検体処理を行うことが肝要です。

表1. 細胞診の検体採取から塗抹固定までの許容時間

検体の種類	許容時間
喀痰、胸水、腹水、心嚢液	12時間以内
髄液、穿刺液、洗浄液、尿	1時間以内
十二指腸液、膵液,胆汁	氷冷中で1時間以内
穿刺・擦過物、吸引物	5秒以内（すばやく）

文献[14]より引用し作成したもの

表2. 採取部位による細胞診検体の処理について

採取部位	処理方法	固定法
女性性器系検体	直接塗抹、LBC	湿潤固定
呼吸器系検体	直接塗抹、集細胞後塗抹	湿潤固定、乾燥固定
消化器系検体	集細胞後塗抹	湿潤固定、乾燥固定
泌尿器系検体	集細胞後塗抹	湿潤固定、乾燥固定
乳腺検体	直接塗抹、集細胞後塗抹	湿潤固定
体腔液・脳脊髄液	集細胞	湿潤固定、乾燥固定
腫瘍穿刺吸引	直接塗抹	湿潤固定、乾燥固定

文献[5]より引用し作成したもの

表3. 細胞診検体の性状と処理法

検体の性状	塗抹法	固定法
擦過物	直接塗抹法、吹き付け法	湿潤固定
粘稠性検体	すり合わせ法	湿潤固定
液状検体	遠心集細胞法	湿潤固定、乾燥固定
組織小片	圧挫法	湿潤固定
組織検体	捺印法	湿潤固定、乾燥固定

文献[5]より引用し作成したもの

略語
① FFPE cell block : Formalin Fixed Paraffin Embedded cell block　ホルマリン固定パラフィン包埋セルブロック
② LBC : Liquid based cytology　液状化検体細胞診

Question 05 病理組織診断・細胞診検査部門

質問 肺癌の検出において、喀痰細胞診は今なお有効な検査でしょうか。併せて腫瘍マーカーとの有用性についてもお聞きしたいです。

解説 Answer

肺癌検出を目的とした喀痰細胞診を実施する意義は、一時的に疑問視される動きもありましたが喀痰細胞診検査の有用性についての基本的な方針として肺癌診療ガイドライン（2020年版）は、実施することを提案しています。提案の程度は推奨の強さ（強い：喀痰細胞診を行うよう推奨）、エビデンスの確実性（弱：効果の推定値に対する確信は限定的）としています[17]。肺癌ハイリスク群への喀痰細胞診の実施について肺癌診療ガイドラインは、推奨の強さ1（喀痰細胞診を行うよう推奨）、エビデンスの強さC（効果の推定値に対する確信は限定的）です。それは、喀痰細胞診の検出感度が10％程度ですが、非侵襲性で簡便に行える肺門部の早期肺癌の唯一のスクリーニング法であり、喀痰細胞診のみで異常細胞を認めた喀痰細胞診（＋）・胸部X線（－）の肺癌患者さん群の長期生存例の割合が高いためです。肺癌ハイリスク群は、50歳以上の男・女、喫煙指数（1日平均喫煙数×喫煙年数）600以上です[7]。肺癌は、本邦のがん死の第1位の癌で予防・早期発見・治療の対策が重要と考えられています。早期発見推進を目的とした肺癌検診は、胸部X線検査と高危険群の喀痰細胞診併用、低線量胸部CT検診などを実施されています。肺癌のハイリスク群と非喫煙者の肺癌も多いため定期的検診の利益と不利益（放射線暴露、過剰診療、精密検査の偶発症など）を検証していきながら肺癌の早期発見に向けた検診活動は必要不可欠と考えられます。喀痰細胞診の検出率に影響する因子の一つに喀痰の採取方法が関係していると考えられています。より良質な喀痰を得るための喀痰採取方法として早朝起床時に口腔内洗浄後に深呼吸とともに大きな咳をさせる、前かがみで大きな咳をさせる、あるいは背中を自らタッピングをさせるとより良質な喀痰が採取できると考えられています[7]。この喀痰採取方法は気管支や肺胞由来の分泌粘液を採取することを目的としています。

次に、肺癌の検出を目的とした腫瘍マーカーの有用性は現在のところ認められていません。肺癌診療ガイドライン（2020年版）を参考にしますと、腫瘍マーカーに関する方針として肺癌の検出に腫瘍マーカーは行わないことが提案されています。提案の程度は推奨の強さ（弱い）、エビデンスの確実性（とても弱い：効果の推定値がほとんど確信できない）としています[15]。これは、腫瘍マーカーが偽陰性・偽陽性となることがあり、腫瘍マーカーのみでは肺癌検出率の向上に結びつかないことが挙げられています。複数の腫瘍マーカー併用で検出感度が向上する報告もありますが基本的には、臨床においては肺癌の質的診断補助、治療効果のモニタリング、および再発診断の補助検査として実施することが勧められています。

Question 06 病理組織診断・細胞診検査部門

質問 原発性肺癌のバイオマーカー検索において、細胞診検体は有用と考えてよいかどうか教えて下さい。

解説 Answer

肺癌の診療は、分子標的治療の進歩によりゲノム医療による個別化治療の標準化、免疫療法の確立と併用療法の開発、放射線照射技術の進歩、手術支援ロボットの開発など大きな変化の時代があり今後さらにより大きく変貌を遂げることが予想されます[18]。このような状況の中で、細胞診検体を用いた原発性肺癌のバイオマーカー検索への有用性について肺癌診療ガイドライン（2020年版）では、「原発性肺癌のバイオマーカー検索に適した検体として、細胞診検体を使用することを提案する（推奨の強さ：2弱い、エビデンスの強さD効果の推定値がほとんど確信できない）」としています。病理組織診断・細胞診検査関連の原発性肺癌患者さんバイオマーカー検索を目的として取り扱う検体としては、生検材料、組織材料、および細胞診材料（気管支洗浄液、気管支擦過材料、穿刺吸引材料、および体腔液）が用いられています。細胞診検体は、塗抹標本（アルコール固定）やFFPE cell blockがありますが、検出率に関する報告で細胞診検体とFFPEを比較した場合に*EGFR*遺伝子検査においてFFPE標本と同等の検出率が報告されています[18]。

FFPE cell blockを用いたバイオマーカーの検索の利点については、検体の良好な保存性、繰り返しの標本作製が可能な点でバイオマーカー検索に適していると考えられています。ただしPD-L1 IHC検査については、細胞診検体の有効性について現時点での臨床試験で十分な検証がなされていない段階にあります。PD-L1 IHC検査に細胞診検体を用いることについてその有用性が確認されると担癌患者さんにとっては治療を受ける可能性を広げることになると考えられます。細胞診塗抹標本の利点としては、腫瘍細胞の確認が形態的に容易である点、固定法がアルコール固定であるためがん遺伝子が質的に保存され易い利点があり、がん遺伝子パネル検査やNGS検査に有効に利用できる利点があります[18]。

略語
① FFPE cell block：Formalin Fixed Paraffin Embedded cell block　ホルマリン固定パラフィン包埋セルブロック
② PD-L1：programmed cell death ligand 1　プログラム細胞死リガンド1
③ IHC：immunohistochemistry　免疫組織化学
④ NGS：next generation sequencing　次世代シークエンシング

Question 07 病理組織診断・細胞診検査部門

質問 肺癌患者さんの術中の胸腔内洗浄細胞診は有用な検査でしょうか。

A 解説 Answer

　肺癌患者さんの術中の胸腔内洗浄細胞診の有効性については、肺癌診療ガイドライン（2020年版）を参考にしますと、非小細胞肺癌患者さんの肺切除・リンパ節廓清施術中に行う術中の胸腔内洗浄細胞診（PLC）の有用性について術中の胸腔洗浄細胞診行うことを提案しています。提案の程度は、推奨の強さ（弱い）、エビデンスの確実性（弱：効果の推定値に対する確信は限定的）としています[19]。つまり術中に実施される胸腔内洗浄細胞診は、有効な検査法の一つと考えられています。PLCを実施する目的は、基本的に患者さんの予後因子のエビデンスの一つとして考えられています。患者さんの予後を予測する上でpM1a（悪性胸水や胸膜播種状態）の前段階もしくは現状の段階を把握できる検査の一つとしていえます[19),20)]。肺癌患者さんの術中のPLCを実施するタイミングは、非小細胞肺癌の開胸時PLC（PLC-pre）と肺切除・リンパ節廓清後の閉胸時PLC（PLC-post）があります。PLCの検査検体は、生理食塩水を胸腔内に注入後に回収して行う洗浄細胞診です。実際のPLCの陽性率ついては、PLC-pre（1.5〜5.3％）がPLC-post（2.5〜13.1％）であり、開胸時より閉胸時の陽性率が約2倍程度高い傾向にあります[19]。PLC陽性群と陰性群について5年生存率（10年生存率）を比較するとPLC陽性群が31〜44.5％（25％）に対してPLC陰性群は72.8％（58％）です。予後についてPLC陽性群は陰性群に対して優位に予後が悪いと報告されています。このようにPLCは患者さんの予後を予測する上で有用な検査の一つといえます。

略語
① PLC：pleural lavage cytology　胸腔内洗浄細胞診
② PLC-pre：開胸時の胸腔内洗浄細胞診
③ PLC-post：肺切除・リンパ節廓清後の閉胸時の胸腔内洗浄細胞診
④ pM1a：pTNM分類・病理学的分類において、遠隔転移があり、対側肺内の副腫瘍結節、胸膜または心膜の結節、悪性胸水（同側・対側）、悪性心嚢水がみられる。

Question 08 病理組織診断・細胞診検査部門

質問 膵癌の診断において病理組織・細胞診検査の有用性は如何でしょうか。また、他の有用な検査は何がありますか知りたいです。

 解説 Answer

膵腫瘍の中で膵癌は、5年相対生存率が7％と全てのがんの中でも生存率が最も低く、予後不良な腫瘍の一つといえます。最近の進歩した治療をもってしても生存率に大幅な改善がみられていないようです。このような厳しい状況の中にあって、膵癌は特異的な症状に乏しいためその多くが進行膵癌となってしまってから発見される状況にあります。そのため早期発見率を向上するための方策として膵癌高リスク群（遺伝性膵癌症候群、生活習慣病、慢性膵炎、喫煙、その他）に対して血液検査、各種画像検査を定期的に実施、経過観察を行うことで早期発見に結びつけることが考えられています[21]。

膵癌の診断において細胞診・病理組織検査については、膵癌診療ガイドライン（2020年版）を参考にしますと、「膵癌診断における細胞診・病理組織診は感度、特異度ともに高く、実施することを提案しています。提案の程度は、推奨の強さ（弱い）、エビデンスの確実性（弱：効果の推定値が推奨を支持する適切さに対する確信は限定的である）としています。臨床においては、膵癌の病理診断法（細胞診・病理組織検査）に用いられる検体採取方法としては、超音波内視鏡下吸引法（EUS-FNA）、内視鏡的逆行性胆管膵管造影（ERCP）下膵液細胞診、経皮膵腫瘍生検が行われています[21]。これらの検査の内でEUS-FNAが最も高い感度と特異度の検査法となっています。しかしながら検体採取にあたっての問題点としては、これらの検査法（組織・細胞の採取法）の腹膜播種の発生頻度がEUS-FNAで2.2％、経皮的生検で16.3％とみられているため、現実的には切除可能な膵癌症例でEUS-FNAを用いた検査法が推奨されています[21]。膵癌診療ガイドラインで推奨されている検査法としては「膵癌を疑った場合には、多列検出器CT（MDCT）を行うことを推奨する。（推奨の強さ：強い、エビデンスの確実性：B　効果の推定値が推奨を支持する適切さに中等度の核心がある。）」が推奨されています。膵癌診療において、画像検査はいかに迅速に腫瘍を描出し膵癌か否かを診断できることが重要とされており、CT検査は病変の大きさ、位置や広がり病変の血流動態が把握できる観点で期待されているようです。しかし膵癌診断において細胞診、組織診の感度、特異度ともに高い点で有効な検査法であることには変わりはないといえます。

略語
① EUS-FNA：endoscopic ultrasound-fine needle aspiration　超音波内視鏡下吸引法
② ERCP：endoscopic retrograde cholangiopancreatography　内視鏡的逆行性胆管膵管造影
③ MDCT：multidetector-row CT　多列検出器CT（マルチスライスCT：複数の検出器を備えたコンピュータ断層装置）

Question 09 病理組織診断・細胞診検査部門

質問 病理組織診断検査の検体処理または標本作製までの処理で注意すべき点について教えてください。

解説 Answer

病理組織診断検査の中でホルマリン固定パラフィン包埋（FFPE）ブロックを中心にその考え方について述べてみたいと思います（病理組織診断検査の中で術中迅速組織診断用の検体処理・標本作製は、FFPEブロックを用いないため条件が異なります）。

病理組織診断検査に関する検体処理・標本作製の中で重要なポイントの一つとしては、質の高いFFPEブロックを作製すること、FFPEブロックを適切な環境で保管することを念頭に置いて処理作業を進めることが要となります。そのため検体処理と標本作製の主な目的としては、検体処理段階では、基本的に病理組織の形態、バイオマーカー、およびDNA・RNAを良好な状態で保持し保存することです[3]。そして標本作製の主な目的は、病理診断を行う上で組織形態・バイオマーカーが光学顕微鏡下で適切かつ正確に病態を反映し検出できることであり、そして病理組織標本としての質と再現性を担保できることになります。それから標本作製（薄切の質、染色性、および染色の再現性）の品質管理を行うことで病理組織診断標本としてのクオリティーを担保することが病理診断の正確性と再現性を保証する一因となることに繋がります。

このように病理組織検査で取り扱う組織検体の処理に関して質を求める背景には、がんゲノム医療の実装化に伴い目指す医療の質がより適切な治療を行う診療体制の確立へと進んできたことにより、この現状に答えるべくして病理組織検査で取り扱う組織検体はこれまで以上に組織形態・バイオマーカーの保持に加えてDNA・RNAの保持が重要性を増してきたためです。

今後の病理標本作製検査は、益々、トータル・スキームの画一化した管理と時代のニーズに則した改訂を適時進めることが必要となります。

病理診断が患者治療に向かって進められる医療の中で病気の診断の重要な一翼を担っていることは当然のことながら、近年の医療の進歩（がんゲノム医療）に伴いこれまで以上に病理診断およびFFPEブロック共にその必要性と重要度が増しています。

略語
① FFPE：Formalin Fixed Paraffin Embedded ホルマリン固定パラフィン包埋
② DNA：deoxyribonucleic acid　デオキシリボ核酸
③ RNA：ribonucleic acid

文　献

1) 北川昌伸：医療の中の病理学．pp8-9．第6版標準病理学．医学書院．2019．
2) 鴨志田伸吾，大河戸光章：固定法，凍結切片標本作製法．pp202-204，pp232-237．最新臨床検査講座 病理学/病理検査学．医歯薬出版株式会社．2019．
3) 日本病理学会 ゲノム診療用病理組織検体取扱い規程策定ワーキンググループ：1．診療における病理組織・細胞診検体の現状，2．ホルマリン固定パラフィン包埋組織・細胞診検体の適切な取扱い．ゲノム診療用病理組織検体取扱い規程．一般社団法人日本病理学会．2018．
4) 滝沢京子，阿部寛 他：病理検査．pp1618-1620，p1626，pp1629-1631．これだけはやってはいけない臨床検査禁忌・注意マニュアルMedical Technology臨時増刊号Vol.29 No.13 医歯薬出版．2001．
5) 小松京子：第4章 細胞診検査法Ⅳ検体処理法Ⅴ固定法．pp339-352．最新 臨床検査講座 病理学/病理検査学．医歯薬出版株式会社．2019．
6) 北川昌伸，仁木利郎：6 癌腫と肉腫．p250．第6版標準病理学．医学書院．2019．
7) 日本肺癌学会：病理診断，細胞診，肺がん検診の手引き．pp68-146，pp188-201．第8版肺癌取扱い規約 日本肺癌学会編．金原出版．2017．
8) 後藤明輝：肺・縦郭．pp64-66．病理組織マップ＆ガイド．文光堂．2016．
9) 免疫染色究極マニュアル The Ultimate Manual of Diagnostic Immunohistochemistry（編集）伊藤智雄．金芳堂．
10) 坂口浩三，藤田佳嗣 他：肺腫瘍．pp182-201．チーム医療を担う医療人共通のテキスト病気が見える④呼吸器．メディックメディア．2011．
11) 日本臨床腫瘍学会，日本癌治療学会，日本癌学会：ガイダンスについて，がんゲノムプロファイリング検査，遺伝子パネル検査に供する検体の品質管理，エキスパートパネル，遺伝カウンセリング．p19，pp20-27，pp31-32，p60，pp67-71．次世代シークエンサー等を用いた遺伝子パネル検査に基づくがん診療ガイダンス．2020．
12) 日本肺癌学会バイオマーカー委員会：次世代シークエンサーを用いた遺伝子パネル検査について，各種パネル検査について．p3，pp5-6．肺癌患者における次世代シークエンサーを用いた遺伝子パネル検査の手引き．2019．
13) 深山正久，西原広史：癌の分子病理学序論．pp1-27．癌の分子病理学 病理診断から治療標的の検索まで．病理と臨床臨時増刊号Vol.34．文光堂．2016．
14) 山岸紀美江，田嶋基男：検体処理および一般染色．pp1-10．細胞診全書Ⅱ細胞診の基本技術および細胞診に必要な病理学各論．1981．
15) 園田文孝，青木潤 他：細胞診．pp1670-1689．これだけはやってはいけない臨床検査禁忌・注意マニュアルMedical Technology臨時増刊号Vol.29 No.13 医歯薬出版．2001．
16) 福嶋敬宜：病理診断の全体像．pp2-6．第3版 臨床に活かす病理診断学 消化管・肝胆膵編．医学書院．2018．
17) 日本肺癌学会：検出方法．pp11-14．肺癌診療ガイドライン2020年版．金原出版．2021．
18) 弦間昭彦，滝口裕一 他：序，原発性肺癌の

バイオマーカー検索に、細胞診検体は有用か？．序章，pp37-38．2020年度版．肺癌診療ガイドライン2020年版．金原出版．2021．

19) 日本肺癌学会：術中胸腔内洗浄液細胞診は有効か．pp45-46．肺癌診療ガイドライン2020年度版．金原出版．2021．

20) 日本肺癌学会：TNM分類（2017），肺癌手術記載，治療効果判定基準．pp3-5，pp52-66，pp170-178．臨床・病理　第8版肺癌取扱い規約．金原出版．2017．

21) 日本膵癌学会 膵癌診療ガイドライン改訂委員会：診断，膵癌を疑った場合、造営CTは診断法として推奨されるか，細胞診、組織診は膵癌の確定診断法として推奨されるか．pp64-74，pp99-101，pp116-118．膵癌 膵癌ガイドライン 2019年版．金原出版．2020．

22) 公益財団法人がん研究振興財団：部位別がん死亡数（2020年）．p15．がんの統計2022．2022．

（文責：二反田　隆夫）

微生物検査部門

　世界では、新型コロナウイルス感染症（COVID-19）の拡散を封じ込めることができない状況にありますが、高速移動手段が発達していなかった大昔の時代から、グローバリゼーションの発達とともに、人の移動に伴って病原菌も自由に拡散し、人類は何度も感染症の大規模な流行に見舞われてきました。現在、我々が取り扱っている病原体は19世紀以降になって次々と発見されるようになり、様々な検査法や基準が確立され現在に至っていますが、この先も新興感染症が次々と現れては、新しい診断法が確立されることと思います。機器においては、MALDI-TOF MS、Real-time PCR、Multiplex-Nested PCRなどが検査室に導入されるようになり、迅速診断という点で大きな進歩がみられています。また、従来の自動同定感受性装置では判定不能で、MALDI-TOF MSや16S rRNA遺伝子解析を用いなければ同定できない細菌の症例報告も多くなっています。しかし、検体として採取された病原体を丁寧に取り扱い、正しい検査結果を提供し、感染症診療に貢献するという基本的な要素は全く変わっておりません。このQ＆Aでは、現在の水準（2020年時点）で広く利用され、確立された技術や鑑別法を踏まえた上で、日常検査でのコツを紹介し、少しでも微生物検査分野で皆様のご理解に役立つことが出来れば幸甚です。

<大まかな検査の流れと注意点>

検査工程	要点	注意点
検体採取	検体の区別	無菌材料、無菌材料ではあるが周囲菌の汚染の可能性があるもの、常在菌が混入しているもの
検体採取	容器	無菌材料には滅菌容器、嫌気性菌の分離には嫌気ポーターなど
検体採取	採取法	採取時の汚染回避、抗菌薬の投与前採取
搬送・保存	温度	迅速な搬送、目的菌を死滅させない温度で保存
検体観察	品質評価、菌の推定	Miller & Jonesの分類など
染色	菌の推定	Geckler分類、貪食像、白血球、莢膜など
分離培養	発育条件	至適発育温度、酸素要求度、培養時間
分離培養	培地	増菌培地、分離培地、鑑別/確認培地
同定	鑑別法	生化学的性状、生物学的性状、血清学的性状など
薬剤感受性試験	判定基準、耐性機序	希釈法（寒天平板希釈法、微量液体希釈法、寒天平板拡散法）比率法（抗酸菌）、CLSI（ブレイクポイント）、耐性機序による判定値の変換（ESBLなど）
精度管理	内部精度管理	基準株、機器の管理、スタッフの力量、特定要因図
精度管理	外部精度管理	検査室間比較、代替アプローチ

Question 01 微生物検査部門

質問 血液培養時の採血は2セットで1本あたり8〜10mLの採血量が推奨されていますが、推奨の採血量が取れないときの対処法やボトルへの接種順序などの注意点を教えて下さい。

解 説 Answer

菌血症の多くが間歇的であることから部位を変えての複数セット採取及び適切な採血量を採取することで検出感度が上がると報告されています（図1）[1), 2), 3)]。またCNSなどの汚染菌の可能性が高い菌が検出された場合、コンタミネーションかどうかの判断にも有効です。分離菌が真の菌血症である確率を示します（表1）[4)]。

採血量は1本あたり10mL、2セットで40mLの採血量が望ましいとされており、採血量は多くても少なくても感度が低下します。接種血液量が多すぎると培地成分が希釈され、また血液中の補体成分の殺菌作用で菌の発育が抑制されます。複数セット採血されていても採血量が少ないことがしばしば見受けられますので、CAP、CLSI、ASMなどが採血量を管理することを推奨しているように、提出後のボトルに分注された血液量（1mL≒1g）を定期的にチェックすることも重要です。但し、患者さんによっては、部位を変えての合計40mLの採血が困難な場合があり、特にマンパワーが不足する時間外の採血では尚更ですので、以下のような方法をお勧めします。

血流感染の原因菌として嫌気性菌の関与は約5％であり[5)]、嫌気性菌以外の真菌を含めた多くの起炎菌は好気ボトルのみでも発育可能です[6)]。採血量が少ない時は好気ボトルに優先して接種することが重要で、無理に半量ずつに分ける必要はありません。例えば15mLの採血量であれば、好気ボトルに10mL、嫌気ボトルに5mL接種します。また接種する順番はシリンジ内の空気の影響を避けるために嫌気ボトルを先に接種します[3)]。その際、針先が血液で満たされていることに注意します。

適切な血液培養の実施は早期診断・治療のみならず医療コストの削減にもつながりますので、ICTのミーティングなどで定期的に2セット以上の提出率や採血量の資料などを提出し、臨床側の理解を得た上で血液培養の適正化に向けた啓発活動を行うことが望ましいと思われます。

Point

1. 複数セット採血の重要性を理解します。
2. 分離された菌の臨床的意義を理解します。
3. 適切な血液培養の提出を指導します。

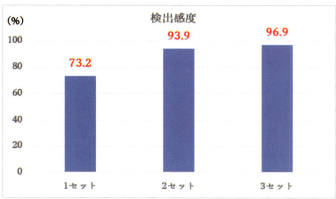

図1. 血液培養セット数における検出感度（文献3をもとに作成）

表1. 真の菌血症の頻度（文献4をもとに作成）

分離菌	起炎菌である確率
Streptococcus pneumoniae	100%
Klebsiella pneumoniae	100%
Haemophilus influenzae	100%
Escherichia coli	99.3%
Pseudomonas aeruginosa	96.4%
Candida albicans	90.0%
Staphylococcus aureus	87.2%
Enterococcus species	69.9%
Viridans streptococci	38.0%
Clostridium perfringens	23.1%
Coagulase negative staphylococci	12.4%
Bacillus species	8.3%
Corynebacterium species	1.9%

略語

① CNS：Coagulase negative Staphylococci
② ICT：Infection Control Team
③ CAP：College of American pathologist
④ CLSI：Clinical and Laboratory Standards Institute
⑤ ASM：American Society for Microbiology

Question 02 微生物検査部門

質問 血液培養陽性となりグラム染色を行ったところ、グラム陰性菌が認められました。臨床への電話報告を行った際に医師から推定菌を求められました。形態だけでは推定が難しく、判断ができませんでした。何か判断する際のコツやアドバイスをお願いします。

解説 Answer

グラム染色の形態で菌種の推定は可能ですが、経験が必要ですし、形態だけの判断には限界があります。グラム陰性桿菌では、一般的には細長いGNRは緑膿菌（その他のブドウ糖非発酵菌）、太めのGNRは腸内細菌目と予測できます。わかりやすい形態であれば、推定菌を報告できますが、判断に困るような微妙な形態の場合もあります。しかし、臨床側から抗菌薬の選択の判断材料として、緑膿菌か腸内細菌目かの推定をグラム染色結果で求められる場合があります。そこで、グラム染色での形態的特徴だけでなく運動性の違いをみるために生標本をみることも重要な判断材料となります（表1）。無染色標本を顕微鏡で観察する法には、スライドガラスの上にブイヨン培地で培養した培養液、または滅菌生理食塩液を1滴（50μL）とり、コロニーから釣菌した液を懸濁、浮遊させ、カバーガラスをかぶせて観察する湿潤標本を用いた方法とスライドガラスの上にマッチの軸をワセリンやグリースで固定させ、カバーガラスとスライドガラスに挟まれた懸濁液の部分をさらに厚くすることで、より明瞭に運動性を観察することができる懸滴標本を用いた方法があります[7]。緑膿菌は極単毛の鞭毛をもち、直線的で素早い動きをします。腸内細菌目は周毛であり、直線的な動きではなく、変則的な動きをするのが特徴です（表2）。また動きがなく漂っているだけの菌は運動性のない菌であると予測できます。グラム染色（図2）の形態と生標本（図1）で運動性の違いにより総合的に判断するようにしたら如何でしょうか。

Point

1. 生標本で運動性の違いを観察します。
2. グラム染色で形態の一致を確認します。

表1. 顕微鏡による細菌の観察法

無染色標本による観察法
無染色標本による観察法には、浸潤（生鮮）標本と懸滴標本による方法がある。細菌を生きたまま観察することで、運動性、大きさ、形態をみる。 　運動性の観察には、辺縁より中央部の方がみやすい。
浸潤または生鮮標本（wet mount）：浸潤標本は、スライドガラスの上にブイヨン培地で培養した培養液、または滅菌生理食塩液を1滴（50μL）とり、コロニーから釣菌した菌を、懸濁、浮遊させ、カバーガラスをかぶせて顕微鏡で観察する。 　顕微鏡での観察は細菌にコントラストをつけてみやすくするため、顕微鏡のコンデンサを下げるか、開口絞りを小さくする。
運動性の判定では、菌の固有の運動と分子運動（ブラウン運動）の区別に注意する。分子運動は運動範囲が小さくほぼ一定しているのに対し、菌固有の運動は大きく、直進、蛇行などがみられる。

（最新臨床検査学講座 臨床微生物学より抜粋・改変[7]）

表2 [8]

代表的な菌	鞭毛
腸内細菌目細菌	周毛性鞭毛（運動性を有する菌種）※
緑膿菌	極単毛性鞭毛
Acinetobacter baumannii	なし

※腸内細菌目で運動性を示さない代表的な菌：*Klebsiella*属 *Shigella*属 *Yersinia*属

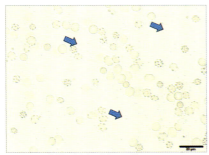

図1. 緑膿菌（生標本）400倍

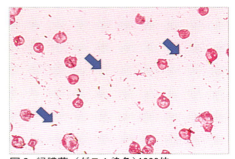

図2. 緑膿菌（グラム染色）1000倍

図1. 図2. どちらも腸内細菌よりも細めの桿菌（矢印）がみられる。

略語
GNR：gram-negative rod

Question 03 微生物検査部門

質問 血液スメアで細菌が認められました。細菌検査室として対応できることはありますか？

解説 Answer

　主に重症のグラム陽性球菌菌血症でこの現象がみられます。血液をそのまま染色して菌がみえるほど血液内に大量に菌が存在しているものと考えられますので、患者さんの状態としては重篤な菌血症、敗血症状態であり、死亡されることも多いです。ただし、救命例もありますので適切で迅速な治療が大事になります。

　適切な治療という点ではグラム染色の結果が一つの指標になると考えます。まずは血算用検体をそのままグラム染色する方法、そして精製水などを添加して血球を破壊してから染めるのも有効かと考えます。また、血液検査と同時に血液培養が採取されていた場合は血液培養装置で陽転化前にボトル内の培養液を採取して遠心、グラム染色すると高確率で起炎菌を検出できます。もし血液培養が採取されていない場合は必ず抗菌薬投与前の血液培養採取を依頼することをお勧めします。

　血液のグラム染色で細菌が検出された場合、施設によっては血液から直接のPCR[9]などによって迅速に起炎菌を特定できる場合もあります。

　その他の起炎菌特定方法としては、連鎖状のグラム陽性球菌であった場合、エントリーの部位によっても異なりますが、まずは溶血連鎖球菌（以下、溶連菌）が疑われます。溶連菌の場合では、菌が十分量存在する場合は市販されているラテックス凝集試薬[10]を使用したランスフィールド凝集反応試験を実施することで起炎菌の特定につながることがあります。重症の菌血症となりやすいA群、B群、G群溶血であればほぼ特定可能です。溶連菌であれば、ペニシリン系薬とクリンダマイシンの併用などが行われます。溶連菌でない場合はバンコマイシンなどの使用も考慮が必要です。

　また、クラスター状の場合は黄色ブドウ球菌やコアグラーゼ陰性の*Staphylococcus*などの可能性が高くなります。この場合は、MRSA及びMSSAのどちらにも対応できるような治療が必要となります。

　筆者の経験上はA群溶連菌（*Streptococcus pyogenes*）が最多（図1）、（図2）であり、肺炎球菌[11]や黄色ブドウ球菌を検出したこともあります。またその他に*Capnocytophaga canimorsus*を検出したという報告などもあります[12], [13]。こうした起炎菌の特定は臨床に対しても有効な情報となり、適切な治療につながりますので、取り入れてみては如何でしょうか。

Point

1. 血算用検体のギムザ染色での菌体を確認します。
2. 血算用検体及び血液培養のグラム染色を確認します。
3. 推定菌種により追加検査（ランスフィールド凝集反応試験など）を実施します。

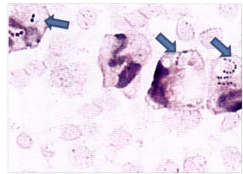

図1．*Streptococcus pyogenes*（グラム染色）

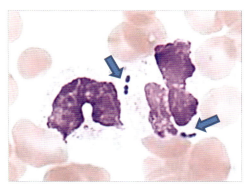

図2．*Streptococcus pyogenes*（ギムザ染色）

図1（グラム染色），図2（ギムザ染色）．どちらも好中球にA群溶連菌（*Streptococcus pyogenes* 矢印）の貪食がみられる．

略語
① MRSA：methicillin-resistant *Staphylococcus aureus*
② MSSA：methicillin-susceptible *Staphylococcus aureus*
③ PCR：Polymerase Chain Reaction

Question 04 微生物検査部門

質問 抗酸菌の塗抹検査（蛍光法）で菌量が少ない場合、また紛らわしい場合など自信が持てないときの適切な対処法を教えて下さい。

A 解説 Answer

抗酸菌塗抹検査は抗酸菌検査の中で最も簡便・安価・迅速な方法であり、排菌の有無やその量を知ることは患者管理、感染対策、治療上重要であり、施設の規模に関わらず広く使用されている検査法です。

抗酸菌の塗抹検査には蛍光法とZiehl-Neelsen法（以下、Z-N法）があり、蛍光法は蛍光顕微鏡で観察し、蛍光を発する桿菌として認められ（図1）、Z-N法は光学顕微鏡で観察し、赤色に染まる桿菌として認められます（図2）。

蛍光染色は200倍で鏡検することにより広い視野を短時間で観察できるメリットがあり効率的ですが、特徴が捉えにくいこと、濾紙や糸くずなど抗酸菌以外にも蛍光を発する疑陽性が起こりやすいこと、また試薬によっては劣化も起こりやすいことがあり、観察には注意が必要です。

Z-N法は1000倍で鏡検するため、感度が低く観察に時間を要しますが、菌体の形態的な特徴が観察しやすいため確実性があり、より安価に検査が出来ます。

塗抹検査は感度を高めるためにできるだけ集菌塗抹後の蛍光法で実施し[14]、紛らわしい場合、または菌量が少ない場合はZ-N法で確認する必要があります。塗抹陽性は臨床的意義が大きく、各施設でもパニック値としての位置付けがなされていると思われますので、結果報告は慎重に行うべきです。

蛍光染色陽性の確認は再度塗抹標本を作製してもいいのですが、染色済みのスライドをそのままZ-N染色を実施して抗酸菌を確認することができます。また、陽性がみられた場合は確認も兼ねて、複数の技師で観察し、さらに内部精度管理として、陽性・陰性の精度管理用の株を用いて、定期的にチェックすることをお勧めします[15]。

> **Point**
> 1. 抗酸菌染色に蛍光法、Z-N法の意義を理解する。
> 2. 蛍光染色陽性の確認方法を理解する。

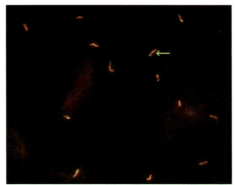

図1. 蛍光法による陽性例

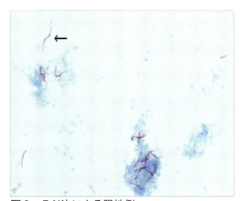

図2. Z-N法による陽性例

図1. 蛍光顕微鏡にて蛍光を発する桿菌（矢印）が多くみられる。
図2. 光学顕微鏡にて赤色に染まる桿菌（矢印）が多くみられる。

Question 05 微生物検査部門

質問 尿培養について、尿一般検査の結果で追加の培養が必要かどうかの判断ができるでしょうか？また、尿沈渣で細菌が観察された時、尿培養検査追加の判断について教えて下さい。

解説 Answer

尿定性検査は尿路感染症のスクリーニング検査として、膿尿と細菌尿を検出することができます。膿尿に対しては、白血球数と尿の混濁、細菌尿の評価には亜硝酸塩の結果で判断することが可能です。亜硝酸を産生する代表的な菌を提示します（表1）。

白血球、混濁、亜硝酸塩のそれぞれの項目単独での評価は、偽陽性、偽陰性、感度、特異度とそれぞれの特徴がありますので、それぞれの結果を組み合わせて評価することで、有用性が高くなります。白血球、混濁、亜硝酸塩のうち2項目以上が陽性であれば細菌尿の可能性が高く、尿路感染症診断のために細菌培養検査が必要になります。2項目陰性の場合91～97％で培養陰性（10^4以下）であり、3項目陰性である場合は、91％培養陰性（10^4以下）と報告があります[16]（図1）。

また、尿沈渣の結果で細菌（＋）のため培養検査を追加した方が良いかと臨床から質問がくることがよくありますが、尿沈渣は遠心処理が加わっているため起炎菌とは考えにくい少量の採取時混入菌が検出される場合もあります。

尿沈渣で細菌（＋）だからといって安易に培養を追加するのではなく、患者背景はもちろん尿定性検査の結果も参考にし、総合的に判断することをお勧めします。

Point

1. 膿尿の評価は、白血球数と尿の混濁で判断します。
2. 細菌尿の評価は、亜硝酸塩の結果で判断します。

表1．亜硝酸塩産生能による分類[17]

亜硝酸産生菌	亜硝酸塩非産生菌
・腸内細菌目細菌 ・*S. aureus*などの*Staphylococcus*属の一部 （*S. epidermidis*、*S. captis*、*S. warneri*、*S. heamolyticus*、*S. homonis*、*S. auriclaris*、*S. intermedius*、*S. simulans*）など	・緑膿菌を含むブドウ糖非発酵菌 ・*Streptococcus*属 ・*Enterococcus*属　　など

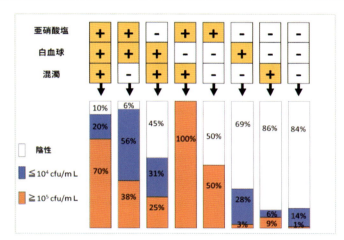

亜硝酸	＋	＋	－	＋	＋	－	－	－
白血球	＋	＋	＋	－	－	＋	－	－
混濁	＋	－	＋	＋	－	－	＋	－
件数	148	16	206	2	2	125	70	311
陰性	15	1	92	0	1	86	60	262
≦10^4	29	9	63	2	1	35	4	45
≧10^5	104	6	51	0	0	4	6	4

図1．尿定性検査と尿培養検査結果の比較

Question 06 微生物検査部門

質問 ESBL産生菌の報告対象菌種はCLSIでは*E. coli*、*K. pneumoniae*、*K. oxytoca*、*P. mirabilis*の4菌種とされていますが、それ以外の腸内細菌では確認・報告をする必要はないのでしょうか。

A 解説 Answer

現在、厚生労働省院内感染対策サーベイランス事業（JANIS）において、ESBL産生菌はデータフォーマット上集計が困難であるため、集計の対象外であり[18]、全国的な分離状況は不明ですが、本邦では近年増加傾向にあり、感染対策上重要な菌です。CLSIにおけるESBL産生菌の検出法を示します（表1）。

CLSIがESBL産生菌の検出対象としているのは*E. coli*、*K. pneumoniae*、*K. oxytoca*、*P. mirabilis*の4菌種のみであるため[19),20)]、衛生検査所を含めた多くの施設において、ESBL産生菌の報告対象菌種はCLSI指定の4菌種のみに限定されていると思われます。

ESBL関連遺伝子の多くは伝達性プラスミド上に存在し[20),21)]、そのプラスミドは高い接合伝達性を有することから、菌から菌へとESBL関連遺伝子が容易に伝播していきます。すなわち院内伝播を起こしやすいといえます。*E. coli*、*K. pneumoniae*、*K. oxytoca*、*P. mirabilis*以外の腸内細菌においてもその特徴に変わりはありません。4菌種以外の腸内細菌のESBL産生菌においても感染対策上、臨床的意義は同様と考えるべきで、院内でよく議論して取り決める必要があるようです。

また、検査の際の注意点として、*E. coli*、*K. pneumoniae*、*K. oxytoca*、*P. mirabilis*の4菌種以外の菌の場合、多くがAmpCを保有しているため[22]、スクリーニング薬剤のMICが高く、CAZ/CVAやCTX/CVAのMICも高く（阻止円の拡大がみられない）なるため、AmpCの影響を受けない第4世代セファロスポリン系抗菌薬のCPR、CPR/CVAのディスクなどで確認が必要となります[23]。

薬剤耐性菌の判定はESBL産生菌に限らず、菌種及び薬剤感受性試験の結果を見極めて確認試験を的確に実施する必要があり、院内のマニュアルに耐性菌の報告体制について定めておくことをお勧めします。

Point

1. ESBL産生菌の臨床的意義を理解します。
2. ESBL産生菌の確認方法を理解します。
3. ESBL関連遺伝子の多くは伝達性プラスミド上に存在します。

表1．CLSIにおけるESBL産生菌の検出方法[19),20)]

方法	ディスク法	微量液体希釈法
スクリーニング基準	E. coli, K.pneumoniae, K. oxtoca CPDX：≦17mm　あるいは CAZ：≦22mm　あるいは AZT：≦27mm　あるいは CTX：≦27mm　あるいは CTRX：≦25mm P. mirabilis CPDX：≦22mm　あるいは CAZ：≦22mm　あるいは CTX：≦27mm	E. coli, K.pneumoniae, K. oxtoca CPDX：≧8μg/mL　あるいは CAZ：≧2μg/mL　あるいは AZT：≧2μg/mL　あるいは CTX：≧2μg/mL　あるいは CTRX：≧2μg/mL P. mirabilis CPDX：≧2μg/mL　あるいは CAZ：≧2μg/mL　あるいは CTX：≧2μg/mL
確認試験	CAZとCAZ/CVA CTXとCTX/CVA	CAZとCAZ/CVA CTXとCTX/CVA
判定	上記薬剤と阻止円径を測定し、CAZまたはCTX単独の阻止円径と比較してCVAの添加で5mm以上の阻止円が認められればESBLと判定する。	上記薬剤のMIC値より、CAZまたはCTX単独のMIC値と比較してCVAの添加で3管以上のMIC値の低下が認められればESBLと判定する。

略語
① ESBL：基質特異性拡張型β-ラクタマーゼ（Extended Spectrum β-lactamase）
② CLSI：Clinical Laboratory and Standards Institute
③ AmpC：AmpC β-lactamase　AmpC型β-ラクタマーゼ
④ MIC：Minimum Inhibitory Concentration　最小発育阻止濃度
⑤ CAZ：Ceftazidime　セフタジジム
⑥ CVA：Clavulanic acid　クラブラン酸
⑦ CTX：Cefotaxime　セフォタキシム
⑧ CPR：Cefpirome　セフピロム
⑨ CPDX：Cefpodoxime　セフポドキシム
⑩ AZT：Aztreonam　アズトレオナム
⑪ CTRX：Ceftriaxone　セフトリアキソン
⑫ CAZ/CVA：CAZ/CVA合剤
⑬ CTX/CVA：CTX/CVA合剤

Question 07 微生物検査部門

質問 ICUから多剤耐性アシネトバクター（MDRA）のアウトブレイクが発生しました。病院および検査室の対応で注意すべき点を教えてください。

A 解説 Answer

多剤耐性アシネトバクター（MDRA）のアウトブレイクに対しては、病院全体の対応として、以下に示すようなことが重要だとされています[24),25),26)]。

<患者さんのコホート隔離>
- 病棟閉鎖、陽性者/疑い/陰性者のゾーニング（汚染区域と非汚染区域の区分け）
- 患者さんだけでなく、患者対応にあたる医療従事者のコホート対策

<二次感染サーベイランス>
- 陽性者/疑い/陰性者のゾーニングに対応した当該病棟患者さんの連続監視培養（例：入室後と週1回、転棟後と週1回）

<接触予防策の徹底>
- すべてのスタッフが、平時から標準予防策、手指衛生・個人防護具着脱を徹底して実行していること。
- 教育訓練（講義、実技）⇒評価⇒継続⇒全スタッフの一元管理
- 消毒薬の使用量のチェックと管理

<環境対策>
- 環境整備、ターミナルクリーニングの徹底、共有物品の取り扱いや清掃方法の見直し

<感染管理体制の強化>
- 迅速な情報共有（耐性菌とアウトブレイクに対する認識、感染対策に対する認識）
- コミュニケーションの重視（指揮命令系統の明文化、感染管理に対応すべきICT・ICD・ICNの人材確保、迅速な周知の徹底）
- マニュアルの整備（環境整備、監視培養、アウトブレイク対応）

検査室の対応としては、ICTチームの一員として病院全体の感染管理の対応を迫られるだけでなく、二次感染サーベイランスで監視培養に対応しなければなりません。例えば、陽性者、疑い、陰性者毎に病棟のゾーニングが実施され、病棟入室時とその後は週1回程度の監視培養が必要となります。かなりの検体数に対応しなければなりませんので、スクリーニング用培地[27),28)]を用いることで負担を軽減することができます。

また、耐性基準のMICはイミペネム：$16\mu g/mL$以上、アミカシン：$32\mu g/mL$以上、シプロフロキサシン：$4\mu g/mL$以上ですが、自動細菌薬剤感受性装置（VITEK2）では、薬剤感受性試験結果の判定に注意が必要です。結果判定時に、「本菌におけるアミカシンの判定において、信頼できる結果が得られない可能性がありますので他法による結果をご確認ください」[29)]と出たコメントを見逃さずに、他法による結果で確認しなければなりません。私の経験でも、アミカシンがS＜$8\mu g/mL$で上記コメントとともに結果が得られたMDRA株をアミカシンのEテストと感受性ディスクを載せて培養した結

果(図1)、全く感受性がありませんでした。これはアシネトバクター属における主要なアミカシン耐性機構の1つである16S rRNAメチラーゼをコードするarmA遺伝子を有する菌株で主にみられる現象で[30]、国内分離株においてもarmA遺伝子はしばしば検出されるため[31]注意が必要です。

薬剤耐性アシネトバクター感染症は2011(平成23)年2月から感染症法に基づく5類定点把握疾患となり、2014(平成26)年9月より5類全数把握対象疾患となりましたが、感染症年度別届出数[32]は以下の通りで、減少傾向にあります。

(薬剤耐性アシネトバクター感染症年別届出数[32])

2015年	2016年	2017年	2018年	2019年	2020年
38名	33名	28名	24名	24名	10名

しかし、一度アウトブレイクすると環境に定着し、保菌者からも長期間にわたり検出されることから排除が困難なことが知られていますので、平時から接触予防策の徹底、環境対策、感染管理体制の強化が求められます。

Point

1. 陽性者の個室隔離し、陽性者/疑い/陰性者のエリアをゾーニングします。また、患者対応にあたる医療従事者に対してもコホート対策が必要です。
2. 日常的に標準予防策の遵守、手指衛生・個人防護具着脱の徹底が必要です。
3. 信頼できる耐性結果の確定が必要です。
4. 多数の検体処理には、スクリーニング培地を用いて検出漏れを防ぐことが重要です。

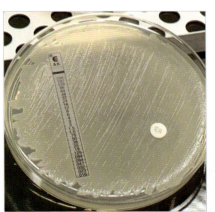

図1. MDRA株のアミカシンのEテスト結果

略語
① MDRA：multi-drug resistant Acinetobacter
② ICT：infection control team
③ ICD：infection control doctor
④ ICN：infection control nurse
⑤ rRNA：ribosomal RNA　リボソームRNA

Question 08 微生物検査部門

質問　β-D-グルカン検査で陽性となった場合に細菌検査室としてできる対応について教えてください。

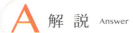

通常深在性真菌症の診断の補助としてβ-D-グルカンを測定します。このβ-D-グルカンが高値となる場合、最も発生頻度の高い疾患としてカンジダ菌血症があげられます。それに続いて播種性アスペルギルス症、クリプトコッカス症、ニューモシスチス肺炎などが鑑別にあがります。また、疑陽性の可能性も忘れてはなりません。

まず、カンジダ菌血症についてですが、ハイリスク因子の一つに医療デバイスによる感染があります。カテーテル挿入部が汚染されることにより、カテーテルに沿ってカンジダが繁殖し、血流感染につながります[33]。深在性真菌症が疑われる場合はβ-D-グルカンの測定だけでなく血液培養の採取が重要です。また、カンジダ菌血症の場合、真菌性眼内炎の可能性も視野に入れ、眼科的アプローチも必要です。

次に、播種性アスペルギルス症を代表とする糸状菌による感染です。この場合、血液培養で陽性となることはほとんどありませんので、血清診断のほかに肺の画像を確認することが診断に重要となります。また、可能であれば喀痰培養で検出を試みると、確定診断につながることがあります（図1）。

β-D-グルカンは真菌感染のすべてで高値となるわけではなく、*Cunninghamella*属などのムコール感染やクリプトコッカス症では高くならないことが多いため、注意が必要です（図2、図3）。

HIVを代表とする細胞性免疫不全患者さんにおいては、ニューモシスチス感染の診断が重要となります。PCP診断における血中β-D-グルカンの測定感度は95％（91〜97％）、特異度は86％（82〜90％）とされています[34]。β-D-グルカンの検査によってヒト免疫不全ウイルス（HIV）がみつかることもあります。

検査を実施しているとβ-D-グルカンの疑陽性も時折みられます。術後や透析によるものがありますが、検査手技による疑陽性が疑われる場合も考えられます。元検体の再検査で値が変わらない場合は元検体の汚染、低下した場合は手技による汚染が考えられます。疑わしいときは再検査、再採血をお勧めします。

Point

1. β-D-グルカン高値なら①血液培養採取されているかどうかの確認を行います。②肺炎を疑うなら喀痰培養のスメア・培地再確認＆追加培養検討を実施します。③グロコット染色を確認します。④再検査の検討を行います。⑤眼底検査を実施します。

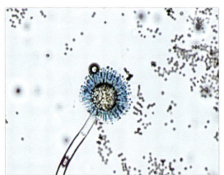

図1．*Aspergillus*属の菌糸は隔壁を有し、分子性柄の先端が肥大化した頂嚢を形成している。

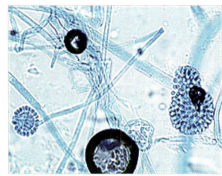

図2．*Cunninghamella*属の菌糸は幅広で隔壁がなく、先端に球形の頂嚢とその表面の小胞子嚢が認められる。

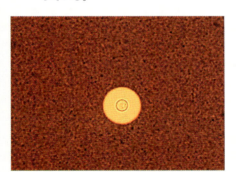

図3．*Cryptococcus*属は莢膜がとても厚いため、莢膜成分が輪のように抜けてみえる。

略語
① HIV：Human Immunodeficiency Virus
② PCP：Pneumocystis pneumonia

Question 09 微生物検査部門

質問　三種病原体等である多剤耐性結核菌の輸送方法について教えてください。

 解説　Answer

1) 三種病原体等に分類される多剤耐性結核菌は以下の薬剤すべてに対し耐性を有するものであると定義されています。
- イソニコチン酸ヒドラジド
- リファンピシン
- オキフロキサシン、ガチフロキサシン、シプロフロキサシン、スパルフロキサシン、モキシフロキサシン、レボフロキサシンのうち一種以上
- アミカシン、カナマイシン、カプレオマイシンのうち一種以上

2) 三種病原体を事業所の外において運搬する場合の手順

① 厚生労働省HPの「感染症法に基づく特定病原体等の管理規制について」[35]にアクセスし、以下の基準・規則・マニュアルをダウンロードします。

＜厳守すべき運搬に係る容器、標識、その他の運搬に関する基準＞
- 特定病原体等の運搬に係る容器等に関する基準（平成19年厚生労働省告示第209号）

＜遵守すべき運搬に係る規則・マニュアル＞
- 届出対象病原体等の届出等に関する規則（平成19年国家公安委員会規則第5号）
- 特定病原体等の安全運搬マニュアル
- 特定病原体等に係る事故・災害時対応マニュアル

＜参考資料＞
- 容器包装の例示（WHO）
- 携行品一覧（例示）
- 緊急連絡体制（例示）
- 特定病原体等イエローカード

② 上記内容をよく理解した上で、「届出対象病原体等運搬届出書の記載事例」[36]を参考に、以下の内容を記載した「届出対象病原体等運搬届出書」[37]を作成します。

＜運搬経路および時刻＞
- 日時、経路（距離、路線、所要時間、運行時刻）
- 運行シミュレーションの実施（運搬日と同じ曜日・時間帯・経路で練習）

＜積載方法＞
- 車両積載図：輸送容器、クッション材、オーバーパック（施錠処置）、標識（告示様式第2関係）

＜運搬要領＞
- 積載車（運転者、同行者、見張人、責任者）伴走車（運転者予備員、同行者予備員）、携行機材の名称および個数（立入制限用ロープ、マスク、手袋、ゴーグル、紙タオル、ビニール袋、消毒剤、消火器、赤旗、立ち入り禁止標識、特定病

原体等イエローカードなど）

<応急措置要領>
・特定病原体等イエローカードに従った応急処置、警察機関への連絡要領

<異常時の連絡体制>
・特定病原体等イエローカードに従った応急処置、警察機関への連絡要領

③「都道府県公安委員会運搬窓口一覧」[4]に掲載された運搬する都道府県を管轄する公安委員会へ提出します。届出の際は、上記内容について質問されるためよく理解した者が持っていくことをおすすめします。

④公安委員会より交付された「運搬証明書」を携帯し、記載どおりに運搬を実施します。

Point

1. 三種病原体を運搬する際の基準・規則・マニュアル・参考資料をよく理解します。
2. 運搬日と同じ曜日・時間帯・経路で運行シミュレーションを実施します。
3. 「運搬証明書」を携帯し、記載どおりに運搬を実施します。

文　献

1) 松本哲哉，満田年宏 訳：CUMITEC 血液培養ガイドライン．医歯薬出版．2007．

2) 日本臨床微生物学会：血液培養検査ガイド．日本臨床微生物学科雑誌．2013．

3) Andrew Lee, et al：Detection of Bloodstream Infection in Adult：How Many Blood Culture are Needed?. J Clin Microbiol；45（11）：pp3546-3548. 2007.

4) Melvin P, et al：The Clinical Significance of Positive Blood Cultures in the 1990s：A Prospective Comprehensive Evaluation of the Microbiology, Epidemiology, and Outcome of Bacteremia and Fungemia in Adults. Clinical Infectious Diseases, Volume 24, Issue 4, April：pp584-602. 1997.

5) D P Lombardi, et al：Anaerobic bacteremia：incidence, patient characteristics, and clinical significance. Am J Med；92：pp53-60. 1992.

6) P R Murray, et al：Critical assessment of blood culture techniques：analysis of recovery of obligate and facultative anaerobes, strict aerobic bacteria, and fungi in aerobic and anaerobic blood culture bottles. J Clin Microbiol；30：pp1462-1468, 1992.

7) 松本哲也：最新臨床検査学講座 臨床微生物学．2015．

8) 小栗豊子：臨床微生物検査ハンドブック第4版　2012．

9) 試薬添付文書：核酸同定・ブドウ球菌キット核酸同定・一般細菌キットXpert MRSA/SABC「セフェイド」（2018年9月作成 第1版）．

10) 試薬添付文書：連鎖球菌抗原キット プロレックス「イワキ」レンサ球菌（2021年6月改訂第8版）．

11) 吉澤友章 他：末梢血液像に肺炎球菌を認めた電撃性紫斑病の1症例．pp62-66．臨床検査栃木14巻2号．2019．

12) 水谷敦史 他：イヌ掻傷後のCapnocytophaga canimorsus感染による敗血症・多臓器不全で死亡した1例pp18-21．日本救急医学会中部地方会誌．13巻．2017．

13) 梶川裕子 他：末梢血液鏡検を契機として早期診断に至ったCapnocytophaga canimorsuによる掻傷感染症の1例．pp843-849．日本農村医学会雑誌 65（4）．2016．

14) 伊藤邦彦：直接塗抹のZiehl-Neelsen染色と集菌塗抹の蛍光染色の比較．Kekkaku Vol 81，No9．pp573-576．2006．

15) 日本結核・非結核性抗酸菌症学会：抗酸菌検査ガイド　2020．南江堂．2020．

16) 江島遥 他：「尿検体における定性検査と細菌培養検査との比較検討」：国臨協九州 vol.19 No.1 2019. 1．pp 1 - 9．

17) 猪狩敦 他：細菌尿検出における簡易検査法の評価：白血球エステラーゼ試験と亜硝酸塩試験について．pp676-680．感染症学会．61巻6号．1987．

18) 筒井敦子，鈴木里和：厚生労働省院内感染対策サーベイランス事業（JANIS）検査部門の概要と参加方法．モダンメディア61巻7号：pp208-213．2010．

19) Clinical and Laboratory Standards Institute. Performance standards for antimicrobial susceptibility testing. M100-S21. CLSI, Wayne, PA, USA. 2011.

20) 賀来満夫 他：耐性菌検査法ガイド 日本臨床微生物学会誌．Vol.27 Supplement3 2017：pp98-101．2017．

21) 和知野純一：薬剤耐性獲得機構〜グラム陰性菌を中心に〜．日本臨床微生物学会雑誌 Vol.30 No.1：pp 1 -12．2020．

22) 中村文子, 近藤成美：臨床検査ひとくちメモ．モダンメディア56巻10号：pp250-256．2010．

23) 村谷哲郎：特集 今，注目される耐性菌 2．各論 1）ESBL産生菌．Medical technology Vol.39 No 5．2011．

24) 木下輝美, 石川清仁：当院で経験した多剤耐性アシネトバクターによるアウトブレイク発生に関する特徴と注意点．pp1271-1278．臨床病理．2016．

25) 荒川宜親：多剤耐性Acinetobactor感染症の全例報告化の意義−多剤耐性Acinetobactorと感染症法．モダンメディア．61巻7号．2015［耐性菌］pp193-201．

26) 本田純一, 操華子他：基礎からわかる感染症．2012．ナツメ社．

27) 石垣しのぶ 他：感染制御に関連した微生物検査−アウトブレイクに備えて アウトブレイク時の保菌者検査 MDRA．臨床と微生物（0910-7029）．45巻5号．pp399-405．2018．09．

28) 浅原美和, 松永直久, 古川泰司：トピックス：医療関連感染アウトブレイクにおける検査と分析（3）MDRAB．pp1255-1262．臨床病理．2016．

29) 試薬添付文書：クラスⅠ細菌検査用シリーズ 薬剤感受性（一般細菌・液体培地希釈法）キット バイテック2 感受性カード グラム陰性菌感受性カード AST-N309（平成29年11月改訂 第3版）．

30) Jung S, et al：False Susceptibility to Amikacin by VITEK 2 in Acinetobacter baumannii Harboring armA. pp167-171. Ann Clin Lab Sci 40（2）. 2010.

31) Tada T, et al., Antimicrob Agents Chemother 58（5）：pp2916-2920, 2014.

32) 国立感染研究所 病原微生物検出情報（IASR）：＜特集＞薬剤耐性アシネトバクター感染症．Vol.42 No.3（No.493）2021年3月発行．

33) 具芳明：血管内留置カテーテル感染予防の基礎と最新動向．pp77-80．月刊ナーシング第30巻．第11号．2010．

34) Karageorgopoulos, DE, JM Qu, IP Korbila, et al. 2013. Accuracy of beta-D-glucan for the diagnosis of Pneumocystis jirovecii pneumonia：a meta-analysis. Clin Microbiol Infect 19（1）：pp39-49.

35) 厚生労働省：感染症法に基づく特定病原体等の管理規制について．https://www.mhlw.go.jp/stf/seisakunitsuite/bunya/kenkou_iryou/kekkaku-kansenshou17/03.html（2021年7月30日アクセス）．

36) 厚生労働省：届出対象病原体等運搬届出書の記載例（平成22年12月更新分）．https://www.mhlw.go.jp/file/06-Seisakujouhou-10900000-Kenkoukyoku/9_11.pdf（2021年7月30日アクセス）．

37) 厚生労働省：別記様式第1 届出対象病原体等運搬届出書（PDF）．https://www.mhlw.go.jp/file/06-Seisakujouhou-10900000-Kenkoukyoku/9_02.pdf（2021年7月30日アクセス）．

（文責：沖 茂彦）

West Japan
Morphology Study
Group

細胞免疫検査部門

　細胞性免疫検査部門は、株式会社LSIメディエンスメディカルソリューション本部高度技術分析センター遺伝子解析部の傘下にある「細胞性免疫グループ」という組織です。臨床検査の国際規格ISO15189、及び米国病理学会CAP認定の検査実施機関です。
　造血器腫瘍関連（白血病や悪性リンパ腫など）では、シングルカラー解析またはツーカラー解析による細胞表面マーカー検査や標準的な10種類の細胞表面マーカー組合せによるFSC-SSC法、CD45ゲーティング法を提供しています。近年では、多発性骨髄腫に対応する10種類の抗体を用いたマルチカラー 10の提供を開始致しました。
　また、病理診断、フローサイトメトリー、染色体Gバンド分染法、免疫関連遺伝子再構成解析を組み合わせた統合検査「READ® system」も提供しています。造血器腫瘍分野では、臨床検査1項目で診断や予後予測、治療方針決定できるものはほとんどなく、各種検査結果から総合的判断が導かれることから、当社でも血液学、病理、細胞診、染色体検査、遺伝子検査の担当者が連携して、検査結果を提供できるように日々心掛けています。さらに、当該部門では造血器腫瘍以外でも、組織適合性抗原検査（HLA検査）、細胞機能検査（リンパ球、NK細胞）、結核菌感染を調べる検査（インターフェロンγ遊離試験）を提供しています。
　当該部門は2021年10月現在、20名超の検査員で構成されています。臨床検査技師が多く在籍し、さらにフローサイトメトリー担当の検査員には「認定サイトメトリー技術者（日本サイトメトリー学会認定制度）」の有資格者も配置しています。理科系の博士号取得者、修士課程修了者も在籍し、毎日の臨床検査業務の傍ら新規項目の開発や導入検討、検査品質や精度管理向上などの継続的改善にも取り組んでいます。

Question 01 細胞免疫検査部門

質問 フローサイトメトリー（FCM）検査で使用する検体の保管条件を教えてください。また、当院では外注検査で実施しています。検体採取時に注意するポイントはありますか。

A 解説 Answer

院内で測定する場合は、採取後すみやかに測定することが推奨されます。FCM検査は生きた細胞を測定します。そのため、検体の保管条件は正確な結果を得るための重要なファクターになります。時間をおいて測定する場合、もしくは外注検査に出す場合は保管条件を十分に考慮する必要があります。

1）抗凝固剤

FCM検査ではEDTA、ヘパリン、ACD/Aが使用可能です[1), 2)]。同時に検査する項目に合わせて選択することも重要です。例えば、1本の骨髄液で染色体検査を同時実施する場合は、ヘパリンを加えた培養液が推奨されます。遺伝子検査（PCR）や血算を同時測定する場合は、EDTAを選択する必要があります。

多発性骨髄腫解析などでCD138を測定する場合はEDTAが推奨されます。これはヘパリンの影響によりCD138が低発現化することが知られているためです。特にMRD解析を行う場合、検出感度に大きな影響を与えますので注意が必要です。

2）保管温度

室温での保管が推奨されます[1), 2)]。

3）時間

採取直後に処理することが理想的ですが、室温で保存し24時間以内に測定することが推奨されます[1), 2)]。

4）その他

外注検査に出す場合は、指定容器と保存温度を確認して提出します。

Point

1. 抗凝固剤は同時に実施する検査を考慮して選択します。
2. 多発性骨髄腫のMRD検査にはEDTAを用います。

略語

① FCM：Flow Cytometry　フローサイトメトリー
② EDTA：Ethylenediaminetetraacetic acid　エチレンジアミン四酢酸
③ ACD/A：acid-citrate-dextrose solution/A　ACD-A液
④ PCR：Polymerase Chain Reaction　ポリメラーゼ連鎖反応
⑤ CD：Cluster of Differentiation　分化抗原群
⑥ MRD：Minimal Residual Disease　微小残存病変

Question 02 細胞免疫検査部門

質問 リンパ節や節外組織検体を検査する際、どのような処理が必要でしょうか。組織の形状を保護するため、ホルマリン固定は必要でしょうか。また、凍結処理をすることで保存期間を延ばせるでしょうか。

A 解説 Answer

フローサイトメトリー（FCM）検査に供される検体は、未固定の状態である必要があります。特に生細胞率の維持は重要です。採取後の検体は緩衝液などで付着した血液を洗い流し、ただちに細胞保存液や生理食塩水などの等張液に浸し、乾燥を防ぐ必要があります[1]。誤ってホルマリン固定や凍結保存された場合、検査することができなくなりますので注意が必要です。外注検査に出す場合は、この状態で提出します。

採取された検体は前処理によって細胞を単離します。消化酵素などを使用することもできますが、細胞表面抗原に影響を与えることが予測されるためお勧めできません。一般的には物理的な処理（細切）により細胞浮遊液の状態にします。眼科バサミ、メス、ピンセット、注射針などで丁寧にほぐす、または金属メッシュや専用の装置で処理を行います。ここで重要なことは提出された検体全体が処理されるという点です。脂肪や結合組織を除去するひと手間を加えることで検出感度を良好に保つことができます。この場合、病変部位を削除してしまう危険性もあります。病理医や検査医など専門医の指導の元に行うようにしましょう。

病変部位の識別は慎重に行う必要があります。例えば、T細胞性リンパ腫の症例では壊死を起こしている場合があり、部位によっては死細胞ばかりという結果を招くこともあります。また、他の検査と異なる組成を示す部位で検査を実施した場合、検査結果に乖離を生じるため診断の障害になる可能性もあります。正確で有益な結果情報を得るためには、検査する部位は慎重に識別する必要があります。

前処理を行った後は、すみやかに染色・測定を行う必要があります。細胞の保存安定性が低下するためです。外注検査に出す場合は前処理を実施せずに、塊のまま提出することが重要です。

Point

1. 生細胞の維持が必要です。
2. 前処理は物理的な処理が一般的です。
3. 検査で使用する部位は結果を左右するため、慎重に識別する必要があります（専門医の指示に従う）。

Question 03 細胞免疫検査部門

針刺し生検の検体が検査室に提出されました。複数の検査項目を実施する必要があります。どのように検体を振り分ければよいでしょうか。

A 解説 Answer

針刺し生検（Biopsy）は患者さんの負担を軽減しながら患部の状態を直視できる優れた検査法です。しかし、得られる検体量には限りがあります。まずは実施する検査法を考える必要があります。ある程度の検体量を必要とするG分染法やサザンブロット法による免疫関連遺伝子再構成解析は実施が困難です。FCM検査やFISH法、PCR法による遺伝子再構成解析は、比較的少量の検体でも実施できる可能性がある検査法です。患者さんから採取した貴重な検体ですので、結果が出る可能性の高い方法を選択することが重要です。

実施する検査が確定したら、優先順位を決めることが次のポイントです。検査法により得られる情報は異なります。FCM検査はスクリーニング的に異常細胞を検出することができます。FISH法はピンポイントで染色体異常やキメラ遺伝子の有無を検出し、診断名の確定には不可欠です。遺伝子再構成解析は免疫グロブリン遺伝子やT細胞レセプターのクロナリティを検出し、腫瘍性／反応性の判定に有用です。検査の目的や背景により、選択する順位は変わってきます。初診、再発、経過観察などの背景また患者さんの症状や進行速度などがファクターとなります。担当医や専門医に必要な情報や検査の特性を伝え、指示を仰ぐことが必要です。

外注検査に出す場合も優先順位の選択は重要です。検査会社では希望の優先順位に沿って検体を融通します。確実に結果を得たい場合は可能性の高い検査項目を上位に持ってくることが必要です。仮にG分染法やサザンブロット法を優先順位1位にした場合、すべての検体を供して検査を実施することになります。結果として、すべての項目が検査不能になり、残念ながら何の情報も得られないようなケースも起こりえます。検体の必要量と検査の特性を把握しておくことが重要です。

Point

1. 実施する検査項目を決めます。
2. G分染法やサザンブロット法は避けます。
3. 専門医と相談し、優先順位を決めます。

略語
① FCM：Flow cytometry　フローサイトメトリー
② FISH：Fluorescence in situ hybridization
　　蛍光 in situ　ハイブリダイゼーション

Question 04 細胞免疫検査部門

質問 臨床医から隙間なく臨床所見が書き込まれた検査依頼書を受け取りました。フローサイトメトリー検査をする上で、重要になる臨床所見や情報は何でしょうか。

A 解説 Answer

　フローサイトメトリー（FCM）検査に限らず、臨床所見の情報は非常に重要です。特に疾患名や検査の目的に関する情報があると、得られる解析結果は変わってきます。FCM検査ではゲーティングする領域を絞り込んだり、逆に可能性のある領域に解析範囲を広げたり、目的に応じた解析を実施するためです。何も情報がない場合、検査員は異常細胞をスクリーニング的に探索し、ゲーティングを行います。このため意図する領域がゲーティングされない可能性があり、目的の結果を得るまでに時間的なロスが生じることになります。目的に合致した精度の高い検査結果を得るために、情報は非常に重要です。

　外注検査に出す場合もこれらの情報は重要です。目的にマッチした解析データを得るためには、情報の共有が不可欠です。検査依頼書やコメント票など、施設や検査会社により手段は様々だと思いますが、できる限り情報共有することが望まれます。

1）検査目的
　初診のスクリーニング、疾患疑い、疾患の否定、治療効果確認、再発モニタリングなど検査目的に応じてゲーティング領域を選択します。

2）疾患名・検歴
　疾患名が確定している場合は、ゲーティング領域を絞り込むことができます。『リンパ性』など大まかな情報であっても重点的に解析対象とすることで、異常細胞検出の一助になります。また異常細胞が検出されない場合でも対象の領域をゲーティングすることで、疾患や再発を否定する情報が得られます。前回検出された異常細胞のフェノタイプ（表現型）が明らかであれば、再発モニタリングには重要な情報となります。

3）臨床所見
　発熱、発汗、体重減少、浮腫、リンパ節肥大、白血球分画の異常の有無などの情報から担当医がどんな疾患を疑っているのか、どのような目的で検査を実施しているのかをある程度汲み取ることができます。またLD、sIL-2R、血中Ca濃度の値は悪性リンパ腫の疾患名を推測する手段にもなります。免疫電気泳動や遊離L鎖κ/λ比の情報は多発性骨髄腫のクロナリティ確認に非常に重要な情報となります。

4）治療・投薬の情報
　リツキシマブやダラツムマブなど細胞表面マーカーをターゲットにした分子標的薬は、マーカーをブロックまたは発現低下をもたらすため、検査結果にも影響を与えます。またRAの治療としてMTXの投与歴も重要な情報です。悪性リンパ腫のスクリーニングに重点を置く必要があります。

Point

1. 目的・疾患名などの情報は解析のKeyになります。
2. 臨床所見や検査結果の情報は有用です。
3. 治療薬によっては検査結果に影響を及ぼします。

略語
① LD：Lactate Dehydrogenase　血清乳酸脱水素酵素
② sIL-2R：soluble Interleukin-2 Receptor　可溶性IL-2レセプター
③ RA：Rheumatoid Arthritis　関節リウマチ
④ MTX：Methotrexate　メトトレキサート

Question 05 細胞免疫検査部門

質問 外注検査で実施しているマーカーの造血器腫瘍解析は3カラーが主体と聞きますが、3カラー解析ではマーカーの発現が正確にわからないのではないでしょうか。

A 解説 Answer

従来から検査会社で実施している造血器腫瘍解析は、CD45を基軸にした3カラー解析です。これはCD45の発現パターンを共有することで、約20種類のマーカー発現を解析するものです。この方法だとマーカーは2種類ごとのパターンでしか得られないため、ご質問の通り直接的に得られるデータには限界があります。直接的な解析は8カラー以上のマルチカラー解析の実施が望まれます。外注検査としては近日中にサービスが開始されると推測されますが、ここでは従来の検査法について説明します。従来の検査法は間接的な判断となりますが、検出された各細胞集団の陽性率を考慮し異常なマーカー発現の有無を判断します。そのためには、各細胞におけるマーカー発現パターンを理解しておく必要があります。今回はリンパ球を例に挙げて解説します。

リンパ球を大まかに分類すると、T細胞、B細胞、NK細胞に分けることができます。それぞれ代表的なマーカーとして、CD3、CD19、CD56が挙げられます。リンパ球を解析対象としてゲーティングした場合、それぞれの陽性率の和は100%の近値になるはずです（図1）。

T細胞はさらにヘルパーT細胞と細胞障害性T細胞に分類されます。指標となるマーカーはCD4とCD8です。成熟したT細胞では、CD4とCD8どちらか一方を発現しているため明瞭に分離できます（図2）。

さらに、リンパ球において重要なマーカーであるCD2、CD5、CD7について解説します。これらのマーカーは複数の細胞群において陽性になります。CD2とCD7はT細胞とNK細胞に、CD5はT細胞とB細胞の一部で陽性となります。数式として表すと図3のようになります。繰り返しになりますが、どの細胞がどのマーカーを発現しているか明確に整理しておくことが重要です。マーカー発現異常の具体例を以下に示しますので、頭の中を整理してみてください。

【症例1】 T細胞前リンパ球性白血病疑い

リンパ球全体をゲーティングすると、マーカー陽性率はCD3：80%、CD4：70%、CD8：50%という値が得られました。次に、マーカー陽性率を詳細に確認します。まずCD4とCD8の合計がCD3の陽性率を超えています。CD3陽性細胞つまり成熟T細胞はCD4、CD8どちらか一方を発現しています。CD4とCD8の陽性率の合計がCD3を大きく上回ることは理論上ありえません。尚且つこの症例では、陽性率の合計が100%を超えており、異常を強く示唆するデータが得られました。追加の確認検査としてCD4×CD8のツーカラー解析を行う

と、CD4＋CD8＋細胞の存在が確認されました。

【症例2】ATLの検出例

リンパ球全体をゲーティングするとCD2：90％、CD3：88％、CD4：70％、CD8：20％、CD25：50％、CD5：90％、CD7：30％というデータが得られました。マーカー陽性率を詳細に確認していきます。CD2、CD3、CD5に対して、CD7の陽性率が低く発現異常が推測されます。CD4＋CD25＋細胞の増加とCD7の陰性化から、Aggressive ATLが疑われます。CD3の発現パターンを注視すると、弱陽性化が認められる場合があります。

Point

1. 正常なマーカーパターンを理解します。
2. マーカー陽性率が理論的に合致するか（辻褄が合うか）確認します。

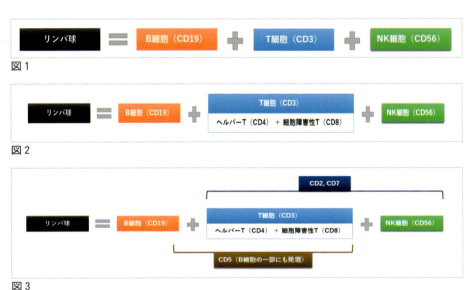

図1

図2

図3

略語
① ATL：Adult T-cell leukemia/lymphoma　成人T細胞白血病/リンパ腫

Question 06 細胞免疫検査部門

> 検査結果を見て、担当医からは複数のマーカー発現を確認して欲しいと要望されました。外注したフローサイトメトリー検査に、マーカーの追加は可能でしょうか。

解説 Answer

　検査会社が提供するマーカー解析は、予め組合せが固定されています。多くの疾患に対応するよう工夫されていますが、残念ながらすべてをカバーできるわけではありません。疾患の鑑別や絞り込みを行う場合は、マーカーを追加する必要があります。検査依頼書やオーダーリング画面には、追加マーカーをオプションとしてオーダーできるようになっています。測定したいマーカーが検査可能か、事前に各検査会社へ問合せをすることを推奨します。希少なマーカーなどは、そもそも検出する抗体が販売されていない可能性もあり、検査会社でも保持していない可能性があります。また、マーカーの組み合わせによっては、標識された蛍光色素の関係で対応できない場合もあります。

　検査実施後のマーカーの追加は、可能な場合と不可能な場合があります。解析結果が出た後の追加は臨床的にも大きな意義があるため、可能な限り対応するようにしていますが、以下のような注意点があります。各検査会社に問い合わせて、確認すると良いでしょう。

1）材料別の保存安定性
　血液・骨髄液：概ね48時間以内であれば、検査可能な場合が多いです。しかし、経時変化の影響が懸念されるため、データは参考値扱いと考える必要があります。
　リンパ節・組織・その他：前処理を実施しているため、著しく生存率が低下しています。残念ながら検査できない場合がほとんどです。

2）検体残量
　血液・骨髄液であれば余剰分があることが期待されます。しかし、採取された細胞数によるため、残量を問合せることを推奨します。
　リンパ節・組織・その他：前処理をするため、細胞浮遊液の状態で保管されます。上記の通り、保存安定性が低いため、残量があっても追加検査が実施できない場合が多くあります。

3）検体保管期間
　FCM検体の保管期間は検査会社により異なると思います。しかし、実質的に追加検査が可能なのは、血液・骨髄液で48時間以内、リンパ節・組織などでは24時間以内と考えて良いでしょう。

Point

1. マーカー解析の組み合わせをチェックします。
2. 追加したいマーカーが検出可能か、問合せで確認します。
3. 材料や経過時間により検査の可否は異なります。

Question 07 細胞免疫検査部門

質問 検査会社で実施したフローサイトメトリー検査について、ゲーティングの再解析をお願いすることは可能でしょうか。

A 解説 Answer

可能です。検査会社に外注している場合は、営業所や問合せ用のインフォメーションを経由して依頼することができます。正しく情報を伝えるために下記の点を整理しておくとスムーズです。

また症例によっては腫瘍細胞が正常細胞群の分画の中に重なってしまい、分離が不可能な場合もあります。そのため、正常細胞群を多く含む形で報告する場合や極端にゲートを絞り込んで腫瘍細胞のマーカー発現を示す場合など、症例により様々です。可能であれば、電話などで直接問合せ、専門の検査員と意見交換やディスカッションすることで多くの情報が得られます。検査実施時に行った再検査の情報などが得られる場合もあります。

1）疑われる疾患名・否定したい疾患名

疾患により腫瘍細胞が検出されるプロット位置は異なります。ターゲットとする疾患情報があれば、それに即した解析が可能です。

2）ゲーティングの位置

具体的な位置を図示すると正確に伝わります。メールやFAXなどを活用すると良いでしょう。

3）結果の受け取り方

報告書の再発行（紙）を待つと、結果を得るまでに時間を要する場合があります。再解析データのみの授受や電子カルテの画像結果更新など、電子的な方法を依頼すると時間の短縮につながる場合があります。

Point

1. 疾患名を伝えます。
2. 希望するゲーティング位置を図示します。
3. 結果の受取方法を予め伝えておきます。

Question 08 細胞免疫検査部門

質問 フローサイトメトリー検査の結果を見て、どのマーカーが陽性であると判断すれば良いか分かりません。一般的に陽性と判断する閾値は何％ですか？

A 解説 Answer

陽性率に具体的な閾値は設定されていません。これはフローサイトメトリー（FCM）の検出特性とマーカー発現量の多様性に起因します。

1）FCM検出特性

マーカーに対して特異的な抗体を反応させます。この抗体を蛍光色素で標識することで細胞を染色し、マーカーの有無を検出します。ここで得られる値は蛍光強度です。1つの細胞が発した蛍光の強さを測定しています。

2）FCMの陽性と陽性率

蛍光強度の強さにより陽性は3種類に分類されます。弱陽性（Dim）、陽性（Positive）、強陽性（Bright）です（図1）。蛍光色素が沢山付いている細胞ほど強い蛍光が得られます。つまり、染色されたマーカーの量が多いことを示しており、マーカーが高発現していることを意味します。一方、弱陽性の場合マーカー量が少ないことを示しますが、陽性であることに変わりはありません。

ヒストグラム（図1上）の縦軸はカウント数（細胞数）、横軸は蛍光強度を表しています。右に行くほど強い光を表し、マーカー発現量が高いことを示します。蛍光強度のピークがどこにあるか、容易に判別できることが特徴です。ドットプロット図（図1下）は縦軸、横軸共に蛍光強度を表しており、2色の発光を同時に示すことができます。測定した細胞から得られた2色の蛍光強度の値を点で示し、分布を集団的に2次元で表しています。蛍光強度の高さ（マーカー発現量）が陽性領域にあれば、1つの細胞に2種類のマーカーが同時に発現しているか、片側のみなのかを判別することができます。図1のプロット図はCD4をFITCで、CD8をPEで染色した例です。末梢血中の成熟リンパ球（T細胞）は、どちらか一方を発現しています。従って、両方が共に発現した細胞（ダブルポジティブ）が検出されていないことが分かります。

陽性率は陰性コントロールや陰性ピークを参考にカットオフラインを引いて算出します。この際、弱陽性のピークがカットオフライン付近に検出されるケースがあります。日本臨床検査標準協議会（JCCLS）のガイドラインでは、陽性率50％として検出された弱陽性ピークについて例を示して注意喚起をしています[1]。FCMの結果を解釈する際は、陽性率のみで判断するのではなく、ヒストグラムやドットプロット図を確認して陰性と陽性を判断することが重要です。

3）マーカー発現量の多様性

造血器腫瘍解析で用いるマーカーは、リンパ球サブセット解析と異なり、その発現量は様々です。上記のような弱陽性による誤診を予防するためには、蛍光色素の選択を工夫する必要があります。発現量が低いマーカーには、PEなどの強く発光する色素で標識すると、陰性との区別が明確になります。

また、使用する抗体のクローン（認識エピトープの違い）や色素の蛍光標識率によっても蛍光強度は変化します。メーカーのWebサイトに掲載された仕様書などで確認することができます。図で例示したFITCとPEは、FCMで一般的に用いられる488nmのレーザー光で使用できます。安定性が高く扱いやすいため広く普及しており、蛍光標識された抗体試薬も多く販売されています。目的やマーカーの発現特性に合わせて選択すると良いでしょう。

Point

1. 弱陽性に注意します。
2. ヒストグラムやプロット図を確認します。
3. マーカーの発現特性や蛍光色素の違いを考慮します。

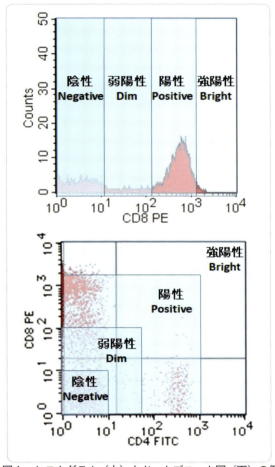

図1. ヒストグラム（上）とドットプロット図（下）の例

図1. ピークやドット（点）が示された位置で、マーカーの発現強度を判別することができます。

略語
① JCCLS：Japanese Committee for Clinical Laboratory Standards　日本臨床検査標準協議会
② FITC：Fluorescein isothiocyanate　フルオレセインイソチオシアネート
③ PE：Phycoerythrin　フィコエリスリン

文　献

1) JCCLS フローサイトメトリーによる造血器腫瘍細胞表面抗原検査に関するガイドライン（JCCLS H2-P V1.0）.
2) JCCLS フローサイトメトリーによる末梢血リンパ球表面抗原検査に関するガイドライン（JCCLS H1-A V2.0）.

（文責：齋藤　敬）

染色体・遺伝子検査部門

　染色体・遺伝子検査部門は、株式会社ＬＳＩメディエンスメディカルソリューション本部高度技術分析センター遺伝子解析部の傘下にある「染色体グループ」及び「遺伝子検査グループ」という組織です。臨床検査の国際規格ISO15189、及び米国病理学会CAP認定の検査実施機関です。

　染色体グループでは、造血器腫瘍関連においてG分染法とFISH（Fluorescence in situ hybridization）法を主たる検査技術としています。G分染法では、骨髄異形成症候群、骨髄増殖性疾患、非リンパ性白血病、急性リンパ性白血病、慢性リンパ性白血病、悪性リンパ腫、多発性骨髄腫、他と大別し、受託解析を行っています。FISH法では、染色体転座、欠失、増幅、数的異常の検査を実施しています。

　造血器腫瘍以外では、遺伝学的検査（生殖細胞系列の検査）においてＧ分染法、FISH法、MLPA（Multiplex Ligation-dependent Probe Amplification）法、マイクロアレイ検査を提供しています。

　当該グループは、2021年10月現在、50名超の検査員で構成されています。臨床検査技師が多く在籍し、さらに「臨床細胞遺伝学指導士、臨床細胞遺伝学認定士（日本人類遺伝学会認定制度）」、「認定臨床染色体遺伝子検査師（日本臨床衛生検査技師会認定制度）」の有資格者も配置しています。理科系の博士号取得者、修士課程修了者も在籍し、毎日の臨床検査業務の傍ら、新規項目の開発や導入検討、検査品質や精度管理向上などの継続的改善にも取り組んでいます。

　遺伝子検査グループでは、白血病キメラ遺伝子検査（定量、定性）、WT1定量、予後予測因子の遺伝子変異検査、コンパニオン診断検査（悪性リンパ腫治療薬の適用の判定補助）、免疫遺伝子再構成検査（PCR法、サザンブロット法）を提供しています。また、造血器腫瘍関連以外では、固形腫瘍に関わる遺伝子検査（コンパニオン診断検査）、遺伝学的検査を提供しています。

　当該グループは、2021年10月現在、40名超の検査員で構成されています。臨床検査技師が多く在籍し、さらに「遺伝子分析科学認定士（日本臨床検査同学院認定制度）」、「ジェネティックエキスパート（日本遺伝子診療学会認定制度）」の有資格者も配置しています。理科系の博士号取得者、修士課程修了者も在籍し、毎日の臨床検査業務の傍ら、新規項目の開発や導入検討、検査品質や精度管理向上などの継続的改善にも取り組んでいます。

Question 01 染色体・遺伝子検査部門

質問 FISH法による*RUNX1::RUNX1T1*[t(8;21)転座解析]の結果で、「検出された陽性細胞は、通常の陽性シグナル様式とは異なり、黄色シグナル1個、赤色シグナル2個、緑色シグナル2個のシグナル様式でした」とありましたが、どのように解釈すればよいですか。

解説 Answer

Dual Fusion（DF）タイプのプローブは、通常の陽性シグナル様式では融合を示す黄色シグナルが2つ認められるため、黄色（融合シグナル）2個、赤色（正常の*RUNX1T1*）1個、緑色（正常の*RUNX1*）1個となります。通常の陽性シグナル様式と比較して、黄色シグナルが1個少なく、赤色シグナルと緑色シグナルが1個ずつ多いので、本来黄色となるべくシグナルが分断して赤色と緑色になっている、すなわち8番染色体、21番染色体ともう1本別のN番染色体が関与した3点転座となっている可能性が考えられます。

t(8;21)転座はAML（FAB分類M2）で特異的に認められる相互転座ですが、もう1本別の染色体が関与した3点転座が認められることがあります。G分染法を実施することで、形態的に3点転座を検出することが可能ですが、*RUNX1*領域（21q22）は、G分染法ではライトバンドと呼ばれる白いバンド部分に相当するため、転座している染色体領域によっては検出できない場合もあります。臨床所見、FISH法、G分染法、遺伝子検査の結果などをもとに総合的に判断していただくことをお勧めいたします。

尚、G分染法とは、ギムザ（Giemsa）染色によって染色体の核型（欠失や転座など）判定する基本的な検査法です。

Point

1. FISHプローブには数種類のタイプがありますが、Dual Fusion（DF）タイプのプローブは、最も検出感度が高いプローブです。

2. t(8;21)転座は、FAB分類（M2）で特異的に認められ、WHO分類では「特定の遺伝子異常を持つAML」に分類されています。

3. AMLの予後因子として、t(8;21)(q22;q22)、inv(16)(p13.1q22)、t(16;16)(p13.1;q22)、t(15;17)(q24;q21)は予後良好群に分類されています。

4. 遺伝子名称は、国際標準遺伝子記号（HUGO正式遺伝子記号）で表記しています。
RUNX1（21q22）：別名　*AML1*
RUNX1T1（8q22）：別名　*ETO*、*MTG8*
遺伝子略称の表記は、HGNCに対応したものです。

略語
① AML：Acute myelogenous leukemia　急性骨髄性白血病
② FISH：Fluorescence in situ hybridization
③ *RUNX1*：Runt-related transcription factor 1
④ *RUNX1T1*：RUNX1 Partner Transcriptional Co-Repressor 1
⑤ FAB分類：French-American-British Classification
⑥ HUGO：(Human Genome Organization、ヒトゲノム国際機構) ヒトゲノム計画に関連する国際非政府組織
⑦ HGNC：HUGO Gene Nomenclature Committee
⑧ G分染法：Giemsa banding法

Question 02 染色体・遺伝子検査部門

質問
G分染法の検査結果で、スラッシュ「/」やダブルスラッシュ「//」で区切られた核型はどう理解したらよいですか？また、区切られた２番目以降の核型の中に「idem」とありますがどういう意味でしょうか。

A 解説 Answer

G分染法では単一の核型だけでなく、単一の異常核型から進展して複数のクローンがモザイクで出現することがあります。その場合、核型毎にスラッシュ「/」で区切って別のクローンであることを表現します。核型につきましては、ISCNという核型記載の国際規約に基づいて記載しており、最初に幹となる核型（stemline）を記載し、以下「/」で区切って、派生核型を記載しています。「idem」とは、「Denote the stemline karyotype in a subclone」という意味で、最初に記載したstemlineの核型を示しています。例えば、「46,XX,t(9;22)(q34;q11.2)[10]/47,idem,+8[7]/48,idem,+8,+9[3]」は、t(9;22)のみのstemlineが10細胞、t(9;22)と+8を有するものが7細胞、t(9;22)と+8と+9を有するものが3細胞ということになり、stemlineに対してより核型が進展していくように記載します。ダブルスラッシュ「//」は、造血幹細胞移植を実施した際、異性間の移植の場合や、同性間であってもドナー核型とレシピエント核型の区別がつく場合に使用します。記載順はレシピエント、ドナーの順となり、「レシピエント核型//ドナー核型」と記載します。通常、20細胞について核型を記載しますが、例えば男性で異性間移植を実施している場合、性染色体がXXのみであれば「//46,XX[20]」となり20細胞すべてがドナー細胞ということになります。性染色体がXYのみであれば「46,XY[20]//」となり20細胞すべてがレシピエント細胞ということになります。XYが12細胞、XXが8細胞と混在していれば「46,XY[12]//46,XX[8]」となります。また、移植情報があるかないかで記載核型が変わる場合もあります。例えば、男性で性染色体がXXのみであった場合、移植情報がなければ、「46,X,+X,-Y[20]」となります。このように、G分染法ではもともとの性別に対して核型が決定しますので、特に性別の記載、移植の有無、移植している場合のドナー性別の記載が重要となります。

略語

① ISCN：International System for Human Cytogenetic Nomenclature
② BMT：Bone Marrow Transplantation　骨髄移植
③ PBSCT：Peripheral Blood Stem Cell Transplantation　末梢血幹細胞移植
④ CBSCT：cord blood stem cell transplantation 臍帯血幹細胞移植
⑤ G分染法：Giemsa banding法

Question 03 染色体・遺伝子検査部門

質問 IGH::CCND1のキメラ遺伝子を検出する間期核FISH法を行った結果、融合シグナルは検出されませんでしたが、30％の細胞に緑色のIGHプローブのシグナル数に過剰が認められたという結果報告でした。どのように解釈すればよいですか。

解説 Answer

正常細胞では、赤色2個、緑色2個のシグナルが、キメラ遺伝子が存在すると黄色2個、赤色1個、緑色1個で観察されるDF probeのFISH法[1]（図1）において赤色2個、緑色3個が認められた場合に予想される事項について説明します。

赤色2個、緑色3個で緑色シグナル数の過剰が認められた際は、①プローブの遺伝子が存在する領域の付加（染色体の構造異常によるもの）、②その遺伝子の存在する染色体全体が1本増えた状態（トリソミー）になっている、③緑色側のIGH遺伝子がCCND1以外の遺伝子とキメラを形成したためプローブが分断され、過剰に認められている場合の3種類が主に考えられます（図2）。

同時にG分染法を行っている場合は分染像から予測することもできますが、FISH法による単独検査の場合には緑色シグナルの過剰がどのような原因で生じているかは判断できません。FISHプローブには遺伝子単独の転座の有無（分断）を確認するBA probeもあります。シグナル数が過剰に認められた場合、その遺伝子単独の分断を確認するプローブを用いたFISH法を行うことでシグナル数の変化が過剰か分断によるものかを判別することができます（図3）。

Point

1. 緑色シグナル数に過剰が認められやすい検査項目としては、悪性リンパ腫におけるIGH::BCL2、IGH::MYC、IGH::CCND1、多発性骨髄腫におけるIGH::FGFR3、IGH::MAFなどがあります。これはイムノグロブリン重鎖遺伝子（IGH）が様々な遺伝子と転座する可能性があるためです。また、赤色シグナルのBCL2、CCND1、MYC遺伝子についてもIGλやIGκと転座することがあるため、過剰なシグナルが検出された場合に利用できる遺伝子単独で転座を確認するプローブが存在しています[2]。

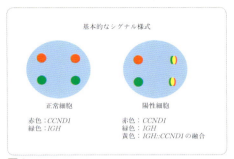

基本的なシグナル様式
正常細胞
陽性細胞
赤色：*CCND1*
緑色：*IGH*
赤色：*CCND1*
緑色：*IGH*
黄色：*IGH::CCND1* の融合

図 1

?
①
過剰
OR
②
トリソミー
OR
③
分断

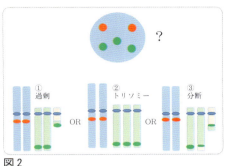

図 2

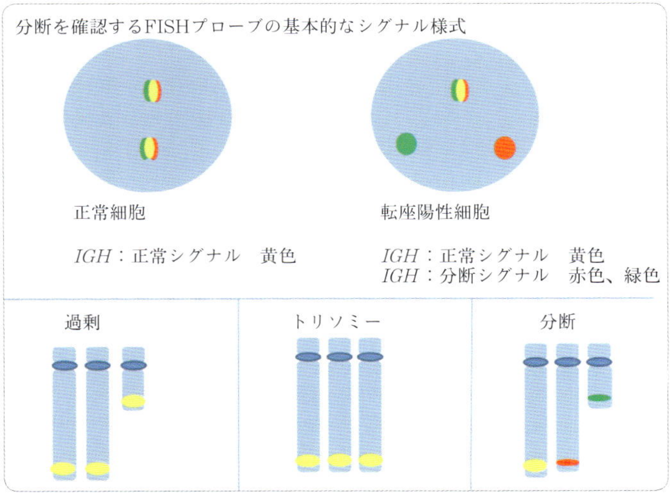

分断を確認するFISHプローブの基本的なシグナル様式
正常細胞
IGH：正常シグナル　黄色
転座陽性細胞
IGH：正常シグナル　黄色
IGH：分断シグナル　赤色、緑色
過剰
トリソミー
分断

図 3

略語

① DF probe：Dual Fusion probe　2 つの遺伝子が相互転座する際にプローブの標識領域の中間で切断され、赤と緑の半分がそれぞれ近接して黄色の融合シグナルが 2 個観察される設計になっているプローブ

② BA probe：Break Apart probe　遺伝子を挟むように赤色と緑色でプローブが標識されており転座がなければ黄色のシグナルとして観察され、何らかの遺伝子と転座した場合は赤と緑がはなれた位置に観察される設計になっているプローブ

③ FISH：Fluorescence in situ hybridization

④ G分染法：Giemsa banding法

Question 04 染色体・遺伝子検査部門

質問
多発性骨髄腫を疑う患者さんに骨髄液で*IGH::FGFR3*のキメラ遺伝子を検出する間期核FISH法を行った結果、陽性の融合シグナルが35％の細胞に検出されました。しかし、同時に行ったG分染法は46,XY[20]で異常細胞は認められないという結果でした。どのような理由が考えられますか。

A 解説 Answer

　FISH法とG分染法で結果が乖離する原因としては主に以下の4つが考えられます。一つ目は、分析対象の差です。G分染法は培養を行い得られた分裂像を解析対象としますが、FISH法はすべての間期核を解析対象としています。疾患の中には細胞周期がある時期で止まり異常細胞の分裂像が得られにくい事例が存在します。多発性骨髄腫や慢性リンパ性白血病症例などではこの分析対象の差で結果が乖離する場合があります（図1）。

　二つ目は得られた分裂像のクオリティーによる影響が考えられます。治療などの影響でG分染法で解析するための良好な長さの分裂像が得られず、短い染色体での解析となったため微細なバンドの変化が検出できていない場合があります。G分染法検査報告書にはバンドレベルという指標が記載されています。ISCNで定められた300、400、550などのバンドレベルがあり、この数字が多くなるほど細かくバンドを解析できているということになります。

　三つ目は染色体の転座の中には白いバンド同士や、染色体の末端部で生じているためG分染法の分裂像で検出が難しい転座が存在します[3]（表1）。

　この場合はどれだけ良好な分裂像が得られてもG分染法では変化が認められず判定が難しいと考えられます。

　四つ目は染色体転座においてmasked転座という稀な転座が生じることがあります。2度の染色体の構造異常が生じることでキメラ遺伝子は形成されているが染色体上の見た目には変化が生じていないように見える状態の転座でG分染法では判定が難しくなります[4]（図2）。

Point

1 今回FISH法で認められたのは*IGH::FGFR3*のt(4;14)転座です。三つ目の理由に該当し、4番染色体短腕と14番染色体長腕の末端部同士の転座であるためG分染法では検出できなかったと考えられます。検査法の特性を理解し、G分染法で検出できない可能性のある転座はFISH法を併用しておくことが重要です。FISHで確認可能な転座として多発性骨髄腫での*IGH::FGFR3*と、小児白血病でのt(12;21)転座の*ETV6::RUNX1*などがあります[5]。

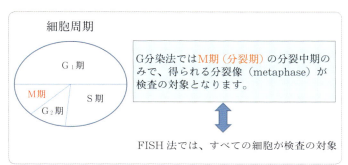

図1

表1

染色体転座	関連遺伝子
t(4;14)(p16.3;q32.3)	*IGH::FGFR3/MMSET*
t(12;21)(p13;q22)	*ETV6::RUNX1*
t(5;11)(q35;p15.5)	*NUP98::NSD1*

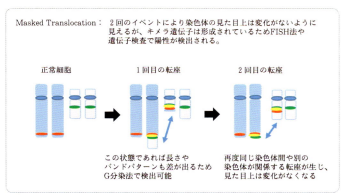

図2

略語
① ISCN：International System for Human Cytogenetic Nomenclature（染色体核型記載法）
② FISH：Fluorescence in situ hybridization
③ G分染法：Giemsa banding法

Question 05 染色体・遺伝子検査部門

質問 急性骨髄性白血病が疑われる患者さんに骨髄液でのG分染法による検査を行った結果、初診の検査でt(11;22)(q23;q11) 転座が解析した20細胞すべての分裂像で検出されました。その後、化学治療を行いましたが治療後の染色体検査において同じ転座が残った状態が継続しています。これは難治性の白血病でしょうか。

A 解説 Answer

初診時の血液疾患に対するG分染法での検査では、20分裂像すべてに転座が認められる場合もあるため、その時点では判別することは難しいのですが、血液疾患の染色体検査目的で検査された方の中にまれに遺伝性の染色体均衡型転座を持っておられる方（保因者）が存在します。均衡型転座保因者は遺伝子量には過不足がないため、多くの場合で遺伝学的な症状は認められません。血液疾患の染色体検査をしてはじめて判明することがあります。図は左が正常な11番と22番で右が11番と22番の相互転座です（図1）。

初期治療をして再度G分染法による検査を行ってもすべての分裂像で転座が認められている場合は、末梢血を材料に遺伝性の染色体検査を行い同じようにすべての細胞に転座が認められるかを確認されることをお勧めします。遺伝学的な染色体検査でもすべての細胞で同じ転座が認められた場合、均衡型転座の保因者と考えられます。白血病で生じた転座ではないため、治療をしても残存します。この場合の検査結果の取り扱いについては遺伝カウンセリングなどの考慮も必要となるため慎重な患者さんへの対応が必要となります[6]。

今回の症例の転座は、比較的に生じやすい均衡型転座ですが転座の切断点がKMT2A遺伝子の存在する11q23領域にあるため、KMT2Aの関与する転座と誤解されやすい均衡型転座です。

Point

1. 今回の症例 t(11;22)の相互転座の相互転座に限らず、均衡型転座は様々な染色体間で検出されます。解析したすべての細胞に報告例が稀な相互転座が認められているような染色体検査の結果については、遺伝性の均衡型転座保因者の可能性に注意が必要です。
本人には遺伝学的な症状がない場合も、子供にこの均衡型転座染色体が遺伝すると、重篤な遺伝性疾患を発症する可能性があります。よって遺伝カウンセリングなど慎重な対応が必要とされます（図2）。

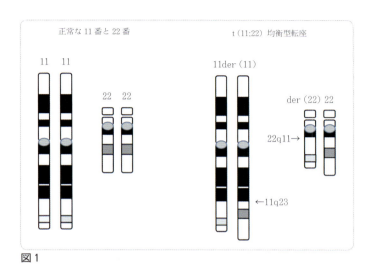

図1

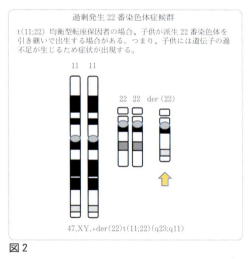

図2

略語

① G分染法：Giemsa banding法

Question 06 染色体・遺伝子検査部門

質問 急性骨髄性白血病を疑いG分染法を行った結果、46,XY,inv(9)(p12q13),t(15;17)(q22;q21)の染色体の構造異常が認められた結果でしたが、inv(9)については正常変異（異形性）と考えられるとのコメントがついていました。どういうことでしょうか。

A 解説 Answer

先天的な染色体の構造異常に正常変異（異形性）と考えられる構造異常というものがあります[7]。重要な遺伝子が存在しない領域（1番や9番の動原体付近、13、14、15番の短腕のマイクロサテライトの大きさ、男性のY染色体の長腕領域など）に認められることがあります（表1）。

今回の症例にはinv(9)「インバージョン」9と呼ばれる逆位が認められています。この9番染色体の逆位は短腕のp12と長腕のq13の間の異形性バンドを含む腕間逆位です（図1）。一般集団の1〜2.5%に認められるという報告があり、親から子へ遺伝しますが表現型には影響がないと考えられています。

誤解をさけるため染色体検査の報告書には正常変異（異形性）である旨の説明が入っていますが、核型のみで染色体に異常があると判断しないように注意が必要です。

Point

1. 今回報告されている染色体変化の内t(15;17)は所見のAPLに認められる転座で*PML::RARA*の融合が生じると考えられる疾患に関係する転座ですが、inv(9)は異形性によるものです。遺伝性の確認の目的で行われる染色体検査でも同様に異形性領域には注意が必要です。異形性の生じやすい領域を知り、疾患に特異的な染色体の変化をとらえることが重要です。

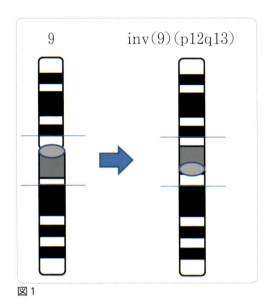

図1

表1. セントロメア、ヘテロクロマチンの正常変異（異形性）例の一部

セントロメア近傍領域の大きさ、位置の異形性 　　大きさ　　1qh＋、9qh＋、16qh＋ 　　腕間逆位　inv(1)、inv(9)
13～15番、21番、22番染色体短腕・付随体の異形性 　　短腕の欠失　21p－ 　　二重、三重の付随体
Yの異形性 　　Yqh＋、Yqh－

略語
① inv：inversion　ISCN表記で逆位を示す記号
② G分染法：Giemsa banding法

Question 07 染色体・遺伝子検査部門

質問 多発性骨髄腫においては様々な染色体異常が知られています。初発の骨髄染色体検査ではすべての異常をスクリーニングするため、G分染法をオーダーしようと思いますが、正しい選択でしょうか。

解説 Answer

初発の多発性骨髄腫患者さんの骨髄染色体検査はG分染法とFISH法を行います。2種類の検査法を選択する理由は、一般に骨髄腫細胞は増殖能が低いため、分裂中期像を得ることが難しいからです[8]。G分染法の解析対象は分裂中期像であり、FISH法の解析対象は間期核です（図1）。G分染法では、正常細胞の分裂中期像を解析し、正常核型の結果となります。しかし、FISH法では正常細胞と骨髄腫細胞の間期核を解析するので陽性の結果となり、G分染法とFISH法の検査結果が乖離することがあります。観察対象の違いを理解して、検査をオーダーすることが必要です。尚、FISH法による*IGH::FGFR3*［t(4;14)(p16;q32)］、*IGH-MAF*［t(14;16)(q32;q23)］、および*TP53*欠失の検出が、高リスク病型を判別するために有用な項目です（表1）。多発性骨髄腫の予後分類として、FISH法の検査結果とともに血清β2ミクログロブリン、血清アルブミン、LDをもちいてステージを決定する改訂国際病期分類（R-ISS）があります（表2）。初発時より、どのような染色体異常があるかを知ることは、初発時治療法の選択だけでなく、再発時の治療開始、そして予後予測に大いに有用となります。

Point

1. 骨髄腫細胞の増殖能は低いため、分裂中期像を得られることが稀です。
2. G分染法の解析対象は分裂中期像でFISH法の解析対象は間期核です。
3. FISH法でわかる*IGH::FGFR3*［t(4;14)(p16;q32)］、*IGH::MAF*［t(14;16)(q32;q23)］、*TP53*欠失は高リスク病型と呼ばれています。

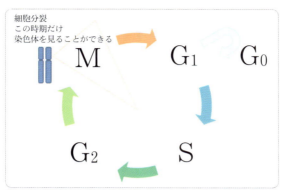

図1. 細胞周期と染色体検査

表1. 多発性骨髄腫のFISH法の検査

IGH::FGFR3 [t(4;14)(p16;q32)]	予後不良
IGH::MAF [t(14;16)(q32;q23)]	臨床的に進行型
*TP53*欠失	予後不良
IGH::CCND1 [t(11;14)(q13;q32)]	予後良好
13番欠失	非高二倍体骨髄腫　代用マーカー
1q増幅	4 copy以上は難治性

表2. R-ISS

ステージⅠ	血清β2ミクログロブリンが3.5mg/L未満、かつ血清アルブミンが3.5g/dL、かつ血清LD正常、かつFISH法で*TP53*欠失、t(4;14)、t(14;16)が陰性である。
ステージⅡ	ステージⅠでもステージⅢでもない症例すべて。
ステージⅢ	血清β2ミクログロブリンが5.5mg/L以上で、LDが正常上限をこえるかFISHで*TP53*欠失、t(4;14)、t(14;16)のどれかが陽性である。

略語
① FISH：Fluorescence in situ hybridization
② R-ISS：Revised International Staging System　改訂国際病期分類
③ G分染法：Giemsa banding法

Question 08 染色体・遺伝子検査部門

質問 末梢血に白血病細胞が確認されている患者さんにおいて、遺伝子検査を実施しようと考えています。検査材料として骨髄液と末梢血どちらがよいのでしょうか。

A 解説 Answer

診断時（治療開始前）にスクリーニングを目的とした場合、一般的に骨髄液で検査を実施することが推奨されます。これは、骨髄液と末梢血が必ずしも動態が一致しているとは限らず、白血病の中には末梢血中に白血病細胞を認めない症例や、検体の採取タイミングによっては末梢血中の白血病細胞数が骨髄液に比べかなり少ない場合があるからです。

スクリーニングで実施される遺伝子検査は高感度のものばかりではありません。従って、末梢血に白血病細胞を認めその細胞が目的とする遺伝子の変異があったとしても、感度の問題で検査結果が陰性となることもあります。

一方で、診断時には形態学的検査や染色体検査など遺伝子検査以外にも様々な検査を実施するため骨髄液がたくさん必要です。末梢血に比べ骨髄液を採取するのは侵襲性が高いこともあり、たくさんの骨髄液を採取するのは患者さんにかなりの負担がかかるという面もあります。先程、採取タイミングにより白血病細胞が少ないことがあると書きましたが、病態が進むと末梢血においても骨髄液と同等の白血病細胞が確認される場合もあります。その場合は、必ずしも骨髄液である必要はないと思います。

逆に、D006-3 Major *BCR*::*ABL1*（mRNA定量（国際標準値））では、検査材料は末梢血に限定されており、骨髄液では保険適用外です。

基本は骨髄液で検査を実施することが望ましいですが、患者さんの病態や検査内容などを考慮した上で、適切な検査材料を選択してください。

Point

1. 一般的に推奨する検体は骨髄液です。
2. 末梢血と骨髄液では、疾患や患者さんの状態により、動態が一致するとは限りません。
3. 検査材料については、患者さんの状態や検査の特性をよく理解した上で適切な検査材料を選択してください。

Question 09 染色体・遺伝子検査部門

質問 遺伝子検査を追加で実施することになりました。現在、凍結保管している骨髄液がありますが、こちらで検査は実施可能ですか。

A 解説 Answer

凍結保管された骨髄液での遺伝子検査実施の可否は、対象となる検査や抽出方法によって異なりますが、RNAを対象とする検査では推奨しません[9]。これは骨髄液に限らず、末梢血においても同じことがいえます。ここでは骨髄液および末梢血を採取後そのまま凍結保存した検体について説明します。

凍結保存してある検体から核酸を抽出した場合、検査に及ぼす影響として①核酸の分解②核酸精製度の低下③核酸の抽出量の低下の3つが挙げられます。特にRNAでは分解や抽出量の低下が顕著に認められ、検査不能となるケースが多々みられます。また、検査不能とならない場合であっても、採取時の病態を正しく反映した結果でない可能性もあり、結果の解釈はそのことを考慮する必要があります。従って、RNAを対象とした検査においては凍結した骨髄液は避けた方がよいと思います。DNAではRNAと比較すると影響は受けにくいですが、不純物が除去しきれずPCR法などで反応阻害が起こることもあります。DNAの場合は、実施する検査の特性をよく理解した上で判断した方がよいと思います。凍結保管だけでなく室温放置された検体も同様に核酸の劣化が認められ、室温もまた遺伝子検査に適した保存方法とはいえません[9]。

しかし、冷蔵保管されたものであれば問題ないわけではありません。冷蔵で保管されていても、保管期間が長期に渡った場合、程度に違いはありますが凍結保管と同様に核酸の劣化は認められます。その影響度は検査の原理などによっても違うため、一概に保存安定性の期間を示すことは難しいです。

遺伝子検査において検体の保管条件は検査結果に影響を及ぼす重要なファクターとなります。従って、十分な注意が必要になります。

Point

1. 骨髄液および末梢血を凍結した場合、検査に及ぼす影響として下記に示すことが挙げられます。
   - 核酸の分解
   - 核酸精製度の低下
   - 核酸の抽出量の低下

   これらを考慮に入れ、対応する必要があります。

2. 冷蔵保管であっても保管期間が長い場合、検査材料に適さない場合があります。

略語

① RNA：Ribonucleic acid　リボ核酸
② DNA：Deoxyribonucleic acid　デオキシリボ核酸
③ PCR：Polymerase chain reaction　ポリメラーゼ連鎖反応

Question 10 染色体・遺伝子検査部門

質問 遺伝子検査を実施するにあたり不適な検体としてどのようなものがありますか。

A 解説 Answer

日本臨床検査標準協議会（JCCLS）より遺伝子関連検査の測定精度保証を目的とした「遺伝子関連検査 検体品質管理マニュアル」[9]が策定されています。このマニュアルは遺伝子検査全般（病原体遺伝子検査、体細胞遺伝子検査、生殖細胞系列遺伝子検査）にわたり、適正な検体を確保し不適切な検体に由来する検査誤差を回避するため、検体採取・運搬および保存について包括的かつ実践的な標準マニュアルとして策定されたものです。

その中に体細胞遺伝子検査における血液および骨髄液の不適検体について以下の記載があります。

- 細胞が破壊されているような状態の検体
  原因：シリンジ採血時に陰圧を強くかける、または抗がん剤を使用している場合など白血球が破壊され、核酸抽出に影響する可能性があります。
- 検体中の全細胞のうち、検査対象とする細胞に比して正常細胞や非腫瘍細胞などの検査対象外の細胞成分の割合が多い検体
  原因：検査対象細胞のみを分画して分取することは困難であり、患者さんの状態によっては正常細胞が多数混入することになります。
- フィブリンが析出している検体（凝固した検体）
  原因：抗凝固剤入り採血管の未使用、専用の保存液の未使用、採取後転倒混和が不十分などが考えられます。
- PCR阻害物質であるヘパリンが混入している検体
  原因：誤って、ヘパリン採血管で採取した場合だけでなく、他の検査目的のためにヘパリン採血管で採取した血液を遺伝子検査に用いた場合も想定されます。また、血液透析や血栓溶解などの治療を目的としてヘパリン投与した患者より採取した血液においても、ヘパリンの混入が懸念されます。

これらの検体を用いて検査を実施した場合、偽陰性の可能性があり、正しい検査結果を得られないことがあります。遺伝子検査を外部委託して検査を実施する場合、それぞれの外部委託先が提示する保管・搬送条件に従って提出する必要があります。

Point

1. 遺伝子検査において以下に示す検体は不適です。
   - 細胞が破壊されているような検体
   - 検査対象外の細胞が多い検体
   - 凝固した検体
   - ヘパリンが混入している検体

略語
① PCR：Polymerase chain reaction　ポリメラーゼ連鎖反応

Question 11 染色体・遺伝子検査部門

質問 新生児〜小児の患者さんのため、検体が少量しか採取できません。最低限どれくらいの量があれば遺伝子検査できますか。

A 解説 Answer

遺伝子検査は基本的に、生化学検査のように採取した検体を直接測定するわけではありません。採取した検体から核酸を抽出し測定します。核酸の抽出量は有核細胞（白血球）数に依存するため、骨髄液・末梢血いずれも液量よりも白血球数が重要になってきます。従って、患者さんの年齢に関わらず、最低限の検体量は検査に必要な白血球数を含む液量ということになります。

必要な検体量を決める条件は4点あります。

1）遺伝子検査に必要な核酸量：遺伝子検査に必要な核酸量は検査によって大きく異なり、PCR法のように数十ngで検査実施できるものからサザンブロット法のように数十μg必要なものもあります。

2）抽出方法の許容細胞数：核酸抽出において、どのような方法であっても白血球数に比例して核酸が抽出できるというものではありません。選択した抽出方法それぞれに許容される細胞数があり、その範囲外の細胞数では著しく抽出量が低下し場合によっては核酸が抽出されないことがあります。

3）患者さんの白血球数：一般的に白血球数は成人に比べ新生児〜小児では多い傾向にあります。また、白血病では病型によっては白血球数が異常増加します。従って、白血球数は各個人ごとに異なります。

4）核酸の由来細胞：検査によって、全白血球から抽出した核酸が対象となるものや特定の細胞（例えば単核球やT細胞など）が対象になるものがあります。特定の細胞が対象となる場合、全白血球を対象としたものより検体量が多く必要になります。

最低限必要な検体量は、これらの条件から算出されます。

仮に検査に必要な白血球数が$2×10^7$個とし、患者さんの白血球数が10,000/μLとします。必要な検体量は以下のように計算できます。

$$2×10^7 個 ÷ 10,000/μL = 2000 μL$$

つまり必要な検体量は2mLとなります。

Point

1. 検体量は液量ではなく、白血球数を元に必要量を算出してください。
2. 検査に必要な検体量は以下のことに依存します。
   - 必要な核酸量
   - 抽出方法の許容細胞数
   - 患者さんの白血球数
   - 核酸の由来細胞

これらを考慮し、適切な検体量を算出してください。

略語
① PCR：Polymerase chain reaction　ポリメラーゼ連鎖反応

Question 12 染色体・遺伝子検査部門

質問 G分染法とキメラ遺伝子検査（RT-PCR法）で結果が乖離しています。どのようなことが考えられますか。

A 解説 Answer

白血病において転座の有無は診断や治療方針の決定などに有用な情報です。転座の有無を確認する手法として、G分染法やキメラ遺伝子検査（RT-PCR法）が用いられます。これらの結果はそれぞれの検査特性の違いにより、結果が乖離する場合があります。乖離する原因について、乖離パターン別に説明します。

1）G分染法：陰性、キメラ遺伝子検査：陽性

・白血病細胞が少ない：キメラ遺伝子検査（RT-PCR法）は高感度であるのに対し、G分染法はそれほど高くありません。従って、対象となる白血病細胞が少ない場合、G分染法では検出されないことがあります。

・検査対象の違い：G分染法は提出された検体の培養を行い分裂像が得られたものを検査対象としますが、キメラ遺伝子検査では提出された検体の白血球から抽出されたRNAを検査対象としています。白血病のタイプによっては分裂像が得られにくい症例があり、そのような場合は結果が乖離する可能性があります。

・検出が困難なパターン：G分染法は形態的に識別するため、転座のパターンによって正常との判断が難しい場合があります。

2）G分染法：陽性、キメラ遺伝子検査：陰性

・転座点の違い：転座を起こしている遺伝子は同じでも、転座点がすべて同じではありません。キメラ遺伝子検査ではほとんどの場合、検出対象のキメラ遺伝子の中でも発生頻度の高いパターンに合わせてプライマーおよびプローブを設計しているため、頻度の低いパターンでは検出できないことがあります。

・転座以外の遺伝子変異の存在：キメラ遺伝子検査おいて、プライマーおよびプローブ認識配列に変異があると検出できない場合があります。

ここでは一般的に考えられる原因について述べましたが、すべてのキメラ遺伝子にあてはまるわけではありません。検査結果が乖離した場合、検査担当者とディスカッションすることをお勧めします。

略語
① RT-PCR：Reverse transcription polymerase chain reaction　逆転写酵素ポリメラーゼ連鎖反応

Question 13 染色体・遺伝子検査部門

質問 染色体検査およびフローサイトメトリーをすでに実施している患者さんで、遺伝子検査を追加で実施することになりました。それぞれの検査室に残っている検体で検査は実施できますか。

A 解説 Answer

染色体検査とフローサイトメトリーにおける残余検体は保管条件など異なるため、別々に説明します。

1）染色体検査の残余検体

処理前の骨髄液・残余検体とカルノア固定処理された残余細胞があります。

①処理前の骨髄液・末梢血

遺伝子検査を実施することは可能ですが注意する点がいくつかあります。

- 保管期間：時間の経過により核酸の劣化があり、保管期間が長期であればそれだけ劣化が進行します[9]。実施する遺伝子検査への影響度を考慮して使用の可否を判断する必要があります。
- 白血球数：残余検体があったとしても、白血球数が少なければ検査を実施できる核酸量は確保できません。
- 抗凝固剤：染色体検査で使用する検体を採取する際、抗凝固剤はヘパリンを使用します。ヘパリンはPCR反応阻害物質であることが知られており、PCR法の検査を実施する場合、適切な検体とはいえません[9]。

②カルノア固定処理された残余細胞

カルノア固定は酸溶液で処理をされています。DNAは酸に弱い性質があり、カルノア固定された細胞からのDNA抽出はかなり困難です。従って、DNAを用いた遺伝子検査は実施することはできません。一方、RNAはDNAに比べ比較的酸に強く、カルノア固定された検体からでも抽出することができ、検査を実施することは可能です。しかし、採取直後の検体から採取したRNAと全く同程度であるとはいえませんので、検査結果の解釈には注意が必要です。

2）フローサイトメトリーの残余検体

フローサイトメトリーの検体保存は室温です。遺伝子検査では室温保管された検体は不適切であるため、残余検体を使用することはできません[9]。

Point

1. 染色体検査の残余検体を使用する場合、
   - 保管期間
   - 白血球数
   - 抗凝固剤

   これらを念頭に入れた上で、遺伝子検査が追加可能か判断する必要があります。

2. カルノア固定処理した検体ではDNAを用いた検査は実施できません。

3. フローサイトメトリーの残余検体で遺伝子検査は難しい場合があります。

略語
① RNA：Ribonucleic acid　リボ核酸
② DNA：Deoxyribonucleic acid　デオキシリボ核酸
③ PCR：Polymerase chain reaction　ポリメラーゼ連鎖反応

Question 14 染色体・遺伝子検査部門

質問 白血病の患者さんがいます。遺伝子検査は何を実施すればよいですか。

A 解説 Answer

白血病において様々な遺伝子変異が報告されております。その遺伝子変異は白血病のタイプに依存する変異だけでなく様々なタイプで認められる変異もあります。CMLにおける$BCR::ABL1$のように発症するとほぼすべての疾患で認められるような変異はかなり稀であり、白血病で認められる変異のほとんどはその対象となる疾患の中で数%～30%程度の頻度であることがほとんどです。また、検査の目的によっても何の検査を選択するのかが変わっていきます。

従って、遺伝子検査を選択するには白血病のタイプと目的が重要になります。

白血病における遺伝子変異は多岐にわたり具体的な遺伝子名をすべて列挙するのは難しいため、遺伝子検査の目的と検査を選択する際に参考となるガイドラインについて述べたいと思います。

白血病で遺伝子検査を実施する目的として1）ゲノム異常に基づく診断の補助2）ゲノム異常に基づく予後予測3）ゲノム異常に基づく治療法の選択4）微小評価可能病変・微小残存病変（MRD）の検出の4つが挙げられます。

1）ゲノム異常に基づく診断の補助：先にも述べたようにある疾患を完全に特定できる遺伝子異常はほとんどありません。しかし、ある遺伝子において一定数異常を持つことが知られている疾患があり、その遺伝子異常の有無は疾患の特定に重要な情報となります。また、WHO分類2017[10]の一部では遺伝子変異を基盤とした新規疾患単位が取り入れられています。また、疾患と関連する遺伝子については日本血液学会から「造血器腫瘍ゲノム検査ガイドライン」[11]が作成されております。

2）ゲノム異常に基づく予後予測：治療戦略の方針を決定するにあたり予後予測は非常に重要です。遺伝子異常を取り入れた予後層別化として、NCCNやELNより提唱された予後層別化システムは広く用いられています[12),13)]。

3）ゲノム異常に基づく治療法の選択：近年、白血病においても分子標的薬が用いられるようになり、その適用の可否を決定するために遺伝子検査を実施します。

4）微小評価可能病変・微小残存病変（MRD）の検出：体内のMRDを検出することは、治療効果の判定のみならず予後を予測するファクターとしても重要です。測定可能なキメラ遺伝子は限定されますが、非常に感度のよいPCR法を用いてMRDを検出することにより、深い寛解までモニタリングすることが可能です。

遺伝子検査の分野は日進月歩の勢いで発展してきています。従って、目的に適した遺伝子検査を選択するために、日ごろから最新の情報を入手するよう心掛ける必要があります。

略語
① MRD：measurable/minimal residual disease
② CML：Chronic myeloid leukemia　慢性骨髄性白血病
③ NCCN：National Comprehensive Cancer Network
④ ELN：European Leukemia Net

Question 15 染色体・遺伝子検査部門

質問 造血器腫瘍において、肺癌における*EGFR*検査のようなコンパニオン診断薬はありますか。

A 解説 Answer

コンパニオン診断とは、ある特定の医薬品に対して有用性および安全性を確認する目的で行う検査を指し、その診断に用いる検査薬をコンパニオン診断薬といいます。一般的に、コンパニオン診断薬と医薬品は1対1で対応しています。

造血器腫瘍では固形腫瘍に比べ、コンパニオン診断薬として承認されているものは少なく、2022年3月時点で急性骨髄性白血病(AML)における「リューコストラットCDx *FLT3* 変異検査」と濾胞性リンパ腫(FL)における「コバス®*EZH2*変異検出キット」の2点が挙げられます。

「リューコストラットCDx *FLT3* 変異検査」は、ギルテリチニブフマル酸塩またはキザルチニブ塩酸塩(*FLT3*阻害剤)のAMLへの適応を判定するための補助に用いられ、骨髄液または末梢血に含まれる単核細胞より抽出したDNA中の*FLT3*のITD領域及びTKD領域における遺伝子変異を検出するものです[14]。

薬剤を2種類提示していますが、それぞれ適応となる遺伝子変異は異なります。

ギルテリチニブフマル酸塩の使用はITD領域及びTKD領域の変異が少なくともひとつは認めることが条件ですが、キザルチニブ塩酸塩の使用はITD領域の変異を認めた場合のみ使用可能です[14]。

このコンパニオン診断薬を用いた検査はあくまで*FLT3*阻害剤の適用を判断する目的とするものであり、それ以外の目的で使用しないでくださいと添付文書に記載があります。*FLT3*遺伝子のITD領域に変異を認めたAMLの症例は予後不良であることが知られていますが、予後予測を目的とした場合、使用範囲外となりますのでご注意ください。

「コバス®*EZH2*変異検出キット」はタゼメトスタット臭化水素酸塩(*EZH2*阻害剤)のFLへの適応を判定するための補助に用いられ、組織から抽出したゲノムDNA中*EZH2*のエクソン16及び18中の変異を検出します[15]。

造血器腫瘍における遺伝子検査の検査材料として組織を提出する場合、組織を摘出後できるだけ速やかに超低温(-70℃以下)で保存することを推奨しています。しかし、この検査では主にFFPE組織を検査材料として用いるため、ホルマリン固定によるDNAの断片化を考慮する必要があります。

略語
① EGFR:Epidermal growth factor receptor 上皮成長因子受容体
② FLT3:Fms-like tyrosine kinase 3
③ ITD:Internal tandem duplication
④ TKD:Tryrosine kinase domain
⑤ DNA:Deoxyribonucleic acid デオキシリボ核酸
⑥ EZH2:enhancer of zeste homolog 2
⑦ FFPE:Formalin-Fixed Paraffin-Embedded

文　献

1) Taniwaki M, et al.：Interphase and metaphase detection of the breakpoint of 14q32 translocations in B-cell malignancies by double-color fluorescence in situ hybridization. Blood 85：pp3223-3228, 1995.

2) Fujimoto Y, et al.：Immunoglobulin light chain gene translocations in non-Hodgkin's lymphoma as assessed by fluorescence in situ hybridisation. Eur J Haematol. 2008 Feb；80（2）：pp143-150.

3) t(5;11)(q35;p15.5) NUP98/NSD1
(www.atlasgeneticsoncology.org).

4) R S Verma, H Dosik："Masked" Ph1-chromosome in chronic myelogenous leukaemia (CML), Blut.1985 Mar；50（3）：pp129-133.

5) 花村一郎 他：多発性骨髄腫の分子病態：International Journal of Myeloma 3（1）：pp35-46, 2013.

6) 日本人類遺伝学会　臨床細胞遺伝学認定士制度　ホームページ，染色体異常を見つけたら，03. 染色体の構造異常，aa相互転座カウンセリング．

7) 日本人類遺伝学会　臨床細胞遺伝学認定士制度　ホームページ，染色体異常を見つけたら，01. 正常変異．

8) 造血器腫瘍アトラス　改訂第 5 版，2016：pp360-369, 谷脇雅史編著，日本医事新報社．

9) JCCLS：「遺伝子関連検査 検体品質管理マニュアル Approved Guideline」
(JCCLS MM5-A1).

10) Swerdlow SH, Campo E, Harris NL, et al.：WHO Classification of Tumors of Haematopoietic and Lymphoid Tissues. Revised 4th Edition.Lyon, France：International Agency for Research on Cancer, 2017.

11) 一般財団法人日本血液学会：「造血器腫瘍ゲノム検査ガイドライン」2021年度版 http://www.jshem.or.jp/genomgl/home.html.

12) Martin S, Eunice S, et al. ：NCCN Clinical Practice Guidelines in Oncology. Acute Myeloid Leukemia. Version 3.2019. J Natl Compr Canc Netw. 2019；17（6）：pp721-749.

13) Dohner H, Estey E, Grimwade D, et al. ：Diagnosis and management of AML in adults：2017 ELN recommendations from an international expert panel. Blood. 129（4）：pp424-447, 2017.

14) LabPMM合同会社：FLT3遺伝子変異検出キット リューコストラット CDx FLT3変異検査　添付文書（第 6 版）

15) ロシュ・ダイアグノスティック株式会社：EZH2変異検出キット　コバス®EZH2変異検出キット　添付文書（第 1 版）

16) J Clin Oncol. 2015 Sep；33（26）：pp2863-2869

（文責：玉垣　誠，中村　剛史，林　久美子，小林　紀子）

臨床検査総合管理部門

　現在の医療は、医療技術の進歩と医療の質の向上とともに、安全・安心の医療を提供していくことが求められております。その中で、臨床検査の果たすべき役割も一段とその重要性を増しています。そのために個々の臨床検査技師に求められることは、次々に開発されていく高度かつ複雑化した検査技術を絶えず習得しながら自己研鑽に励み、幅広い知識と技術を身に付けることで検査値の判読力を高め、臨床側への付加価値の高い信頼できる情報を提供していくことだと思います。さらに、臨床検査技師の指導・教育に携わるリーダー的な立場になるには、熱意、研究力、向上心、適応力、協調性なども求められます。

　現在、臨床検査技師の高学歴化が進んでおり、今後、高度な専門知識と技術を身につけ、研究的な視点を持った人材が数多く輩出されてくると思われます。臨床検査の分野の発展を促すためにも、医師との連携のもと、積極的に研究に取り組むことも大切なことです。

　臨床検査部門では、検査機器や臨床検査システムの急速な進歩に伴って、日常検査はもとより、心電図検査や超音波検査などの生理機能検査も診察前検査として定着してきており、検体検査、生体検査ともに、その件数は増大していく一方です。また、臨床検査技師の業務の拡大として、一定条件の下で検体採取が可能になったことや、検査相談室の設置、チーム医療への参画など、現在の臨床検査技師の業務は多様化しております。

　このような臨床検査を取り巻く環境において、臨床検査部門をよりよく運営していくには「臨床検査技師の教育」「臨床検査値の精度保証」「安全管理対策の徹底」「感染予防対策」「検査システムの円滑な運用」「検査機器の定期的な保守管理」などを総合的に管理していく体制が必要になります。

　また、医療法などの一部を改正する法律の公布（平成30年12月1日施行）により、検体検査の品質・精度を確保する精度管理に関する基準が設けられ、より厳しい精度管理が求められることになりました。

　そして臨床検査部門では「病院機能評価」や「ISO15189」などの第三者機関の認定・認証を得ることで、臨床検査部の「品質と能力」を臨床医と患者さんに示す必要があると考えます。

　近年、臨床検査技師の活躍の場は病院検査室にとどまらず、大学研究室、保健所や自治体の研究所、健診センター、製薬会社、医療機器メーカーなど多方面にわたり、その知名度も高まっています。それだけに個々の臨床検査技師が専門的能力を発揮し、存在感のある臨床検査技師を目指していくことが望まれます。

臨床検査部門の組織について

　病院検査部の組織構成は、大学病院のような臨床検査技師数の多い大規模病院においては検査部・輸血部・病理部と組織が分かれ、それぞれの責任者には医師が任命されているようです。その他の大規模病院・中規模病院では輸血検査・病理検査を含めた検査部（室）を設置し、責任者は医師であるが、診療科（長）との併任または病理医が兼ねている施設も多数みられます。小規模病院においては病院長直轄での管理となることが大多数であると思われます。

　日本臨床衛生検査技師会の令和元年度組織調査（3,201施設）においては、部長相当職（検査部長・医療技術部長）には医師が49％、臨床検査技師が42％との報告がなされています。その中で、病床数の少ない施設では、臨床検査技師が部長相当職を担う場合が多いが、100床以上の施設では医師が担当する施設が多いとの結果でした。

　また、検査室を管理する常勤の医師を検査部に配属することで「検体検査管理加算」を算定することができるため、最近では、臨床検査専門医を臨床検査部所属の責任者として管理・運営を担わせる施設が増える傾向にあります。臨床検査専門医が検査部に配属されることで、臨床側と検査部の距離が近くなり良好な信頼関係が築かれています。

　そして検査室の現場には、責任者としては技師長が置かれ、業務全般を管理し検査部責任者と連携し合って臨床検査部門の円滑な運営に努めています。その上で、各検査室には専門的知識と技術を持った認定技師を配属し、検査室間の強固な連携によって検査結果を共有した付加価値の高い検査情報の提供に努めています。

　いずれにしても、規模の大小に関わらず、それぞれの施設の機能に即したしっかりとした基盤を持った検査室が構成されています。さらに、最近は部門を超えた効率的な運営を目的として検体検査のワンフロア化が進む一方で、遺伝子検査室や検査情報室を新たに創設する施設も増えてきています。

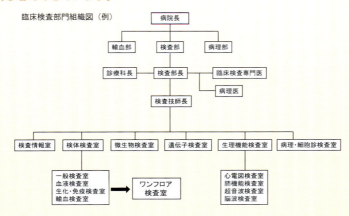

臨床検査部門組織図（例）

Question 01 臨床検査総合管理部門

質問　現在、医療とは関係のない企業で働いておりますが、臨床検査技師の仕事に興味を持っており転職を考えています。臨床検査技師の将来性やスキルアップについて教えてください。

A 解説 Answer

近年の医学の進歩は目覚ましく、それに伴い臨床検査技術も急速な勢いで発展し、日々新たな検査法が開発され診断や治療に用いられています。それに対応すべく臨床検査技師も専門的知識と高度な技術が求められるようになりました。教育面では、この数年、臨床検査技師を養成する学部・学科が毎年のように新設されており大学院もできるなど、専門的知識をもった有能な臨床検査技師が育ってきています。検査手法の面では、人の手を使って行われていた検査が簡易検査キットや次々と開発された自動分析機器に取って代わり、より迅速で精密な検査が可能となりました。さらに臨床検査情報システムなどの普及により業務の効率化も推進されました。また、遺伝子分析や質量分析技術の進歩により臨床検査は新しい時代を迎えていますが、近い将来、AIを導入した検査システムや検査機器の開発が進み、それらのシステム・検査機器がルーチンワークに普及することで臨床検査室は、なお一層大きく変貌すると考えられます。

医療に携わる者は常に新しい知識や技術を習得するための自己研鑽に努めなければなりません。臨床検査技師のスキルアップの手段としては、日本臨床衛生検査技師会や都道府県臨床検査技師会が行う学会や勉強会に参加することで最新の知識と技術を身につけることができます。また、各種学会や団体・組織が主催する研修会、講習会なども頻繁に開催されておりますので、専門的な知識と技術の向上を図るための環境は整っていると思います。

臨床検査技師に関わる認定資格の主なものとしては、一・二級臨床検査士、緊急臨床検査士、細胞検査士、超音波検査士、認定輸血検査技師、認定血液検査技師、認定臨床微生物検査技師、日本糖尿病療養指導士、認定サイトメトリー技術者などがありますが、これらの専門資格を取得することで、臨床検査技師としての活躍の場がさらに広がります。また、臨床検査技師の進路は医療施設に限らず、検査企業、医療機器メーカーや試薬メーカーの研究職、治験事業、健診施設など多岐にわたります。

臨床検査を取り巻く昨今の情勢は、2020年に始まった新型コロナウイルスのパンデミックにより、その検査法としてのPCR検査を臨床検査技師が実施していることがマスメディアなどを通じて報道され、臨床検査技師の認知度が一気にあがりました。社会に臨床検査技師が認知されたことは、これまで以上に臨床検査技師を目指す人が増えてくるのではないかと思います。これらの状況を鑑みますと、我々、臨床検査技師はより一層の研鑽に励み、社会に貢献し尊敬され感謝される存在であらねばならないと考えます。

Question 02 臨床検査総合管理部門

質問
臨床検査技師として2年目を迎え生化学・免疫学検査を担当していますが、時間外検査の心構えを教えてください。また、将来的には細胞診または超音波検査を目指したいと考えていますが何かアドバイスをお願いします。

A 解説 Answer

臨床検査のなかでも検体検査（一般検査・血液検査・生化学検査・免疫学検査・輸血検査など）は、検査試薬の評価から機器の選定、統計処理、精度管理、検査システムの構築など、臨床検査部を管理運営していく上で重要な部門であります。

一般病院の検査室では、時間外の緊急検査に当番（多くは1人）が対応しますが、一刻を争うような緊迫した場面に多々遭遇することがあります。緊急の血液検査・生化学検査に加え緊急手術のための輸血検査が依頼され、医師をはじめ救急スタッフは検査結果の報告を今か今かと待っています。そのような状況において、検査値にパニック値が出た場合、それが「真のパニック値」（危機的異常値）なのか、検体が不適切なものか、あるいは機器のトラブルによるものか、即座に判断し検査値を報告しなければなりません。検体については測定前に確認すること、機器については正常に管理されていることを掌握することで、真のパニック値との分別が可能と思われます。パニック値については、臨床検査のガイドライン（JSLM.2015）を参考することを推奨します。患者さんの生命にかかわる重大な問題ですので、各検査項目の正常値や各種病態における検査値の変動、さらに他の項目との関連性などを念頭におき、不測の事態に遭遇しても自分自身がパニックに陥らないように心がけます。そして、常日頃からしっかりとした知識を蓄え、あらゆる場面を想定しトレーニングしておくことも大事なことです。自動分析装置で測定された検査値を違和感なくそのまま報告するということは、臨床検査技師としてやってはいけないことです。

それから、細胞診や超音波検査を目指すことについては、臨床検査技師として2年目のようですので、まずは現状を見つめ直し経験と知識を堅実に身につけてから専門性を極めても決して遅くはありません。何よりも中途半端に終わることは今後に尾を引く可能性があるため避けるべきです。顕微鏡をみることが好きで黙々と作業することが苦にならなければ、病理細胞診などの形態学の分野に進み、超音波検査などの生理機能検査部門に進もうと思えば、患者さんとのコミュニケーションは避けられません。どの部門であろうとも、常に到達目標を立てながら認定試験資格取得などを目指す意気込みは持ち続けて欲しいものです。

Question 03 臨床検査総合管理部門

質問 臨床検査技師の役割として、日常の検査業務以外にチーム医療への貢献が求められていると思いますが、ICTの一員としてどのような取り組みが必要ですか。

A 解説 Answer

近年、院内感染対策、栄養管理などのさまざまな現場でチーム医療が実践されています。臨床検査技師としては、感染制御チーム（ICT：Infection Control Team）、栄養サポートチーム（NST：Nutrition Support Team）、糖尿病診療など、いろいろなところでその専門性を活かし、他職種との連携を行いながら活動しています。チーム医療のメリットは、職種の壁を越えて専門的立場から自由に意見を述べ合い、よりよい方策を検討することができることだと思います。

チーム医療の中でも、ICTにおける臨床検査技師の果たすべき役割は大きく、感染症の原因菌や薬剤感受性成績、疫学情報などのさまざまな病原体情報について報告しています。臨床検査技師は、院内感染防止において欠かすことができないICTの一員であり、特に感染症専門医のいない病院では、臨床検査技師が感染防止の重要な役割を担うことになりますので、感染制御認定臨床微生物検査技師などの資格を持つ臨床検査技師がICTに参画することが望まれます。さらに、感染症に関する幅広い知識と同時に感染管理についての知識も必要になります。また、病院環境に生息する細菌の分布や伝播経路などを把握しておくことも重要です。

具体的な院内伝播経路の例として、病棟の清掃などを外部委託の業者が行う場合には注意が必要です。感染症（メチシリン耐性黄色ブドウ球菌：MRSAなど）の患者さんが入院している部屋の床をモップなどで拭いて、同じモップで別の部屋を拭くこともあり得ます。これは病原菌を病棟内に拡散させることになります。清掃業者が、どのような手順で清掃作業を行っているのか把握しておくことも重要です。特に易感染性患者さんの部屋を清掃するときは、注意を払わなければなりません。また、寝たきりで入浴できない患者さんの身体を清潔に保つために清拭が行われていますが、そのような患者さんの腋下、陰部周辺などは湿気を好む緑膿菌などのグラム陰性桿菌が多数付着していることがあります。清拭する場合には、身体の部位別にタオルを替え、同じタオルを使って何度も繰り返し拭かないことが大切です。同じタオルで拭きあげると、付着している細菌を全身に塗り広げることになります。その他、病棟内には思いもよらないところに病原菌が潜んでいることもあります。このことは、院内ラウンドなどを通して監視、指導していく必要があると思います。

環境汚染菌に関しては医師、看護師より精通しておりますので、教育・啓蒙していくことも臨床検査技師の大事な役目だと思います。チーム医療への参画によって、これまで検査室に閉じこもり気味であった臨床検査技師の活動の場が広まったことは、喜ばしいことだと思います。

Question 04 臨床検査総合管理部門

質問 規模の大きな病院に勤務しておりますが、時折、検査ミス（検体の取り違え・検査漏れ・検体紛失など）を経験することがあり、その防止策について教えていただけますか。

A 解説 Answer

現在、臨床検査の検体検査業務については、ほぼ自動化システムにより患者情報・検査依頼情報が自動で読み取られ、従来の目視による検体確認で発生する誤認などのリスク（危険）が軽減されました。そして、自動分析による検査結果は全て自動的に臨床検査情報システム（LIS）に送られます。さらにLISから電子カルテにも検査情報がボタン一つで自動的に送られます。従って、検体が保守管理の行き届いた自動機器に乗せられて検査結果が出るまでの間では、エラー（ミス）はほとんど発生しないと考えられます。しかしながら、自動機器で測定不能な検査や病理細胞診部門など、人の手が加わる検査などでは検体取り違えなどの思わぬヒューマンエラー（人為的過誤）が起こる可能性があります。検体取り違えなどによって起こり得る重大事故を未然に防ぐためにも、すべてのヒヤリハット（突発的な事故寸前のミス）は報告義務にしなければなりません。しかしエラーを起こした本人に始末書や顛末書を書かせるだけでは再発を防ぐことはできません。同じミスをまた他の人が起こすかも知れません。また「ミスは起きたが検査結果を医師へ報告する前に気付いたので報告しなかった」このような事例をよくみかけますが、これを放置することで同じミスが繰り返され重大事故へと繋がる危険性があります。

検査室による重大な医療事故を防ぐには定期的に医療安全対策会議を開き、ヒヤリハットの検証を行います。そして、その対策会議には他職種（看護師など）にも出席してもらい、違った目線でリスク要因の検証と再発防止策を考えてもらうことも必要だと考えます。仲間内だけで対策を講じると、どうしても甘くなります。ミスが起きる原因は一つではありません。検体取り違えにおいても様々な原因があります。

例えば、
① 検体保存ラックから検体を抜き出すときに、AさんとBさんの検体を間違えた
② ピペットでAさんの検体から血清を吸引するとき、Bさんの血清を吸引した
③ Aさんの検体の検査結果を手入力するとき、Bさんの検体の検査結果を入力した

このような"思い込みミス"や"うっかりミス"は、そこに潜んでいるリスク要因を徹底的に究明し、強硬な対策を立て、その対策を担当者全員が必ず守れば同じミスはなくなると思います。ミスが起きた原因を詳細に検証していくと、これまでに何故放置していたのか不思議に思うような要因がみつかることがあります。

ミスが起きた後に対策を講じることも重要ですが、ミスが起きる前に検査室内をラウンドして、リスク要因を事前に探し出すことも必要であると考えます。

Question 05 臨床検査総合管理部門

質問 臨床検査技師として、患者さんの検査結果などの情報を洩らしてはならないことは承知しておりますが、臨床検査部門における患者プライバシー保護の具体例などありますか。

A 解説 Answer

臨床検査室は多くの検査情報が取り扱われる部署であり、患者さんの検査結果や診断名などの情報が容易に検索可能な状況にあります。そのため、検査室で働く職員は個人情報保護の観点から患者さんの個人情報とプライバシーの保護（侵害）には細心の注意を払わなければなりません。

臨床検査技師、衛生検査技師等に関する法律第十九条においても「臨床検査技師又は衛生検査技師は、正当な理由がなく、その業務上取り扱ったことについて知り得た秘密を他に漏らしてはならない。臨床検査技師、衛生検査技師でなくなった後においても同様とする」と謳われております。また、2005年4月1日より「個人情報の保護に関する法律（個人情報保護法）」が施行され、さらに情報管理が厳しくなり、病院でも改めてプライバシー尊重と個人情報保護が問い直されています。

実際に、私が経験した患者プライバシーに関するトラブルの事例を示します。

> 公的病院・民間病院に限らず、規模の大きな病院の検査室では、検査技師学校の学生を実習生として受け入れているところもあります。実習内容は、学校の定めた実習要項および施設ごとに作成した実習マニュアルに沿って、各部門の技師の指導監督の下、検体の受付や一部の検査業務を担当させている施設もあると思います。
>
> 病理細胞診室で実習していた実習生のAさんは、外来受付待合室で友人Bさんの母親をみかけました。その後、Bさんの母親の細胞診検査が届き、Aさんがその検体の受付を担当したことで、Bさんの母親が婦人科を受診されていたことを知りました。Aさんは、その日、家に帰り今日の病院での出来事（Bさんの母親の件）を母親に話しました。AさんとBさんの家は近くであり、お互いの母親も顔見知りであったことから、Aさんの母親がBさんの母親に会った際、「先日、○○病院の婦人科を受診されたそうですが、検査の結果はどうでしたか？」といった会話がなされました。自分のプライバシーが侵害されたことに驚いたBさんの母親は、厳重注意の抗議の電話を○○病院へ入れました。

このように、なにげない家族の会話から思わぬトラブルへ発展した事例もありますので、業務上知り得た患者情報は、たとえ家族内での会話においても個人名を出して話してはいけません。

学校および実習受け入れ施設は、学生のうちから個人情報保護やプライバシー保護について、しっかり教育しておく必要があります。また、医療従事者の家族もこのことは認識しておくことが大事です。

Question 06 臨床検査総合管理部門

質問 検査室の上司より、検体の受付時間を守るように指導されます。私は、時間外であっても検査室に在室しているときは受け付けたいのですが、やはり受付時間は守らなければなりませんか。それと臨床検査技師としての心得を教えて下さい。

A 解説 Answer

　緊急検査においては担当者（当直者）が組まれ、24時間体制で対応されていると思います。緊急検査項目以外の検査が、検体受付時間を過ぎても各検査室に提出される要因として、病棟では患者さんの急変対応に追われていたことや、外来を担当していた主治医の検査指示が遅れたことなどが考えられます。

　もし検査室に技師が在室していたとすれば当然受け付けるべきだと思います。そこに受付時間の規制があったとしても患者さんは待ってはくれません。しかしながら、時間外労働勤務については種々の案件が関与するため、上司に上申し検査部と施設との話し合いで施設内規則を定めることが重要と思われます。いずれにせよ、私たちは医療従事者です。医療の現場が患者さんを中心に動いていることを考えれば、検体の受付時間の設定については他部署の現状を考慮し、もっと柔軟な対応で望むべきだと思います。

　私たち臨床検査技師は、医療従事者としての使命感と責任感を持って業務に携わらなければなりませんが、臨床検査の分野で数値として結果がでない血液・細胞診・微生物検査などの形態学的検査では、技師の使命感と能力が検査結果に大きく影響すると思います。

　例えば、感染症が疑われる患者の検体から、何か病原菌を見つけてやろうといった心構えの技師は、一枚の標本を観察するにも入念に時間をかけて鏡検するでしょう。しかし、早く仕事を終わらせ自分の時間を優先する技師は、短時間の鏡検時間に終わることになると思います。また、培養検査においても充分な日数をかけて培地を観察する技師もいれば、医師からの特別な指示がない限り嫌気性菌や微好気性培養以外は、24時間培養し培地確認を行ったのち、その後の観察を行わずに培地を処分していた検査室も見受けられました。

　医師、患者さんからも信頼される検査室を目指していくには、日頃から知識と技術を高めるための努力と気概を持って臨床検査業務に携わってほしいものです。また、医師が立ち寄りやすい検査室の雰囲気作りは当然なことで、医師が検査結果などに疑問を抱いた際のスムーズな対応こそが互いの信頼関係につながるものと思われます。

Question 07 臨床検査総合管理部門

質問 医学検査の分野で臨床検査技師が多施設共同研究を始めたいと考えています。研究のサポートなど、支援してもらえるような研究機関がありますか。

解説 Answer

九州地区には、北海道から沖縄まで全国レベルでの多施設共同研究を支援している九州臨床研究支援センター（略称：CReS九州）が存在します。この組織は科学性・信頼性・倫理性・中立性が確保され、臨床研究の円滑な実施を推進していくことを目的に設立されております。

また、臨床検査分野の教育・研究・診療の支援サービスを一体的に提供することを目的として、筑波大学付属病院の産学連携として生まれた"つくば臨床検査教育・研究センター"があります。この施設では、臨床検体を使用した研究、支援を行うとともに、組織の垣根を越えて組織横断的に研究活動の促進・支援を図っています。

主な支援内容は「臨床検体を使用した研究において臨床検体の提供・保管」、「臨床検査を中心とした研究活動の情報発信、コーディネート」、「施設横断的な共同研究のアレンジ」、「臨床検査試薬・機器の性能検討、開発支援の受託」、「共同研究室の利用開放（外部機関・企業等との共同研究実施）」です。

さらに、研究の計画段階から、必要とする分析の提案や分析法の相談、結果の解釈など技術者が直接に研究者の元へ赴き、必要なニーズに対応しているラボ（九州プロサーチLLP：KPSL）があります。ここは、研究成果の早期実用化を実現させる活動とサービスを提供するために医学検査分野における新しい活動を推進する組織として設立されており、大学のみならず一般病院も利用することができ、医師、臨床検査技師も利用可能です。

医学研究には、大学や研究機関、企業だけでなく、臨床現場である病院やクリニックなどにおける「臨床研究」や「疫学調査」、「臨床検査データの解析」などが存在し、これにより新たな診断・治療方法の研究・開発が行われております。臨床現場に属する医療機関、臨床検査部門並びに臨床検査技師の関わりが医学研究には必要不可欠であると考えます。

臨床検査を「宝の山」として表現されることがあります。臨床検査部門では、これまでに蓄積された膨大なデータが、いまだ解析されずに眠っていると思います。臨床検査部門へのAI技術の導入が進めば、これらデータ処理による病態解析なども容易になり、臨床研究の範囲も広がるのではないかと考えます。こうした研究は、臨床検査部門にしかできない臨床研究といえます。臨床研究には医師の同意が必須ですので、医師からの情報（臨床経験・アイデア・注意点）を得ながら臨床研究を行うことが重要です。

Question 08 臨床検査総合管理部門

> 付加価値の高い検査情報を臨床側へ提供するには、臨床検査技師としてどのような取り組みが必要ですか。また、検査結果に付加価値を付けた具体例を教えてください。

A 解説 Answer

　検査結果に付加価値をつけて報告することは、検査室と臨床検査技師の存在価値を示すことでも重要なことだと考えます。その為には、各検査室の専門性を高めることはもちろんのこと、検査室間の連携を強固にしておくことも大切なことです。

　臨床検査部門では、長年の経験から得られた専門知識と熟練した技術を持った技師のコメントを求め、臨床医が頻繁に訪れる検査室が存在します。そこでは、蓄積された検査データから解析した有益な多くの情報を臨床側へ伝えることができます。また、そのような検査室では、臨床症状など気軽に質問できる関係が医師との間でできていると思います。しかしながら、ほとんど医師の出入りがない検査室では、検査結果以外の情報を提供したくても、なかなか、その一歩が踏み出せないのではないかと思います。それは「自分が提供する情報が本当に臨床に役立つのだろうか？」また「その情報はすでに確認しております！」など、そっけない言葉が返ってくるのではないかと、連絡することを躊躇してしまいます。参考になる情報か、あまり意味のない情報かを判断するのは医師ですので、少しでも気にかかる情報があれば積極的に報告していくことが大切です。

　臨床検査部門に臨床検査専門医が在籍されていれば、このような問題も適切なアドバイスとともに、検査部と診療科との仲介的な役割を果たしてもらえます。また、検査室には臨床側から検査成績の問い合せ以外に様々な検査相談がよせられます。例えば規格外検査や研究を目的とした検査依頼、保険適用外検査など、このような時にも臨床検査専門医は頼もしい存在です。

　臨床検査の付加価値としてのコメントの一例を示します。

1. 微生物検査室ではグラム染色から推定される感染症を迅速に報告します。また、耐性菌の検出状況の把握はもちろん院内感染が疑われる場合には迅速に報告します。

（例）膿汁のグラム染色で放射状に連なったグラム陽性桿菌がみられ、形態的特徴からノカルジア症が推定できたので、直ちに臨床側へ報告した。

2. 生理機能検査では、心電図で異常（緊急）がみられたら、推定される疾患を直接電話などで依頼医に報告します。また、超音波検査で医師が疑っている疾患以外に別の疾患も推定された場合には報告書にその旨、記載します。

（例）心電図検査でQSパターンとST低下、陰性T波が認められ、広範囲の著しい虚血性変化が疑われたため前回の心電図と比較したところ、明らかに変化していたので、直ちに医師に連絡した。

Question 09 臨床検査総合管理部門

質問 検査業務を外部の検査センターなどに委託する場合、数多く存在する検査会社の中から、どのような基準で選定しますか。

A 解説 Answer

現在の臨床検査項目は、広い分野で多岐にわたっているため、院内検査のみで医師が診断に必要とする検査項目のすべてに対応することは不可能に近いと思います。そのため、特殊な設備を必要とする項目や検査に手間と費用とがかかりすぎるものなど、状況次第では外部の検査センターに任せるほうが、経済的にも精度的にも適していることもあります。また、臨床検査室では迅速性と正確さが求められる一方で、人員削減や効率化、チーム医療への参画などが求められ、検査室の業務も多忙を極めています。それらの諸問題を解消するためには、ほとんどの検査項目に対応できる検査センターを活用しながら、診察前検査や緊急検査など院内検査の所要時間短縮を図り、臨床からのさまざまな要望に応えることで、臨床検査部門の存在価値を高めて行くのが最善な方策だと考えます。

医療を取り巻く厳しい環境において、病院経営を優先すると少しでも価格の安い検査会社を選定しがちですが、外部委託検査は、院内検査室が検査を依頼し、検体を送り、結果を受け取るといった単純なことだけでなく、院内検査室と外部委託先検査会社は一体であるとの考えのもと、お互いの情報を共有しながら精度の向上と検査過誤の防止に努めていかなければなりません。そのため、検査会社の選定にあたっては精度保証体制、危機管理体制、研究開発・支援能力、学術情報サービス体制、コンプライアンス遵守体制、社会貢献活動など各検査会社の方針なども参考にしながら、総合的な評価により選定することが大事なことだと考えます。価格だけで決定するのではなく、受託しようとする検査会社の提案内容などを、病院幹部、医師、検査室および価格交渉を担う事務担当者を含めて充分な検討を重ね、評価に大差なかった場合の最終指標として、価格を勘案し決定することが望ましいと思います。

委託検査会社は、大手検査センターから小規模検査センターまで多数存在しますが、すべての検査会社がすべての検査項目に対応しているわけではありません。そのため、1社だけでは実施することのできない項目が生じることがあり、その場合の解決策としては、受託した検査会社が他の関連検査会社へ再外注して対応することも把握しておかなければなりません。

また、検査会社では独自の特色を出すために、診療支援システムや遺伝子検査・染色体検査・細胞性免疫検査など専門性の高い分野の研究開発を進めていますので、今後、この分野の精度の向上が期待されます。

Question 10 臨床検査総合管理部門

質問 全国には検体検査、生体検査に関わらず、長年の経験と知識に基づくチョッとしたコツ（技）を習得されている臨床検査技師（現役・引退）がおられると思います。その方々の技術を受け継ぐ方法がありますか。

A 解説 Answer

　臨床検査技師に限らず医療技術者には、長年にわたり培い熟練された技術と蓄積された幅広い知識を、後進に継承していく義務があると思います。それは、これまでの自分自身の弛まぬ努力に加え「患者さんから取得した貴重な症例」「先輩から受け継いだ技術」「同僚や後輩の協力」「医師の助言（臨床所見）」「検査会社を含めた医療関連企業などからの情報提供」など、あらゆる方面からの支援があって成し遂げられたものだと考えるからです。

　全国には熟練した技術と知識を備えた臨床検査技師（現役・引退）が大勢おられます。自分が求めようとする専門技術について、現役の技師から指導を受けたいと思うならば、それぞれの分野の学会などに参加して情報を集めるのはもちろん、専門書・学術雑誌やネット検索などで情報を得る必要があります。また、検査会社や試薬・検査機器メーカーなど医療関連企業の営業職は全国の病院、研究所などの施設を訪問し、多くの技師と面談しておりますので、誰がどの分野の技術に長けているのか詳細な情報を持っていると思います。例えば、微生物検査において「腸管系病原菌の検出を得意とする技師」「嫌気性菌や真菌の同定に詳しい技師」「寄生虫・原虫検査に詳しい技師」もいます。また、細胞診の分野においても「乳腺の細胞診を得意とする技師」もいれば「呼吸器系の細胞診に強い技師」もいます。多くの情報を掴んだうえで施設を通して先方に研修を申し込むのがよいと思います。しかしながら、現役の技師から指導を受ける場合には、指導者は日常の業務をこなしながら指導していくことになりますので、短時間の研修で技術を受け継ぐことは困難であると考えます。そのため、研修期間が長くなることを覚悟しなければなりません。

　また、定年を迎え現役を退きながらも、経験豊富で卓越した技術を持っている先輩技師もおられます。匠の技を持った職人が生涯現役であるように、臨床検査技師においても職人技を持っておられる人は、その経験と技能を後輩の指導・育成に活かしていただきたいと願っています。形態学の分野で細胞形態観察の力を養うには、かなりの時間を費やさなければならないと思います。しかし、熟練者が習得に要した時間と同じだけ初心者も時間をかけなければ習得できない現状があるのならば、指導者が学習の仕方を自ら整理し、短時間で後継者に伝わるような工夫も必要になると思います。そうでなければ同じことの繰り返しになります。

しかしながら、熟練者から技術を受け継ぐには難しい面もあります。それは、目的とする技術を受け継ぎたいと思っても、指導者とコンタクトをとるための窓口と研修を受ける場所や設備がないことです。これを解決するには、技師会を含めた多方面からの支援による臨床検査技師のための「育成支援センター」（仮）などの整備が急務かと思われます。現在、九州地区では大学と臨床検査センターに協力いただきながら、血液形態学専門の技師が、ボランティアに近い形で後進の指導育成に力を注いでおられます。このような取り組みが他の地区にまで広がり、形態学の分野におけるレベルアップにつながっていくことを願っております。

また、このような人材育成の取り組みは民間事業としての動きもあり、2024年4月には検査技術の継承と検査技術者への持続的な教育機会の創出を目的とし、医療技術者の人材育成に特化した組織(人材育成支援サービス会社)の立ち上げが予定されております。これは前述の背景・課題を踏まえつつ、我が国の検査技術を次世代に継承していくことはもとより、その技術力や経験を医療後進国の技術者へも展開していくことを視野にいれたもので、臨床検査技師・医療技術者の活躍フィールドの拡大につながる事業として大きな期待が寄せられています。

「臨床検査総合管理部門」の質問に対する解説は、私が長年、臨床検査の業務に携わってきた経験をもとに、臨床検査技師としての在り方やチーム医療への臨床検査部門の関わり方などを、個人的な見解として述べさせていただきました。

しかしながら、この分野の質問に対しての明解な解説は難しく「正解」はないと考えます。先輩諸氏には様々なご意見をいただくことになるかも知れませんが、学生をはじめ臨床検査技師の皆様が日々の実務や活動の方向性を示す一助となることができましたら幸いです。

（文責：中村　辰己）

West Japan
Morphology Study
Group

臨床検査分野の研究

A. 臨床検査分野の研究

近年、臨床検査分野の研究は急速に増加しています。データベースを使った文献サーチでは、2020年の臨床検査関連論文数は約10万件です。この数は、20年間で約18倍に増加していることがわかります（図1.A）。論文の多い少ないは分野の特性にもよると考えられますが、専門分野ごとの検索では、血液検査学、臨床微生物学など検体検査分野が多くなっています（図1.B）[1]。医療の多様化・国際化、疾病の変化に加えて新規検査試薬・装置の開発などテクノロジーの躍進を反映して論文が増加していると考えられます。一方では、研究・開発分野だけでなく臨床の場での臨床検査研究も活発になっています。これからの臨床検査が、質の高い研究で人々の健康の維持・促進に貢献するためには、環境の整備とともに研究マインドを持つ人材の育成が是非とも必要です。

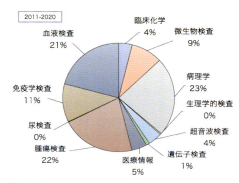

図1.B

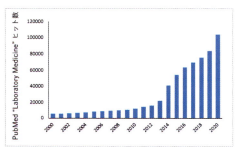

図1.A

B. 大学院（修士課程、博士課程、専門職大学院）

研究は、大学・大学院、研究所、企業の研究開発部門、臨床現場などで行われます。これらの研究の場で活躍する若手研究者の育成は大学院から始まるのが一般的です。研究者への道を進むには、学部教育を終えてそのまま大学院へ進学することが多くなっています。一方、臨床検査の研究者育成には現場でのいわゆる臨床経験も必要です。また、就職し臨床検査の仕事を通じて研究の発想・興味が生じるのも当然で、その場合は社会人大学院生として大学院に入学することができます。大学院は修士課程、博士課程、専門職大学院があります（図2）。

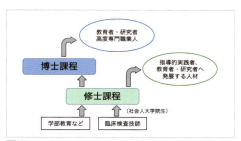

図2

1. 修士課程：学部での基礎教育が終わりまず入学する大学院は修士課程大学院です。研究能力または高度の専門性が求められる職業を担うための卓越した能力を培うことを目的としています[2]。標準的な修業年限は2年です。修士課程では研究の進め方、方法論、研究倫理、成果の発表など研究者に必要なスキルを身につけます。終了後は、臨床検査分野の専門的実践能力を備えた指導者、または、将来的に教育者へ発展する人材として活躍することが期待されます。保健系（医・歯・薬・保健学などを含む）では修士課程修了者の約15％が博士課程に進学しています（図3.A）。

2. 博士課程：修業年限は原則として5年です。一般的には2年間の前期課程、3年間の後期課程により構成されます。2年間の前期課程は修士課程として扱われます。研究者として自立して研究活動を行える人材、または高度に専門的な業務に従事する人材を育成します。修了者の多くは教育者や研究者へと発展する人材となります[2]。主要国の博士学位取得者数に比較し、日本の博士人口はまだ低く、将来の研究力、教育力の維持・発展のために、より多くの臨床検査技師の皆さんの博士課程への入学が望まれます（図3.B）。

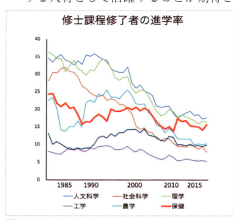

図3.A

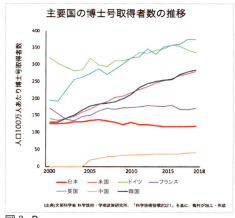

図3.B

3. 専門職大学院:「高度の専門性が求められる職業を担うための深い学識及び卓越した能力を培う」課程とされています[3]。いわゆる高度専門職業人の養成に特化した大学院です。医療系では、公衆衛生専門職大学院、臨床心理専門職大学院などが挙げられます。臨床検査とこれらの専門性を統合したい人には選択肢に挙がる課程です。

4. 大学院への入学:2023年度は、全国に45の臨床検査技師養成施設が大学院を設置しています(表1)。この中で博士課程まで備えているのは37施設です(日本臨床検査学教育協議会ホームページ、令和5年度より改変)[4]。大学院選びは、自分の目的意識・興味テーマを持つ指導教員が在籍している大学院を探すことから始まります。目指す大学院の入学には、指導教員と入学希望者の面接が設定されています。自分が目指す大学院教育・研究でなかったということがないようにそれぞれの大学院から得られる情報を最大限に活用し、入試を受ける前に十分に確認する必要があります。一方では、臨床検査技師の活躍する分野が拡がる状況で、大学院選びも多様化する傾向があり、学際的な大学院選びも可能です。

表1. 国内の臨床検査技師養成校と大学院の設置状況
(一般社団法人　日本臨床検査学教育協議会より改変)

設立区分	臨床検査技師養成学校	大学院設置状況(2023年)	
		修士課程	博士課程
国立	22	20	20
公立	7	3	2
私立	74	22	15
計	103	45	37

C. 研究の進め方

科学研究から得られる成果は、社会に還元され人類の健康・福祉、社会の安全・安寧、環境の保全に貢献する重要な役割を持っています。"科学的"という言葉に示されるように科学研究には成果としての知の正確性・正当性を示すことが求められています。科学研究は、研究者同士がその成果を信頼できる客観的な正当性を持っていなければ成立しません。信頼性、客観性があってこそ社会に必要な成果となり、人類に継承される知となるのです[5],[6]。

1. 研究の目的

研究を始めるにあたってはその目的をまず明確にする必要があります。大学院生の場合は、大学院選び、指導教員選びに直結します。研究の根底には科学的な好奇心がありますが、それを成果に結びつけるには科学的・理論的なトレーニングを積み重ねる必要があります。一方では、どのような研究も知識や技術として成果が得られた時点で、社会や環境に影響を与える可能性があります。研究計画を立てる時点から、そ

の成果が社会にどのように貢献するかを考えておく必要があります。

2. その研究の妥当性

研究を始めるにあたって科学的な根拠・背景が求められます。社会のニーズに応える科学的な妥当性、独創性（今までにない研究）、十分な先行研究の分析、関連学会の指針やガイドラインなど広範な調査に基づき研究の妥当性を確認します。最新の倫理指針では、研究の"学術的意義"、"科学的合理性"が求められています（後述）。

3. 研究方法

主に実験室で行われる基礎研究、人のデータを使用する臨床研究など、医療系の研究は多岐にわたります。それぞれの分野で実施される研究に最も有効な研究方法が選ばれます。十分な精度管理、安全管理はいうまでもありませんが、環境へ悪影響のないようルールに則って研究することが重要です。

4. 研究結果

得られた結果は客観的で再現可能なデータとして発表します。そのためには、先行文献で述べられている結果との比較などについて十分な科学的な考察を加え発表します。統計学的な処理が必要なデータは、最もその研究に適した統計学的アプローチを使用し、結論の妥当性を数値化して検証することが必要です。最終的に、学会・論文発表をすることにより研究成果が社会へ還元され、人々の健康の維持・増進に貢献できることになります。大学院生の皆さんには、研究を通して研究者・指導者への力を研鑽することになります。一方、臨床の現場での研究は、自らの能力を高め、若手人材の教育に資すると同時に、医療現場の質を高めより良い医療への貢献につながります。

D. 医療倫理・倫理指針

1. 医療倫理の四原則

医療における研究の多くは人や動物を対象として行われます。被験者の人権を尊重し、安全な研究を実施することに心がけることが求められます。科学者の利己的な動機を先行させて被験者の意思を無視して実施することがあってはいけません。従って、医療倫理では以下の四つの原則を遵守することが極めて重要です[5),6)]。

- 善行・仁恵 (Beneficence)
- 無危害 (Non-maleficience)
- 自立尊重 (Respect for autonomy)
- 公平・正義 (Justice)

2. インフォームドコンセント

研究の対象となる人が研究者から十分な説明を受け、生じる負担や予測されるリスク・利益を含めてその内容を理解した上で、自らの自由意思で研究の実施に同意すること、と定義されます[6),7)]。医療に関する研究では、人および人から得られる全ての情報（血液など生体試料、画像、検査データなど）が対象となります。これらの

データを研究に使用するにあたっては、被験者の人格を尊重し医療倫理の四原則を遵守することが必須です。

オプトアウト：侵襲がなくかつ介入を行わない研究の場合は、個々に同意を得なくても文書にて一括して研究内容を説明し、研究対象者が研究への参加を拒否できる機会を保障することで同意に変えることができます。オプトアウトは、文書・パンフレットの送付・配布、ホームページへの掲載、書面の掲示などによりオプトアウトの情報として公開します。

3．個人情報の保護

一人の生存する個人に関する情報で、その情報の内容により個人を特定できるものを個人情報といいます。氏名、生年月日はもとより、文書、画像情報、電磁的に保存されている情報など、特定の個人を識別できるものは全て含まれます。人を対象とした研究では個人情報の保護について厳格な処理が求められます[6),7)]。

4．倫理審査委員会での承認

研究計画ができあがると、研究室代表者はその研究を実施して良いか、倫理審査委員会の意見を聴き承認を得ることが必要です。被験者の人権を守り、医療倫理の四原則が遵守されているか、個人情報は保護されているか、などについて審査を受けます。各研究施設には必ず倫理審査委員会が設置されていますが、場合によっては他施設の倫理審査委員会に付託することも可能です。また多機関共同研究の研究計画書は、代表責任者が代表して倫理審査を受けます。一つの倫理審査委員会で一括審査を受けなければいけません[7)]。

5．利益相反（COI：Conflict of Interest）

利益相反とは、外部との経済的な利益関係などにより公的研究で必要な「公正かつ適正な判断」が損なわれる、または損なわれるのではないかと第三者からみなされかねない事態のことを指します。狭義の利益相反は経済的な利害に関してですが、責務相反は研究活動によって生じる本務における判断が損なわれる、あるいは本務を怠った状態、あるいは第三者からそのような状態にあると懸念されかねないことをいいます（図4）。利益相反は、それ自体は悪いことではありませんが、さまざまな事情で発生することがあり利益相反がある場合は開示しておくことが重要です[7)]。

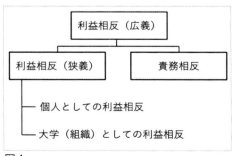

図4

6．医療倫理に関するガイドライン

　研究を計画する時点から医療倫理・研究倫理に関連するガイドラインを熟知する必要があります[5),6),8)]。古くは「ヒポクラテスの誓い」に始まり、近年では、1964年に発表された「人間を対象とする医学生物研究における医師への勧告」（ヘルシンキ宣言）として引き継がれています。1994年には遺伝子診断、遺伝子治療に関するガイドラインが示され遺伝疾患の倫理も厳格に扱われるようになりました[8)]。2003年に「ヒトゲノム・遺伝子解析に関する倫理指針」、2002年には「疫学研究に関する倫理指針」、2003年には「臨床研究に関する倫理指針」が制定され、医学研究にかかわる指針が整備されてきました。2021年には「医学系指針」と「ゲノム指針」が統合され、両者を含む「人を対象とする生命科学・医学系研究に関する倫理指針」が文部科学省、厚生労働省、経済産業省から示され、現在では最も包括的な医療倫理ガイドラインとなっています。その目的と基本指針を図に示しています（図5）[7)]。医療倫理の四原則を尊重しながら研究の質・合理性・透明性の確保が求められています。指針の新たな変更点としては、医学系指針とゲノム指針を一つに統合したこと、複数の研究機関による多機関共同研究では研究代表者が提出する倫理申請の審査で一括審議すること、研究を統括する研究責任者の責務をより重くしたこと、インフォームドコンセント取得に電子媒体やネットの利用を可能としたこと、迅速審査を可能としたこと、などです。また、倫理審査委員会を設置していない施設では、その倫理審査を他施設の倫理審査委員会に委託することも可能です。臨床で実施される研究の活性化に役立つと期待されます。

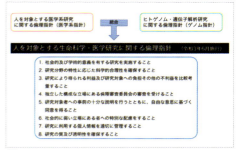

図5

文献

1) PubMed：https://pubmed.ncbi.nlm.nih.gov.
2) 大学院設置基準：https://elaws.e-gov.go.jp.
3) 専門職大学院設置基準：https://www.mext.go.jp.
4) 一般社団法人日本臨床検査学教育協議会公式ホームページ：https://www.nitirinkyo.jp.
5) 菊池良介編，検査と技術増刊号「学会発表・論文執筆はもう怖くない！ 臨床検査技師のための研究入門」，検査と技術 48, 9. 2020.
6) 高野忠夫：医療倫理と研究倫理、臨床血液 62：pp1343-1348, 2021.
7. 人を対象とする生命科学・医学系研究に関する倫理指針ガイダンス，文部科学省，厚生労働省，経済産業省，令和3年4月16日，https://www.mhlw.go.jp.
8. 梅村創：遺伝子解析に伴う情報管理と倫理的問題，pp6-12，岩谷良則編，日本臨床検査学教育協議会監修，「遺伝子検査学実習書」，医歯薬出版株式会社，2017.

(文責：梅村 創)

索　引

記号

α2PI	136
α2プラスミンインヒビター	136
α顆粒	139
β-D-グルカン	174

数字

1％過ヨウ素酸	118
2Dスキャッタープロット（正常検体）	55
2ポイント鏡検法	40
3カラー解析	186
5q－症候群	76
10％緩衝ホルマリン	144
95％エタノール	118, 144

アルファベット

A

ACD-A	182
APL	136
ADAMTS13	138
ADP	72
ALK融合遺伝子	149
AML	120
AML-M5	122
AmpC	170
AT	136
APL	120, 124
armA遺伝子	173
ATL	104, 126
ATRA	124

B

benign precursor B cells	114
Berlin Blue染色	26
Bernard-Soulier症候群	137
biopsy	143
Biopsy	184
bite cell	96
BRAF遺伝子変異	149
B細胞	86
Bリンパ芽球性リンパ腫	126

C

CAR-T	128
CBC測定（Complete Blood Count）	46
CD56	146
chromograninA	146
CHS 1 /LYST	112
CK5/6	146
CLSI	170
CML	70
Crohn病	30

D

DIC	70, 120, 124, 136
DLBCL	126
DNA	156

E

EDTA	108, 182
EDTA依存性偽性血小板減少	74
EDTA添加法	28

EGFR遺伝子検査	153
EGFR遺伝子変異	149
Epstein-Barr Virus（EBV）	86
ERCP	155
ESBL産生菌	170
ET	70
EUS-FNA	155

F

FCM検査	184
FC管	74
FFPE	156
FFPE cell block	150, 151, 153
FFPEブロック	144, 148
FISH法	184

G

GATA1遺伝子	132
gene	148
genome	148
G-CSF	104
GM-CSF	116
GPⅠb/Ⅸ	137
GPⅡb/Ⅲa	75, 137
G分染法	210

H

Heinz小体（変性ヘモグロビン）	100
hematogones	114
HIT	72, 139
HIT抗体	139
HIV	174

HLA-DR	120
Howell-Jolly小体	91, 100
HUS	72, 138

I

IGH::*FGFR3*	204
IGH::*MAF*	204
IgM	104
IL-3	116
IL-6	99
INSM 1	146
ITP	70, 137
IVH	104

L

LBC	150
LD	185
Levey-Jenningsチャート	58

M

May-Hegglin異常	137
METエクソン14スキッピング	149
MG	118
MPV	70
MTX	185
Myeloid/NK leukemia	120

N

NaF添加血	74
napsinA	146
NGS	148, 149, 153
NK	128

NK細胞	86

P
p40	147
PAI-1	136
PA-IgG	137
Pappenheimer小体	91, 100
PAS	114, 118
PCR法	184
PD-L1	146, 153
PIC	136
PLC	154
PML::RARA	124
PO	120
pre B-ALL	114, 118, 128
Price-Jones曲線	51
proplatelet	76

R
ROS1融合遺伝子	149

S
S100A10	136
sIL-2R	185
SLE	70
Sternheimer染色	12, 14, 22, 26
synaptophysin	146

T
TAM	132
TF	136
TMA	138
TP53	204
TTF-1	146
TTP	72, 138
T細胞	86

U
UniCel DxH 900（DxH 900）	46

V
VCSnテクノロジー	56
VWF	136

W
WHO（2008）	122

Z
Ziehl-Neelsen法	166

かな

あ
アーチファクト（人工産物）	104, 106
アウエル小体	120, 124
悪性リンパ腫	126
アグレッシブNK細胞白血病	86, 126
アズール顆粒	82, 86, 87
アデノウイルス感染症	116
アデノシン二リン酸	73
アネキシンⅡ	136
アファチニブマレイン酸塩	149
アポトーシス	86, 104, 128
アミラーゼ消化試験	118
アルダー・ライリー	112
アルダー・ライリー異常	88, 89

あ

アルブミン	108
アレクチニブ塩酸塩	149
アンチトロンビン	136

い

異型細胞	12, 14, 16, 18, 20, 22, 30, 35, 36, 38, 40
異型リンパ球	86, 110
異常リンパ球	110
委託検査会社	225
一次顆粒	88, 89, 112
一過性骨髄異常増殖症	132
遺伝子検査	206, 207, 208, 212
遺伝子再構成解析	184
遺伝子変異	146, 148
遺伝性球状赤血球症	91
医療事故	220
医療倫理	232
印環細胞癌	128
院内感染対策	219
インフォームドコンセント	232

う

ウィスコット・アルドリッチ症候群	70
ウェッジ法	108
受付時間	222
運動性	162
運搬証明書	177

え

液状化検体細胞診	150, 151
エキスパートパネル	148
エステラーゼ	123
エルロチニブ塩酸塩	149
炎症性サイトカイン	98
炎症性貧血	98
遠心力	140
円柱上皮細胞	20, 21, 22

お

黄疸	64
オールトランスレチノイン酸	124
オシメルチニブメシル酸塩	149
オプトアウト	233

か

回腸導管円柱上皮細胞	21
回腸導管尿路変更術	12, 20, 22
乖離	210
化学療法	38
芽球化反応	86
核影	108, 130
核周明庭	84
喀痰	143
喀痰細胞診	152
画像診断	130
カットオフライン	190
カテコールアミン代謝産物	130
カナマイシン	74
過分節好中球	92
鎌状赤血球症	100

可溶性トランスフェリン受容体1（sTfR1）	98
硝子円柱	32
顆粒球コロニー刺激因子（G-CSF）	88
顆粒リンパ球	82, 86
カルチノイド	146
がん遺伝子	148
がん遺伝子パネル検査	144, 148, 153
間期核	204
がんゲノム医療	143, 144, 148, 156
観察場所	68
カンジダ菌血症	174
監視培養	172
がん死亡数	146
桿状核球	88
環状鉄芽球	94
がんの遺伝子変異	143
がんパネル検査	150
寒冷凝集	64, 106
寒冷凝集素	104

き

黄色ブドウ球菌	164
起炎菌	160
基準値	66
喫煙指数	152
ギムザ染色	82
木目込み細工	130
キメラ遺伝子検査	210
急性巨核芽球性白血病	132
急性前骨髄球性白血病	121, 124, 136
急性単球性白血病	122
急性リンパ性白血病	118
胸腔内洗浄細胞診	154
疑陽性	166, 174
鏡像	126
強陽性	190
巨核芽球	76
極単毛	162
巨赤芽球性貧血	90
巨赤芽球性変化	93
巨赤芽球様変化	104
巨大血小板	70
キレート結合	74
緊急検査	222
菌血症	160, 164

く

クエン酸	106
クエン酸Na	140
グラム陰性桿菌	162
グランザイム	86
クリオグロブリン	106
グリコーゲン	118
クリゾチニブ	149
クリプトコッカス症	174
グロビン鎖	92
クロロキン製剤	74, 106
グンプレヒト核影	108

け

蛍光強度	190
蛍光法	166
形質細胞	84
形態学的診断	143
経尿道的前立腺切除術	24
血液スメア	164
血液培養	160, 164
結核（結核菌）	116
血管内皮細胞	104
血管内溶血	26, 96
血球計数装置（血算器）	46
血球貪食	116
血球貪食症候群	86
血行性	130
血小板	70, 138, 140
血小板凝集	106
血小板減少	72
血小板第4因子	139
血小板膜蛋白	137
血清鉄	94
血清フェリチン	98
血栓性微小血管障害症	138
血中Ca濃度	185
血尿	12, 14, 16
ゲノム	148
ゲノム医療	153
ゲフィニチブ	149
嫌気	160
検査材料	206
検査目的	185
検体保存	64
検体量	209
検歴	185

こ

抗PF4/ヘパリン抗体	139
高異型度尿路上皮癌細胞	34, 36, 40
光学顕微鏡	143, 150
光学測定法	46
好気	160
抗凝固剤	140
抗血小板自己抗体	137
好酸球	82
抗酸菌染色	166
構成的造血	88
校正用血球	61
抗体産生細胞	84
酵母細胞様	104
好塩基性斑点	101
小型巨核球	76
小型上皮細胞	18, 22
個人情報	233
個人情報保護	221
骨髄液	206
骨髄芽球	88
骨髄浸潤	126
骨髄像	68
骨髄転移	130
固定後	144, 145

固定法	144	志賀毒素産生性病原性大腸菌	138
固定前	144, 145	時間外検査	218
個別化治療	153	時間外労働勤務	222
コホート	172	閾値	66
ゴルジ装置	84, 88	子宮体内膜円柱上皮細胞	20
コレステロール結晶	16	次世代シークエンシング	149
コンパニオン診断	144, 148	自然剥離	150
コンパニオン診断薬	213	自然免疫	139
		シタラビン	104

さ

細菌	16, 22, 28, 30	室温	207
細菌性膀胱炎	16, 30	疾患名	185
再検基準	66	シッフ試薬	118
再生不良性貧血	90	指定容器	182
サイトカイン	116	シデロソーム	94
細胞質内封入体細胞	20, 22	指導育成	227
細胞傷害性T細胞（CTL）	86	ジメチルスルホキシド付加物	149
細胞傷害性Tリンパ球	112	社会人大学院生	229
細胞傷害性リンパ球	128	弱陽性	190
細胞傷害性分子	128	修士課程	230
細胞診検査	143, 144, 150, 153, 155	周毛	162
細胞診検体の処理	151	熟練者	226
細胞分裂	92	手術材料	143
酢酸	14	出血性膀胱炎	16
サザンブロット法	184	術中迅速組織診断	143
殺菌能	112	小細胞癌	146
サラセミア	92	小球性低色素性貧血	94
三種病原体	176	小細胞癌	130
残余検体	211	上皮性結合	130
		情報	185

小リンパ球性リンパ腫	126		正染性赤芽球	90
ジョーダンス	112		精度管理図	58
神経芽腫	130		精度管理用血球	58
神経内分泌腫瘍	146		赤芽球島	98
人工心臓弁置換後尿	26		節外組織	183
深在性真菌症	174		赤血球	14, 16, 24
針状結晶	24		赤血球凝集	106
新生児	110		赤血球形態	16
新生児溶血性貧血	91		赤血球破砕症候群	96
診断	212		赤血球変形能	100
			接触予防策	172

す

髄外造血	100		セルブロック	148
膵癌	155		前回値チェック	66
膵癌高リスク群	155		腺癌	22, 130, 146
膵癌診療ガイドライン	155		前巨核球	76
スキャタープロット（プロット）			前駆B細胞性白血病	114
	54		前骨髄球	84, 88
スキルアップ	217		穿刺細胞診	143
スクリーニング	206		染色体検査	211
スクリーニング法	152		全身性エリテマトーデス	70
スクリーニング用培地	172		前赤芽球	90
スピナー法	108		前単球	122
スレッショルド	66		専門職大学院	231
			前立腺生検	16

せ

正期産児	110			
正規分布	50		臓器	143
正球性正色素性貧血	98		相互圧排	130
生検材料	143		早産児	110
生細胞	183		増殖能	204

そ

ゾーニング	172
組織	143
組織因子	136
組織型分類	146, 147
組織プロセス	145
粗面小胞体	84, 88

た

大学院	229
体腔液	143
大血小板	70
体細胞遺伝子	148
大細胞癌	146
体重減少	185
対数正規分布	50
対比染色	118
ダウン症	132
多剤耐性アシネトバクター	172
多剤耐性結核菌	176
多施設共同研究	223
多染性	90
多染性赤芽球	95
脱水・透徹	145
縦読み	68
多発性骨髄腫	84
多発性嚢胞腎	16
タブラフェニブメシル塩酸	149
単一様式	110
単芽球	122
単球	122
単球増加症	116

ち

チーム医療	219
チェディアック・東	112
中心静脈栄養	104, 106
中心淡明	90
中毒性顆粒	82, 88, 104
超音波内視鏡下吸引法	155
腸内細菌目	162
腸粘膜上皮細胞	20, 22
治療法の選択	212
沈渣量	12, 14

て

低異型度尿路上皮癌細胞	34
低分化腺癌	128
低分葉核巨核球	76
鉄欠乏性貧血	90
デーレ小体	88, 89
鉄芽球性貧血	90
鉄染色	26
鉄の利用障害	98
テポチニブ塩酸塩水和物	149
手指衛生	172
電気抵抗法（コールター原理）	46
電撃性紫斑病	100
電顕血小板ペルオキシダーゼ	133
転座点	210
伝染性単核球症（IM）	86
伝染性単核球症	108

と

凍結	207
凍結切片	143
特発性血小板減少性紫斑病	137
届出対象病原体等運搬届出書	176
ドライバー遺伝子	146
トラメチニブ	149
トルイジン青	112
トレーサビリティー	58
トロンビン	136, 140
トロンビン・アンチトロンビン複合体	140
トロンボポエチン	137

な

内視鏡的逆行性胆管膵管造影	155
内部精度管理	58
ナチュラルキラー細胞	128

に

肉芽腫	116
二次顆粒	82, 88, 112
二次感染サーベイランス	172
21トリソミー	132
二相性dimorphism	94
ニッチ（微小環境）	130
乳糜	64
ニューモシスチス肺炎（PCP）	174
尿	143
尿細管上皮細胞	18, 24, 26, 28
尿定性検査	168
尿道炎	12
尿路感染症	16, 22, 28, 168
尿路結石症	16
尿路上皮癌細胞	14, 36
尿路上皮細胞	16, 18

ね

熱傷	96, 104
ネフローゼ症候群	16
粘液糸	12, 32

の

ノイラミニダーゼ	138
濃度勾配	64
膿尿	12, 16

は

パーフォリン	86
肺炎球菌	164
バイオマーカー	143, 144, 146, 153, 156
肺癌	146
肺癌診療ガイドライン	152, 153
肺癌ハイリスク群	152
敗血症	88, 104, 164
博士課程	230
薄層塗抹標本	108
破砕赤血球	92, 104
播種性血管内凝固症候群	70
パターン認識	139
発汗	185
白血球	16, 22, 28, 30

白血球数	209
白血球分画	185
白血病	210, 212
発現量	190
発熱	185
パニック値	218
バフィーコート	140
パラフィン浸透	145
針刺し生検	184
汎血球減少	92
播種性アスペルギルス症	174
播種性血管内凝固症候群	136
反応性上皮細胞	36
反応性尿細管上皮細胞	37
反応性尿路上皮細胞	34

ひ

非糸球体型赤血球	14, 16
脾腫	100
微小巨核球	76
非小細胞癌	147
非小細胞肺癌	146, 154
微小赤血球	104
非上皮性結合	130
ヒストグラム（粒度分布図）	50
ビタミンB_{12}	92
ビタミンK	110
脾摘後劇症感染症（OPSI）	100
ピノサイトーシス	94
菲薄赤血球	93

非扁平上皮癌	147
扁平上皮癌	147
非ホジキンリンパ腫	108, 126
びまん性大細胞型B細胞リンパ腫	
	126, 128
ヒヤリハット	220
ヒューマンエラー	220
標準予防策	172
標的赤血球	93
病変部位	183
標本作製方法（尿沈渣）	13, 14
病理組織検査	150, 155
病理組織診断	143, 144, 153
病理組織標本	156
ビリルビン結晶	24

ふ

ファゴサイトーシス	88
ファゴソーム	112
不安定ヘモグロビン症	100
フィードバック	40
フィブリン	104
フォン・ビィレブランド因子	136
付加価値	224
複数セット採血	160
浮腫	185
婦人科細胞診	143
不適検体	208
プライバシー保護	221
プラスミド	170

プラスミノゲンアクチベータインヒビター -1	136		ヘリコバクター・ピロリ菌感染	137
プラスミン・α2プラスミンインヒビター複合体	136		ベルナールスーリエ症候群	71
ブリグチニブ	149		変性リンパ球	64, 104
フローサイトメトリー	47, 211		扁平上皮化生細胞	36
プログラム細胞死リガンド 1	153		扁平上皮癌	146, 147
プロプレートレット	76		扁平上皮癌細胞	36
分子標的治療	153		扁平上皮細胞	18
分子標的治療薬	148		鞭毛	162
分子標的薬	185			

ほ

膀胱癌治療	38
膀胱全摘除術	38
膀胱腸瘻	30
飽和炭酸リチウム	118
保管温度	182
保管期間	207
保管条件	207
保存安定性	188
発作性夜間ヘモグロビン尿	26
ホルマリン固定液	145
ホルマリン固定パラフィン包埋	145, 151, 153, 156
本態性血小板血症	70

分染法	184
糞便成分	30
分葉核球	88
分離多核巨核球	79
分裂中期像	204

へ

平均血小板容積	70
ヘパリン	64, 106, 139, 182
ヘパリン起因性血小板減少症	72, 139
ヘプシジン	98
ヘマトイジン結晶	24
ヘマトゴン	114
ヘモグロビン合成	90
ヘモグロビン尿	26
ヘモジデリン	94
ヘモジデリン円柱	26
ヘモジデリン顆粒	26
ヘモジデリン尿	26

ま

マーカー追加	188
マーカー発現	186
マイクロパーティクル	136
前処理	183
膜部顆粒成分凝集状脱ヘモグロビン赤血球	16

マクロファージ	116
マクロファージ（Mφ）	98
末梢血	206
末梢血液像	68
慢性骨髄性白血病	70
慢性骨髄単球性白血病	123
慢性疾患に伴う貧血（ACD）	98
慢性リンパ性白血病	108

み

ミエロペルオキシダーゼ（MPO）	88, 89, 112, 113, 120, 121, 122, 123, 124, 125, 132, 133

む

無効造血	90
無効造血性断片化赤血球	92
ムコ多糖類	88, 89
ムコ蛋白	118
無晶性塩類	28

め

メイ・グリュンワルド・ギムザ染色	82
メイ・ヘグリン	112
メイ・ヘグリン異常症	71
メタクロマジー（異染性）	82
免疫グロブリン（Ig）	84
免疫性血小板減少症	70, 72, 137
免疫組織化学	146
免疫電気泳動	185

も

網赤血球	90
目視基準	66
モニタリング	185, 212

ゆ

有核赤血球	101, 110
有形成分	12, 14
有効造血	90
優先順位	184
有害事象ハンドブック	66
遊離L鎖κ/λ比	185

よ

溶血	64
溶血性尿毒症症候群	72, 138
溶血性貧血	90, 138
幼若血小板	137
幼若リンパ球	114
陽性	190
溶連菌	164
翼付針	140
予後予測	212
横読み	68

ら

ライソゾーム	112
裸核	76

り

リードステルンベルグ巨細胞	126
利益相反	233

リソソーム顆粒	88
リボソーム(膜結合型)	84, 88
良性前駆B細胞	114
緑色連鎖球菌	116
リン脂質	116
臨床検査関連論文	229
臨床検査専門医	224
臨床所見	185
リンパ形質細胞性リンパ腫	126
リンパ節	183
リンパ節肥大	185
倫理指針	232, 234
倫理審査委員会	233

る

ルート採血	64
ループスアンチコアグラント	140

ろ

濾胞性リンパ腫	126
ロマノフスキー(Romanowsky)効果	82

ベーシック 形態目視録　Q&A		定価（本体4,000円＋税）
2024年9月1日 第1版第1刷発行	監　修	阿南　建一 須田　正洋 梅村　創
	編　者	西日本形態グループ West Japan Morphology Study Group
	発　行	西日本形態グループ West Japan Morphology Study Group
	発　売	有限会社海鳥社 〒812-0023福岡市博多区奈良屋町13-4 TEL092-272-0120　FAX092-272-0121
	印刷製本	株式会社陽文社

JCOPY＜(社)出版社著作権管理機構委託出版物＞
本書の無断複写は著作権法上で例外を除き禁じられています。
複写される場合は，そのつど事前に，（社）出版者著作権管理機構
（電話03-3513-6969，FAX03-3513-6979，e-mail：info@jcopy.or.jp）
の許諾を得てください。

落丁・乱丁が万が一ございました場合には，お取り替えいたします。
海鳥社までご連絡ください。

ⓒ2024　PrintedinJapan
ISBN 978-4-86656-165-3 C304